自我按摩保健全书

褚四红 主编

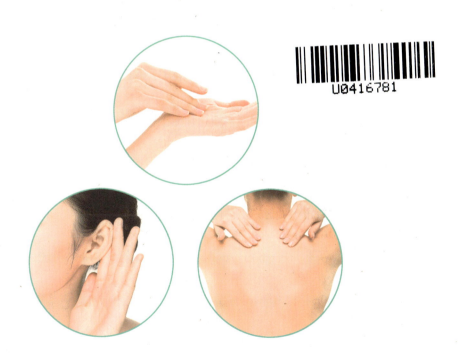

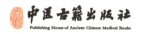

中医古籍出版社
Publishing House of Ancient Chinese Medical Books

图书在版编目（CIP）数据

自我按摩保健全书 / 褚四红主编. —北京：中医古籍出版社，2022.3
ISBN 978-7-5152-2251-6

Ⅰ. ①自⋯ Ⅱ. ①褚⋯ Ⅲ. ①按摩疗法(中医)—基本知识 Ⅳ. ①R244.1

中国版本图书馆CIP数据核字(2021)第137584号

自我按摩保健全书

主编　褚四红

策划编辑	姚强
责任编辑	张凤霞
封面设计	李荣
出版发行	中医古籍出版社
社　　址	北京市东城区东直门内南小街16号（100700）
电　　话	010-64089446（总编室）010-64002949（发行部）
网　　址	www.zhongyiguji.com.cn
印　　刷	天津海德伟业印务有限公司
开　　本	640mm×910mm　1/16
印　　张	16
字　　数	260千字
版　　次	2022年3月第1版　2022年3月第1次印刷
书　　号	ISBN 978-7-5152-2251-6
定　　价	69.00元

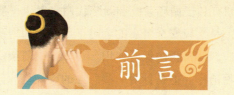

前言

按摩，古称按蹻，是中国传统医学的宝贵财富。它以中医的脏腑、经络学说为理论基础，经过数千年的实践探索，并结合西医的解剖和病理诊断，是一种用专业手法作用于人体体表的特定部位，以调节机体生理、病理状况，达到理疗目的的方法。从性质上来说，它是一种物理的治疗方法。从按摩的治疗方向来划分，可以分为保健按摩、运动按摩和医疗按摩。按摩不但可以治病，而且在保健和预防疾病方面都有重要的意义。

每当人们感到身体不适的时候，手自然就会去按一下不舒服的地方。如肚子痛的时候就会去揉揉肚子，颈肩疼痛时就会去按按颈部，头痛的时候就会去揉按头部，这既是人们进行自我按摩的本能，又是按摩的雏形。人们通过按摩疼痛的部位来缓解病痛，久而久之，就发现了一些有效治疗某些病痛的反射区。人的手通过按摩身体的不适部位，可缓解身体的疲惫和疼痛。特别是手指，它是人类感觉器官中最发达的部位，用自己的手指来给自己的身体按摩是最合适不过的，因为自己的手指最了解自己的身体。

作为中医的常见疗法，按摩参考中医的经络穴位等，讲究辨证施治，通过揉、按等不同手法，刺激人体的反射区，缓解症状，治疗疾病。一些按摩法，直接作用于病症部位，可以起到积极的治疗作用。按摩保健，既能对已发疾病进行辅助治疗，也可以对未发疾病进行预防，起到一定的保健作用。按摩穴位及反射区可促进身体气血的运行，有利于排毒；还可以改善皮肤吸收营养的能力和肌肉张力，使身体不紧绷，筋骨不易受伤，有助于身体放松。

由于按摩有利于循环系统和新陈代谢，对于一般慢性病或身体虚弱的患者，是比较安全可靠的。对于不便吃药的孩子，按摩可以增强小儿体质，起到预防保健作用。对于某些复杂疾病，还可以配合针灸、药物治疗。但是针对一些急性的或高烧的传染病，或脏器有病变，如伤寒、肺炎、肺结核等，按摩只能起到配合作用。

由按压来刺激穴位及反射区，轻则会出现酸、麻、胀的感觉，重则会出现发软、疼痛的感觉。用食指指腹垂直按压迎香穴，如果有轻度酸麻感觉，是正常现象，但是如果轻轻一碰就疼痛难忍的话，那就说明你鼻子有问题了，需要立即就医。

自我按摩保健就是通过自己的举手之功，在一定情况下让自己获得健康的方法。在相关书籍或专业人士的指导下，我们通过简单的自我按摩，就可以对疾病进行积极有效的辅助治疗。一些小病小症，通过自己和家人的按摩就能缓解。还有许多疾病，可以通过自我按摩作为辅助疗法，配合药物治疗，让身体获得健康。

本书既有按摩的基础知识和理论，又有常见疾病的自我按摩保健方法。另外还介绍了一些常见病的症状和其他疗法，让人们可以在对症诊断的过程中寻找到适合自己的保健之道。同时，为了便于读者掌握自我按摩保健，还介绍了特定穴位的按摩保健功效，方便读者查找应用。

自我按摩通过刺激自身穴位、经络，以疏通气血、平衡阴阳，起到调理机体、缓解疼痛与不适、增强体质的作用。通过自我按摩，不但可以保健身体，还能迅速缓解一些病症，非常适合广大家庭运用。自我按摩易学易行，无须他人帮忙，应用范围广泛，不受时间地点的限制，且安全平稳；不仅可以单独应用，也可以配合其他疗法同时运用，以增强机体抗病能力，是非常实用的家庭自我保健疗法。

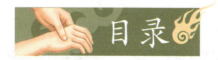

目录

第一章 了解自我按摩的原理与概念

疾病如何产生，我们就如何将它治愈 …………… 002
什么是按摩？ …………………………………… 003
自我按摩就能缓解病痛，预防保健 …………… 004
人体是靠经脉相连的 …………………………… 005
通过全息反射区治病的几大优点 ……………… 010
反射区与穴位——自我按摩的两大关键 ……… 012
自我按摩养生有何显著特点？ ………………… 015
按摩的作用原理是什么？ ……………………… 015
自我养生保健按摩的种类 ……………………… 018

第二章 自我按摩的基本操作与技法

按摩前的准备工作 ……………………………… 020
自我按摩的常用介质 …………………………… 021
自我按摩的辅助工具 …………………………… 022
自我按摩时的体位 ……………………………… 024
按摩注意事项和刺激强度 ……………………… 025
自我按摩的用力原则 …………………………… 025
自我按摩的指力练习 …………………………… 028
不会出错的经络找穴法 ………………………… 029
头面部常用穴位 ………………………………… 030
颈、胸、腹部常用穴位 ………………………… 032
背、腰、臀部常用穴位 ………………………… 035
上肢常用穴位 …………………………………… 037

下肢常用穴位 ………………………………… 039
自我按摩的适应证 …………………………… 040
自我保健按摩的注意事项 …………………… 041

第三章 人体反射区按摩功效解说

足部反射区 …………………………………… 048
足部反射区是人体最大的秘密 ……………… 048
足底、内外侧反射区的功效 ………………… 049
足背反射区的功效 …………………………… 053
右脚反射区的功效 …………………………… 054
足心反射区的功效 …………………………… 055
足趾反射区的功效 …………………………… 056
按摩足部需要注意的问题 …………………… 057
小腿反射区的功效 …………………………… 057
小腿外侧反射区的功效 ……………………… 058
小腿背面反射区的功效 ……………………… 059
手部反射区的功效 …………………………… 060

第四章 日常多发病的快速按摩疗法

糖尿病 ………………………………………… 066
高血压 ………………………………………… 067
低血压 ………………………………………… 070
心律失常 ……………………………………… 071
头痛 …………………………………………… 073
眩晕 …………………………………………… 075
胸闷 …………………………………………… 076
感冒 …………………………………………… 078
咳嗽 …………………………………………… 080
腹泻 …………………………………………… 081
消化不良 ……………………………………… 083
颈椎病 ………………………………………… 084

风湿病 ········· 086
落枕 ········· 087
腰痛 ········· 089
失眠 ········· 092

第五章　内科常见病的自我按摩疗法

高脂血症 ········· 096
冠心病 ········· 097
心绞痛 ········· 099
脂肪肝 ········· 100
慢性胆囊炎 ········· 102
中风后遗症 ········· 103
痛风 ········· 105
贫血 ········· 106
中暑 ········· 108
盗汗 ········· 110
尿失禁 ········· 111

第六章　呼吸系统疾病的自我按摩疗法

哮喘 ········· 114
打鼾 ········· 117
咽喉肿痛 ········· 118
肺炎 ········· 119
急性支气管炎 ········· 121
慢性支气管炎 ········· 122
肺气肿 ········· 124
过敏性鼻炎 ········· 127
急性鼻炎 ········· 128
慢性鼻炎 ········· 130
慢性咽炎 ········· 133

第七章 消化系统疾病的自我按摩疗法

厌食症 ······ 138
恶心呕吐 ······ 139
烧心 ······ 141
打嗝 ······ 142
腹胀 ······ 144
慢性胃炎 ······ 145
胃溃疡 ······ 146
胃痉挛 ······ 147
慢性肝炎 ······ 148
慢性痢疾 ······ 149
慢性结肠炎 ······ 151
十二指肠溃疡 ······ 152
胃脘痛 ······ 153
胃肠道功能紊乱 ······ 155
习惯性便秘 ······ 157
慢性腹泻 ······ 158

第八章 骨骼与肌肉疾病的自我按摩疗法

膝关节炎 ······ 160
慢性膝关节痛 ······ 163
类风湿性关节炎 ······ 164
腰椎间盘突出症 ······ 166
急性腰扭伤 ······ 168
肩周炎 ······ 170
腰肌劳损 ······ 171
足跟痛 ······ 174
肩关节扭挫伤 ······ 177
腕关节损伤 ······ 178
踝关节扭伤 ······ 179

坐骨神经痛 ………………………………………… 181

第九章　神经系统疾病的自我按摩疗法

　　神经性头痛 ………………………………………… 184
　　偏头痛 ……………………………………………… 185
　　头晕 ………………………………………………… 186
　　面神经麻痹 ………………………………………… 188
　　晕车、晕船、晕飞机 ……………………………… 189
　　肋间神经痛 ………………………………………… 190
　　三叉神经痛 ………………………………………… 192
　　脑动脉硬化 ………………………………………… 194
　　震颤性麻痹 ………………………………………… 195

第十章　皮肤科疾病的自我按摩疗法

　　牛皮癣 ……………………………………………… 199
　　红斑狼疮 …………………………………………… 200
　　带状疱疹 …………………………………………… 202
　　白癜风 ……………………………………………… 203
　　腋臭 ………………………………………………… 204
　　皮肤瘙痒 …………………………………………… 206
　　神经性皮炎 ………………………………………… 208
　　斑秃 ………………………………………………… 209
　　湿疹 ………………………………………………… 210
　　痤疮 ………………………………………………… 212
　　扁平疣 ……………………………………………… 213

第十一章　五官科疾病的自我按摩疗法

　　耳鸣 ………………………………………………… 215
　　口臭 ………………………………………………… 216
　　口腔溃疡 …………………………………………… 217

喉咙痛 ………………………………………… 218
鼻出血 ………………………………………… 219
青光眼 ………………………………………… 220
脱发、白发 …………………………………… 221
花粉症 ………………………………………… 222

第十二章　妇科疾病的自我按摩疗法

月经不调 ……………………………………… 225
闭经 …………………………………………… 226
不孕症 ………………………………………… 227
阴道炎 ………………………………………… 229
盆腔炎 ………………………………………… 230
性冷淡 ………………………………………… 231
更年期综合征 ………………………………… 232
经期综合征 …………………………………… 233
子宫脱垂 ……………………………………… 234
乳腺增生 ……………………………………… 235
乳腺炎 ………………………………………… 237

第十三章　男科疾病的自我按摩疗法

阳痿 …………………………………………… 239
早泄 …………………………………………… 239
腰痛 …………………………………………… 241
遗精 …………………………………………… 242
前列腺肥大 …………………………………… 243
前列腺炎 ……………………………………… 244

第一章

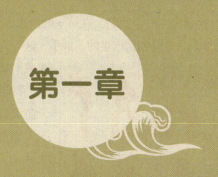

了解自我按摩的原理与概念

●了解一些自我按摩保健的基础知识,在运用的过程中才能得心应手,更好地收获健康。对于一些特殊疾病,中医的推拿按摩有奇效,特别是针对急性腰扭伤、颈椎病等骨伤。

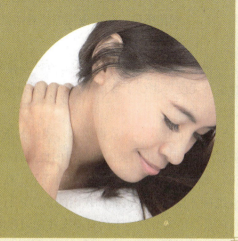

疾病如何产生，我们就如何将它治愈

一般来说，疾病发生时，我们会在第一时间去医治，而事后也很少去想自己为什么会得这个病，它是如何产生的。似乎，这些只是医生的问题。其实，如果我们对自己的身体有了更多的了解，就能从单纯的医治疾病转变为预防疾病，享受更多的健康快乐。

首先，需要明确的是，对于人体而言，无论是健康的人体还是生病的人体，都是时时刻刻地处于病因损害作用和机体抗损作用的共同作用下的。

常见的健康致损因素有很多，我们现在来总结如下：

（1）天气变化，风寒或暑湿等；

（2）饮食不洁或不当等；

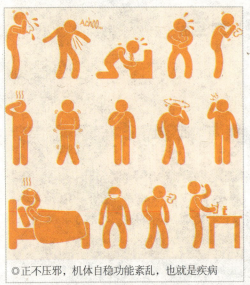

◎正不压邪，机体自稳功能紊乱，也就是疾病

（3）情绪不佳以及身体内部的不良情况等；

（4）细菌感染、病毒侵蚀等外界因素；

（5）遗传因素。

对此你还可以再举出成千上万种容易被我们忽略的事情，例如饮酒过量、性生活无度等也属于致损因素。只要是对身体有不利影响的因素，都可以归到这一类。

对于如此众多的致损因素，我们的抵御手段只有一种，那就是机体的抗损作用。抗损作用所要实现的目的也只有一个，那就是保持机体的内环境稳定。正常机体主要在神经和体液的调节下，在不断变动的内外环境因素作用下能够维持各器官系统机能和代谢的正常进行，维持内环境相对的动态稳定性，这就是自稳调节控制下的自稳态或称内环境稳定。

第一章 了解自我按摩的原理与概念

对于人体来说，正常机体的血压、心率、体温、代谢强度、腺体分泌、神经系统和免疫功能状态以及内环境中各种有机物质和无机盐类的浓度、体液的pH值等，往往有赖于两类互相拮抗而又互相协调的作用，而被控制在一个正常波动范围。这是整个机体的正常生命活动所必不可少的。

因此，面对无时无刻不存在的致损因素以及人体对内环境稳定的需要，致损作用和抗损作用总是在人体内相互对抗，共同作用。两者共同作用的结果只有三个：一个是邪不胜正，继续保持机体的自稳状态，也就是健康；另一个是正邪对峙，机体的稳态处于一种临界状态；第三个是正不压邪，机体自稳功能紊乱，也就是疾病。

什么是按摩？

近年来，人们回归自然的热潮席卷全球，按摩疗法再次被推崇为非药物疗法的代表，深受国内外各界人士的喜爱，且已成为人们追求绿色保健、提高生活质量的有效方法。

按摩又称推拿，是祖国医学宝库中最具特色的一种医疗保健方法。它是施术者用双手或肢体的其他部位，在受术者的体表一定部位或穴位上施以各种手法操作，以达到防病治病、延年益寿等目的的一种物理疗法，以其简单易学、便于操作、疗效显著、费用低廉、无毒副反应等特点而备受人们的喜爱。

早在秦汉时期，我国第一部医学专著《黄帝内经》就有按摩疗法的论述，且在这一时期，我国第一部按摩专著《黄帝岐伯·按摩十卷》也问世了。当时的名医扁鹊、华佗等就用这种方法治疗了许多疾病。魏、晋、隋、唐时期，按摩治疗和按摩保健已十分流行，并传入了朝鲜、日本、印度和欧洲。宋、金、元时期，按摩防治的范围更为广泛，涉及内、

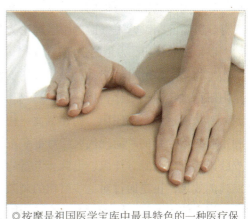

◎按摩是祖国医学宝库中最具特色的一种医疗保健方法

外、妇、儿各科疾病。及至明、清时期，在此基础上，按摩理论有了进一步的发展，尤其是用按摩方法治疗小儿疾病，形成了独特的体系。中华人民共和国成立后，在党的中医政策指导下，按摩疗法得到了高度重视，通过整理大量的按摩文献资料，创办了各种按摩培训班，并在中医院校设立了按摩专业，编撰了按摩教材，进行了大量的临床实践研究，使按摩疗法成为一种重要的治疗方法，广泛应用于临床，为人类的健康做出了贡献。

自我按摩就能缓解病痛，预防保健

对于一些疾病，除了医生的医治外，病人自己还可以动手，将大病化小，小病化了，做好辅助医治和预防。推拿按摩在治疗关节疼痛、消化不良等疾病，以及强身健体、调理阴阳等方面，都有实在的功效。

在人们维护健康、治疗疾病的过程中，西医和中医都有着重要的作用。其中，对于一些特殊疾病，如很多人都知道，中医的推拿按摩有奇效，特别是针对急性腰扭伤、颈椎病等骨伤，中医的推拿按摩能起到不可或缺的辅助治疗作用。其实，不只是骨科疾病，中医推拿按摩对内科疾病也有很好的效果，既能治病，又能防病。

推拿疗法是怎样达到防治疾病目的的呢？一般人都知道服药是将药物的有效成分吸收进入人体而发挥作用的，手术则是以医疗器械去除病灶或整复机体患部而达到治疗目的的。推拿则不同于服药和手术，首先，它是以阴阳五行、脏腑经络、营卫气血等中医理论为基础，对疾病进行辨证施治的。然后再以手法的技巧、力量的强弱，作用于人体的经络、穴位上而产生"热气"类的"物质"，通过经络系统最浅表的皮层（也就是体表），按络脉由经脉至内脏渐次传递的顺序，把这些"热气"类有效的刺激，转变成治病防病的因素，从而达到平衡阴阳、调和气血、祛风除湿、温经散寒、活血化瘀、消肿止痛的治疗目的。而现代医学对推拿按摩防治疾病的道理是这样认识的：皮肤内含有皮脂腺、汗腺、毛囊、丰富的血管和末梢神经，推拿皮肤层防治疾病的效果，正是通过对这些组织的刺激而产生的。由于推拿手法的外在压力作用于体表产生的物理刺激，在作用区引起的物理和生物化学的变化，直接由皮肤或间接向肌肉深层、筋膜、神经、血管、淋巴等组织渗透，通过神经和体液的调节,产生一系列病理生理变化,从而使机体功能恢复并得到改善,以防止疾病的发生和发展。

总之,推拿是一种古老而又不断发展完善的医疗方法,由于它无药害、无损伤,且简单有效,因而容易在很大范围内普及推广,溯古抚今,展望未来,它必将对人类的医疗保健事业做出更大的贡献。

推拿按摩是如何治病的?我国医学专家认为,推拿按摩之所以能治病,与其平衡阴阳、调节脏腑功能、舒筋活络、祛风除湿散寒等功能密切相关。调节脏腑功能包括清心泻火、疏肝理气、健脾和胃、宣肺平喘、补肝益肾等,所以推拿按摩能对付各系统疾病。患者可以通过自我按摩达到缓解病痛的辅助治疗目的,健康人则可以通过按摩保健防病,强健体魄。

在养生保健上,自我按摩养生法是流传在民间的一种养生保健防病的方法。它的特点是简便易行,容易掌握,仅靠自己自我按摩而不需他人帮助。时常练习自我按摩,不仅能养生保健、强身健体、延缓衰老,也能治疗一些小疾病,还能防治一些常见病。

通过自我按摩,可以促进血液循环,促进新陈代谢,疏经通络,宣通气血,解除肌肉痉挛,松弛血管和神经,解除疲劳,安神镇静,振奋精神,可缓解神经衰弱、过度疲劳、肥胖、关节疼痛、消化不良、慢性支气管炎、肺气肿等。

由此可见,自我保健按摩是一种简单方便、实用有效的保健方法。

人体是靠经脉相连的

人体通过经络连接,通过经络来运行。一旦经络运行出现问题,人体就会出现相应的病症。了解经络才能更好地了解疾病是怎么回事,知道如何治病,如何养生。

中医学认为,人体的五脏六腑、五官九窍、四肢百骸、皮肉筋骨等器官和组织,虽各有不同的生理功能,但又都是互相联系的。这种联系使人体内外、上下、前后、左右构成一个有机的整体,这种相互联系与有机配合主要依靠经络系统的联络沟通作用来实现。

经络就像地上的河流,交错纵横,有主干,有支流。主干叫经,也叫脉。支流叫络,也就是网络、联络。

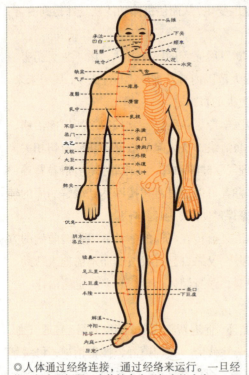
◎人体通过经络连接，通过经络来运行。一旦经络运行出现问题，人体就会出现相应的病症

"脉"的名称出现比较早，后来才有了经和络的说法。所谓脉，就是脉搏跳动。脉搏跳动，一是要靠血液，二是要靠脉管约束，三是要靠气的推动。这些活动都是由心脏主宰的，所以中医学称"心主血脉"。粗大的脉道被称为经，细小的脉则称为络。人体主要的脉有十二条，手上六条，足上六条，分别叫手足太阳、少阳、阳明、太阴、少阴、厥阴。它们很有规律地排列，并且形成首尾相连的闭合体系，既联系体表，也联系内在的脏腑，使全身形成了一个整体网络。

经络系统以十二经脉为主体，分散为三百六十五络遍布于全身，纵横交错、出表入里、通达上下，将人体各部位紧密地联系起来。经脉更小的分支叫孙络，它们的沿线分布着很多穴位，就好像河流里的深潭。

除了分布于四肢的十二经脉系统，还有主要分布于身体躯干的奇经八脉，其中对人体具有重要影响的是身体前正中线上的任脉、后正中线上的督脉和腰部一圈的带脉。此外，还有前正中线两侧的冲脉。

经络系统在正常情况下起着运行气血、协调全身阴阳的作用。《内经》说："经脉者，所以行血气而营阴阳，濡筋骨，利关节者也。"

经脉运行血气首先依靠心气和胸中宗气的推动，具体到沿着经脉运行的时候，脉气又分成了营气和卫气。营气运行于经脉之中，濡养全身，并变化为血液；卫气则散布于经脉之外，保卫全身，抵抗病邪的侵犯，并有调节体温、管理汗液分泌、充实皮肤和温煦肌肉等功能。

经脉运行气血，"内溉脏腑，外濡腠理"，不仅使体内的脏腑和体表的五官九窍、皮肉筋骨息息相通，而且人体的内外、上下、左右、前后、脏腑、表里之间，由于经脉的联系而得以保持相对的平衡与协调一致。

在人体患病的时候，经络系统有抗御病邪、反映证候的作用。当然，经络也是邪气深入人体的通道。体表的穴位（包括反应点）是细小的孙络分布的所在，也是卫气停留和邪气侵犯的部位。当病邪侵犯人体时，孙络和卫气可以发挥重要的抗御作用。

正邪交争，在体表部位可出现异常现象。如果疾病发展，则可由表及里，从孙络开始，到络脉，再进一步到经脉，逐步深入到体内的脏腑，并出现相应的证候。经络反映证候可分为局部的、一经的、数经的和整体的。

一般来说，经络气血阻滞而不通畅就会造成有关部位的疼痛或肿胀；气血郁积而化热，则出现红、肿、热、痛，这些都属经络的实证。

如果气血运行不足，就会出现病变部位麻木、肢体痿软及功能减退等，这些都属经络的虚证。

如果经络的阳气（包括卫气、元气）不足，就会出现局部发凉或全身怕冷等症状，此即"阳虚则寒"；经络的阴气（包括营气、血液）不足而阳气亢盛，则会出现五心烦热（阴虚内热）或全身发热等症状，这就是"阴虚而阳盛，阳盛则热"。

经络系统在防治疾病时起着传导感应、调节虚实的作用。针灸、按摩、气功等治疗方法就是通过体表的腧穴接受刺激，传导感应，激发经络运行气血、调整阴阳虚实的功能。

运用针灸等治法要讲究"调气"，针刺中的"得气"现象和"行气"现象即是经络传导感应的表现。

经络调节虚实的功能，以它正常情况下协调阴阳的功能作为诊治疾病的基础，针灸、拔罐等治法就是通过适当的穴位、运用适量的刺激方法激发经络本身的功能，从而"泻其有余，补其不足，阴阳平复"。

经络理论在临床上的运用可分为诊断和治疗两类。诊断方面是根据经络来切脉、诊察体表和辨别证候，称为经络诊法和分经辨证；治疗方面是根据经络来选取腧穴，运用不同治法及药物，称为循经取穴和分经用药。

分经切脉原属经络诊法的主要内容。《灵枢》以寸口脉诊候阴经病证的虚实、以人迎脉诊候阳经病证的虚实，又以阳明脉最盛，其下部可诊候冲阳（趺阳)脉,肾之盛衰则可诊候太溪脉。

分部诊络则是指从皮部诊察血络的色泽,以辨痛、痹、寒、热等,近人从皮疹辨证也属于诊络法。压痛的检查对临床取穴尤为重要,"按其处,应在中而痛解(懈)"(见《灵枢·背腧》)。这既是取穴法,也是经络诊法之一。

经络各有所属的腧穴。腧穴以经络为纲,经络以腧穴为目。经络的分布既有纵向的分线(分行)关系,也有横向的分部(分段)关系,这种纵横关系结合有关腧穴,其意义更为明显。

循经取穴的意义应当从这种关系去全面理解,因为按经络远道取穴是循经,按经络邻近取穴也是循经。《内经》所说的"治主病者"就是指能主治该病证的经穴。经脉的"是主某所生病",说的就是这一经所属穴的主治症,这主要以四肢部经穴为依据。

作为特定类别的四肢经穴有井、荥、输、原、经、合、络、郄等。在头面、躯干部则有处于分段关系的脏腑腧募穴及众多的交会穴。

对于脏腑、五官来说,取用头面、躯干部的经穴是近取法,取用四肢部的经穴是远取法。循经远取和远近配合,在临床治疗中具有特殊的意义。

经络是人体各脏腑之间以及全身各部之间的联系通路。络为脉和络脉的总称,"经"的原意是指纵丝(直线),"络"指网络、分支。络纵斜交错,遍布全身,将人体各部紧密地联络起来成为一个有机的整体。通过络的沟通,人体的气血可以运行散布到全身,为各脏腑器官组织的功能活动提供必要的物质基础。通过络的联系,人体各脏腑器官的

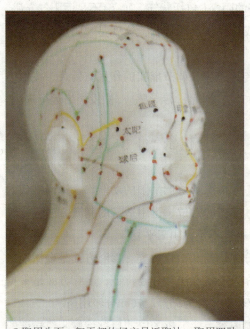

◎取用头面、躯干部的经穴是近取法,取用四肢部的经穴是远取法

功能得以相互配合，相互影响。通过络的传导，脏腑的生理功能和病理变化可以在体表一定部位上反映出来，体表不同地方的病变也可以影响某些脏腑功能；局部的病变可以引起全身的症状，全身的症状也可以影响局部的病变。因此，可以通过观察络的异常变化来诊断疾病，针灸、推拿、药物等法就是通过激发和调整络功能来防治疾病。

具体来说，人们是如何通过经络来防治疾病的呢？这要从经络在人体的功能方面说起。经络在生理方面有运行气血、协调阴阳的功能；当人体在疾病情况下，有抗御病邪、反映征候的功能；在防治疾病方面，有传导感应、调整虚实的功能。《灵枢·经脉》："经脉者，所以决死生，处百病，调虚实，不可不通。"这段话概括说明了经络系统在生理、病理和防治疾病方面的重要性。

运行气血、协调阴阳：经络将气血输送到全身各部，营养所有的器官。并使体内的脏腑和体表的五官七窍、皮肉筋骨均能紧密联系配合，协调一致，人体的内外、上下、左右、前后、脏腑、表里之间，由于经脉的联系得以保持相对的平衡和协调，同时气血盛衰的机能活动也能保持有正常的节律，这也就是说经络具有调整阴阳的作用。

近年来的研究也证明，针刺等法通过经络的作用，可促使人体的功能失调、代谢紊乱、组织破坏等情况趋于正常，它可以使人体中的镇痛因素加强，致痛因素减弱。

抗御病邪，反映征候：经络腧穴与脏腑息息相关。在疾病情况下，经络腧穴有抗御病邪、反应病痛的功能。《素问·气穴论》说："孙脉"（细小的络脉）能"以溢奇邪，以通营卫"，而穴位处孙脉密布，卫气云集。

近代研究证明，针灸推拿穴位可激发人体的防御功能，增强机体对不利因素的抵抗力。经络功能失常就可引起疾病，如经络瘀滞气血运行不畅，会造成相关部位的疼痛肿胀，经络中气血郁积而化热，可出现红、肿、热、痛等症；气血运行不足，可出现功能减退、麻木、肢体痿软等症；阳气不足，可出现局部发凉或全身怕冷等症；阴血不足，可出现"五心烦热"等症。

穴位功能失调，有时往往成为外邪侵袭人体的门户。如《素问·风论》："风中五脏六腑之腧，亦为脏腑之风，各入其门户，所中则为偏风。风气循风府而上，则为脑风。"《素问·痹论》："六腑亦各有腧，风寒湿气中其腧，而食饮应之，循腧而入，各舍其府也。"说明风寒湿邪可由穴位部乘虚而入，深入脏腑。脏腑、经

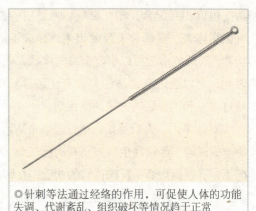

◎针刺等法通过经络的作用，可促使人体的功能失调、代谢紊乱、组织破坏等情况趋于正常

络的病症有时常常通过穴位部的异常变化而反映出来，如出现压痛、酸楚、硬结、隆起、寒热、瘀血、松陷及麻木等现象。如肺脏病常可在中府、肺俞、膏肓俞等穴出现压痛。

通过全息反射区治病的几大优点

病在哪里并不一定就医治哪里，这就是通过全息反射区来治病。它既有方便准备的优点，也能避免在医治过程中对身体的伤害。

一个人如果胃不舒服，马上去揉一揉胃的反射区，胃就舒服了；两三天没解大便了，肚子难受，赶紧刮一刮小肠和大肠反射区，结果肚子就舒畅了，这就是学会反射疗法治病的好处。

通过反射区来辅助治疗保健，简单地说就是刺激人体的反射区来激活人体的自愈力，所以能将病消灭在萌芽阶段。

反射区往往能反映出人体病灶器官的很多病。以脚为例，脚在身体的最低处，由于地球引力的作用，当人体新陈代谢的产物或者垃圾沉积在脚底后，脚底的这些反射区就会发出身体不健康的信号，所以，我们就能在脚上很容易发现身体出现的疾病。

像脚上的子宫反射区，如果一摸这里感觉酸痛或有疙瘩，就知道是子宫出了问题，因为这个反射区连着子宫。这时候我们就揉一揉，推一推，按一按，把这个疙瘩给捻开，垃圾给化解掉，就能让全身的循环重新通畅。路通了，

垃圾没了，病也就缓解了。

用全息反射疗法治病，主要是能让人做到不存病。一般我们在医院确诊疾病后，实际上都已经错过了治病的最佳时期。所谓"上医治未病"，反射疗法就是让你通过身体上的各个反射区来把疾病控制于萌芽状态，尽早调治，根本不让病有发展的机会。

一般来说，我们摸一摸反射区就能知道身体的毛病，不但准确，还非常直接。比如，你一摸眼反射区，如果感到疼痛，那肯定是眼部有问题；你摸三叉神经反射区，如果觉得酸疼，或者里面有个软包，那就有可能是三叉神经出了问题。难怪有人说，用反射区诊病非常准确，甚至比把脉还要准。

用反射区来治病，说得简单一点就是通过在反射区摸摸、揉揉、搓搓，或者借助按摩工具辅助治疗。这种方法最大的好处就是从来不用打针、吃药，身体肝肾也绝不会受到伤害，通过按摩反射区就能直达病灶，而且十分准确。

通过刺激反射区，我们直接就可以探查到脏腑器官的问题，摸到以后，顺手就可以按摩相应反射区，一分钟都不耽搁。其实，调病、治病就是跟身体找"别扭"。你没事儿的时候按按这些反射区，在这些地方找找"别扭"，发现酸痛，有疙瘩或其他异物的，那肯定是相应的脏腑出了问题。这时候不要避开它，而是要给它找"别扭"，把那些有毒之物揉开，揉化了就行了。

再比如说，如果推推小腿上的胃区，感觉酸疼，那就是胃不太好。如果只是酸痛没有疙瘩的话，那说明胃没什么大的毛病，这个时候就每天多揉揉胃的反射区，不用等到胃开始疼了，或者胃溃疡了再去治疗。

再比如说，如果你突然开始打嗝，你就在脚上横膈膜反射区有痛感的地方推推，就管事儿了；消化不良、腹泻，那么在脚后跟"当当当"敲几下就能缓解。

用这个方法保健，就相当于清扫垃圾，从前门扫出去或者从后门扫出去都行，但要是前后门来回扫，那垃圾还是在你的房子里原封不动。就是说，要给这些毒素一个出路，不要把它逼到一个死角，总要"网开一面"。

反射区与穴位——自我按摩的两大关键

"穴位"是我们在中医里时常听到的名词,它亦称腧穴,是针灸施术之处,是脏腑经络之气输注于体表的部位。所谓"反射区",也就是指人体的各器官组织从头到脚在其足、手、耳等部位均有相对应的反射位置,这一位置就称为"反射区"。

当一个人的某个组织器官发生病理变化时,将在人体的足、手、耳等相对应的反射区上产生组织变异,刺激这些有组织变异的部位就会有疼痛感,也叫作压痛反应。

有病变的反射区除表现压痛反应外,触摸这些有病变的部位时,可感觉到像沙粒感、条索状、块状物等组织变异的情况,这些变化对疾病诊断、疾病治疗都十分重要。因此,反射区既是疾病诊断的部位,也是疾病治疗的部位。

反射区疗法就是通过在反射区按摩等刺激来治疗疾病的方法,它是以祖国医学为理论基础,以反射学原理为依据。具体来说,就是当人体某一部位或器官出现病变时,如果对反射区等特定部位进行按摩等刺激,就能获得治疗信息能量,继而通过经络传递,使之透入皮肤直达经脉,摄于体内,直达病所,从而调动和激发机体的免疫力,调节脏腑、组织、器官的生理功能,提高疗效,促使患者早日康复。

依照部位不同,人体的反射区可以分为:足部反射区、手部反射区和耳部反射区。下面我们来逐一介绍。

一、足部反射区

俗话说:"人老足先衰,木枯根先竭。"若把人体比喻为一棵树的话,那么足就是它的根部,树根枯竭则枝折叶落,大树夭折,足部对人体的重要性可见一斑。

作为人体的重要器官,确实如此,足是人体重要的组成器官,双足共由52块骨骼、66个关节、40条肌肉和多条韧带组成,这些特点使双足与身体健康有着密切关系。现代医学认为:双脚密布着丰富的毛细血管、淋巴管和神经末梢,与人体五脏六腑和大脑组织密切相关。足部作为人体的基石,一旦出现异常,人体的各组织器官必将出现异常。因此,双足健康是人体健康的保证，足可以说是人体的第二心脏。

人体各器官和部位在足部有着相对应的区域，可以反映相应脏腑器官的生理病理信息，这就是所谓的"足部反射区"。运用按摩手法刺激这些反射区，可以调节人体各部分的功能，取得防病治病、自我保健的效果，医学上称之为"足部反射区健康疗法"。足部反射区分为足底、足内侧、足外侧、足背部四大部分，其顺序大致如下：

（1）足底：肾上腺，肾，输尿管，膀胱，额窦，脑垂体（垂体），小脑及脑干，三叉神经，鼻，头部（大脑），颈椎，甲状旁腺，甲状腺，眼，耳，斜方肌，肺及支气管，心（左），脾（左），胃，胰腺，十二指肠，小肠，横结肠，降结肠（左），乙状结肠及直肠（左），肛门（左），肝（右），胆囊（右），盲肠及阑尾（右），回盲瓣（右），升结肠（右），腹腔神经丛，生殖腺（睾丸或卵巢），失眠点。

（2）足内侧：膀胱，鼻，颈椎，甲状旁腺，胸椎，腰椎，骶骨（骶椎），尾骨内侧，前列腺或子宫，尿道及阴道，髋关节，直肠及肛门，腹股沟，肋骨，下身淋巴结（腹部淋巴结），消渴点，便秘点。

（3）足外侧：生殖腺（睾丸或卵巢），髋关节，尾骨外侧，下腹部，膝，肘，肩，肩胛骨，内耳迷路，胸，膈（横膈膜），肋骨，上身淋巴结，上臂，头痛点。

（4）足背：鼻，颈项，眼，耳，腹股沟，上颌，下颌，扁桃体，喉与气管及食管，胸部淋巴结，内耳迷路，胸，膈（横膈膜），肋骨，上身淋巴结，下身淋巴结（腹部淋巴结），痰喘点，心痛点，落枕点，腰腿点。

足部反射区具有如下特点：

（1）足部反射区不同于呈点状的穴位，面积大而呈片状，定位稍有偏离也能产生效果。

（2）足部反射区位于膝部以下，遍布于足的足底、足背、内侧、外侧以及小腿，而不仅限于足底。因此把足部按摩一概称为"足底"按摩是不确切的。

（3）足部反射区的排列与人体各器官的解剖位置基本一致。当于坐位或卧位，双足并拢两下肢前伸时，相当于它们面对着你坐着。拇指部是头部；足跟部是臀部；接近正中线的器官的反射区在足内侧，如脊柱、子宫、前列腺等；远离正中线的器官和部位的反射区在足外侧，如肩部等。

足部反射区按摩是我国传统中医的独特疗法之一。它运用不同的手法，刺激人体双足的反射区，使之产生神经反射作用，来调节机体内环境的平衡，发挥机体各组织器官潜在的原动力，从而起到调节机体各组织器官的生理功能，加速血液循环，促进内分泌功能，加强机体的新陈代谢，达到治病和保健的目的。

二、手部反射区

手是人体接触外部世界最直接、最敏感的部位，而人们从外部世界所反馈到脑部的信息一部分是从手的感知中获取的。从生物全息论的角度，手部区域相当于反映全身信息的一个全息胚。由于手部血管神经分布密集，手三阴、三阳经在手部相互贯通，通过经络系统与全身连通，所以说，手部是人体信息相对集中的地方。各种生理病理的信息均可在手上显现出来。

人的双手分布有丰富的神经与血管系统，中医学认为手部是手经脉的起止交会点，分布有二十多个人体重要的经穴，还有更多的经外奇穴与有效刺激点，可治疗多种疾病。

生物全息理论的确立，更为手部按摩治病找到了现代科学的依据。全息理论认为：全身具有相对独立的部分都是一个与整体相对应的反应点位系统，手是一个相对独立的部分，人体的每个脏腑器官均在手上有相应的反射区，内在脏腑器官的信息就可以通过这些反射区反映出来，对这些反射区进行按摩等刺激，就能有效地调整脏腑器官的功能，充分发挥人体的生物功能，起到治疗疾病、养生保健、强身健体的作用。

三、耳部反射区

在传统中医的说法中，耳郭就是人体全身的缩影，人体各部位在耳郭的分布好似一个倒置的胎儿。"耳者，宗脉之所聚也"，十二经脉皆通于耳，耳部有反射身体各部位的丰富穴位，所以人体某一脏腑和部位发生病变时，可通过经络反映到耳郭相应点位上。

根据生物全息论，经常按摩双耳及其反射区，可以疏通经络，调节神经的兴奋和抑制过程，增强代谢功能，促进血液循环，从而起到强身健体的作用，还具有镇痛、镇静、消炎、止咳等功效。

自我按摩养生有何显著特点?

自我按摩以其经济简便的优点,保健防病、强健体魄的良好效果,得到了人们广泛而持久的认可。

很多人都知道,中医的推拿按摩有奇效,特别是针对急性腰扭伤、颈椎病等骨伤科疾病,能让病人"躺着进来,走着回去"。除了骨科问题,中医推拿对内科疾病也有很好的效果,既能治病,又能防病,"除了去医院,自己在家也能做",保健治病,强健体魄。

中医学认为,推拿按摩之所以能治病,与其平衡阴阳、调节脏腑功能、疏经通络、祛风除湿散寒等功能密切相关。调节脏腑

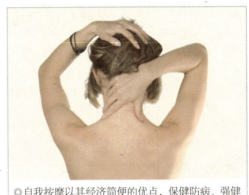

◎自我按摩以其经济简便的优点,保健防病、强健体魄的良好效果,得到了人们广泛的认可

功能包括清心泻火、疏肝理气、健脾和胃、宣肺平喘、补肝益肾等,所以推拿按摩能治疗各系统疾病。患者可以通过自我按摩达到缓解病痛的辅助治疗目的,健康人则可以通过按摩保健防病、强健体魄。

推拿按摩经济简便,因为它不需要特殊医疗设备,也不受时间、地点、气候条件的限制,随时随地都可施行;且平稳可靠,易学易用,无任何副作用。正由于这些优点,按摩成为深受广大群众喜爱的养生健身措施。对正常人来说,能增强人体的自然抗病能力,取得保健效果;对病人来说,既可使局部症状缓解,又可加速恢复患部的功能,从而收到良好的治疗效果。

按摩的作用原理是什么?

按摩的作用,不仅获得了中医的支持,也得到了科学研究、实验的证实。通过调整人体的经络系统、阴阳平衡等,按摩确实可以让人们收获健康,保

持身体的最佳状态。

按摩是通过专业手法作用于人体肌表,以调整人体的生理、病理状态,达到预防保健的目的的方法。其作用原理与各种手法有密切关系,但总的说来,都是依据中医学中的经络学说。

经络贯通于人体的内外、上下、脏腑,是气血运行的途径,也是津液输布的网络。经络壅阻,人体气血不畅,阴阳失调,就会产生疲劳与病变。

保健按摩的功效及原理

调整经络系统	经络是运行全身气血、联络脏腑肢节、沟通上下内外的通路,包括经脉和络脉。经络系统的十二经脉及其分支纵横交错、通达表里、贯穿上下,相互络属于脏腑。奇经八脉联系沟通十二正经、十二经筋、十二皮部,联络筋脉皮肉,将人体的各部分联系成一个统一、协调、稳定的有机整体。具有使气血通达全身,濡养组织器官之功能。
	人体就是依赖经络运行气血,其发挥着营内工外的作用。当经络的生理功能发生障碍,气血失调,则百病皆生。按摩术作用于体表,能引起局部经络反应,主要能调整经气,并通过经络影响到脏腑、组织的功能活动,以调节机体的生理、病理状况,使百脉疏通、五脏安和。历代文献对此有所论述,如因邪客足阳明胃经而引起胃脘胀、腹泻等症,可通过按摩手法作用在足阳明胃经穴位而消除胀满、缓解腹泻。
调整脏腑功能	脏腑是化生气血、通调经络、主持人体生命活动的主要器官,按摩通过不同手法作用于人体体表,刺激体表一定部位,对内脏功能活动产生一定影响。
	如点按脾俞、胃俞能缓解胃肠痉挛,止腹痛;又如按揉足三里既能使分泌过多的胃液减少,也可使分泌不足的胃液增多;还如按揉内关穴既可使高血压的动脉压下降,也可使处于休克状态的动脉压上升。由此证明,按摩通过手法刺激体表,体表末梢感受器官传入神经系统,然后传到内脏器官,使内脏活动发生改变。缓和、轻微的连续刺激,对中枢神经有抑制作用;快速、较重的手法与短暂的刺激可使中枢神经兴奋,按此规律,按摩可使内脏器官得到调节。

第一章 了解自我按摩的原理与概念

调整阴阳平衡	人体为对立统一的有机整体，中医学以阴阳观念解释人体内部变化。当病邪已作用于人体时，阴阳平衡遭到破坏，造成阴阳失调。所以，调整阴阳是中医学的基本原则。
	如表里出入、上下升降、寒热进退、邪正虚实、营卫不和、气血失都都属于阴阳失调的具体表现。因此，升清降浊、寒热温清、调和营卫、调理气血等属于调整阴阳的范围。
促进气血运行	气血是构成人体的基本物质，是人体活动的基础，人体的一切组织都需要气血供养和调节才能发挥它的功能。气血周流全身，促进人体发育和生理活动，人体若发生不适，都与气血有关，若气血失调，脏腑功能将发生异常。
	按摩对气血的作用是益气养血、行气活血。通过按摩就能增强脾胃受纳、运化、升清的功能，促进气血生成，同时疏通经络来加强肝的功能，又增加了气的生血、行血、摄血功能，从而益气养血。在按摩中，常用按摩腹部的方式来促进胃的升降功能，同时按摩可推动气的运行，促进气血运行，达到通则不痛的目的。
调整筋骨	关节属筋骨范畴，筋骨损伤必然累及气血，致血瘀气滞，影响肢体活动。按摩通过舒筋通络、理筋整复、活血化瘀以改善症状。
	按摩可以加强局部循环，使局部组织温度升高，并且将紧张或痉挛的肌肉充分拉长，从而使之放松，气血通畅，使肌肉从紧张状态中放松下来。通过理筋整复，可以使经络关节通顺，肌肉痉挛缓解，关节功能恢复，有助于松解粘连，滑利关节。
调和人体五行	在传统医学里，常用五行学说的五行特性分析人体组织器官间的关系。按摩也可按五行学说归类，如摩与揉等手法，在人体表为环行或轻微用力归属金；推与擦手法，循人体血脉直行用力，或者散闪用力归火；拿与捏等手法，在人体肌肉部分向上或相对用力归属土；拨与弹等手法，在人体筋腱部分做深透用力归属木；点与按等手法，在人体骨骼做直下强力归属水。

按摩手法在经历了数千年的发展，经过历代按摩师的反复研究，去伪存真，使各种手法精益求精后，已经形成独立的体系。中医学典籍认为：按摩术能调节阴阳平衡，疏通气血经络，还能够活血化瘀、强身壮骨、调整脏腑、增强人体抗病能力等。

大量科学研究也证明，各种按摩手法会由各种动作所产生的力在机体引起一系列效应，包括人体接受按摩以后，局部组织内微循环系统畅通，血流丰富，血液循环得到改善，加速了肌肉内部代谢物的排出，毛细血管血液充盈情况好转，血液积聚现象消失等变化。这有利于局部组织新陈代谢，消除肌肉疲劳，提高肌肉工作能力。

保健按摩术易学易懂，操作简单，方便实用，易于推广，不需要复杂设备，也不是高难的专业技术，易被人们接受。

自我养生保健按摩的种类

养生保健按摩因其实用的特点，被人们更多地了解。人们在实践过程中，可以根据自身的目的，选择不同的按摩保健类别。

按摩是人类在同疾病与死亡斗争中产生并发展起来的一种保健方法，具备施术手法丰富、动作轻柔、运用灵活、操作方便、适用范围广等优点，不论男女老幼、体质强弱、有无病症等，均可采用不同的施术手法，进行按摩养生。在我国悠久的历史中，它早已成为中华民族的宝贵财富，按摩养生操作方法也在其发展过程中变得更为丰富。

按摩养生不论过去、现在，还是将来，对于人们在强身健体、预防保健方面都有很大作用。

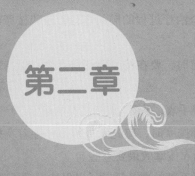

第二章

自我按摩的基本操作与技法

●按摩并不像看上去那么简单,但也没有想象中那么难。通过了解按摩的不同穴位、部位、辅助工具,掌握基本的手法要领就能进行按摩。按摩中如何用力、能否迅速准确地找到穴位等,都关系着按摩效果的好坏。掌握了按摩的手法,能准确地找到相应的穴位,掌握好力度,注意细节问题,才能取得最好的效果。

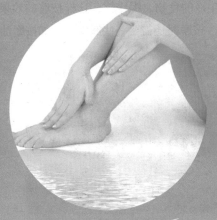

按摩前的准备工作

为了确保整个治疗过程的顺利进行,自我按摩前应先做些准备工作,我们在本节逐一介绍。

在室内做按摩时,要在按摩前开窗通风,保持室内空气新鲜,按摩开始后再关闭窗户。

按摩时应摘掉手表、手镯、戒指之类的东西,修剪指甲,用温水洗净双手,擦干;需做腰腹部按摩时,应先上厕所,并穿着宽松的衣服,按摩最好直接在皮肤上进行,隔衣按摩效果要差些。

按摩前应先做手部的准备活动,以保持双手柔软、灵活、放松且有力。

首先,将双手掌面对掌面搓至有温热感,然后十指交叉,用双手的手指及腕部做来回波浪状运动,以放松各关节。

然后,双手平举,尽量伸展十指,保持5秒钟,再紧握双手,坚持5秒钟,反复做十余次,以使手指及腕部强健有力。

接着,把双手放在桌面上,手指像弹钢琴似的轮流轻弹桌面,以保持手指的协调性。

最后,按摩每根手指,并做甩手运动,以促进手部的血液循环。

顺便说一下,按摩后喝一杯热茶、温开水是很好的选择,千万不要急于吃生冷的食物、喝冷饮,这样按摩的效果将会大大减弱。

按摩时还需要一些润滑剂,如按摩油、粉末或乳液,当然也可以使用现在

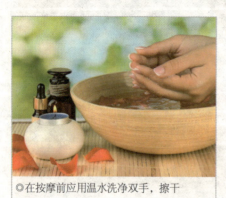
◎在按摩前应用温水洗净双手,擦干

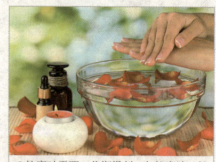
◎按摩时需要一些润滑剂,如按摩油、粉末或者乳液

第二章 自我按摩的基本操作与技法

很流行的精油,这些都会让手法在按摩时顺利流畅。大部分专家建议使用一些植物油,例如葡萄籽、芝麻、杏仁或是蔬菜油。在使用时,要确认它们是在室温温度(冷油会麻痹放松了的肌肉)。精油方面,可以选用一种或多种挥发油,或者是用调和油,可以选用下列被认为具有激励效果的香精:杉木、肉桂、丁香、玫瑰、橙花等,不过要提醒一下,千万不能在皮肤上直接使用精油。

自我按摩的常用介质

现代临床上使用的按摩介质形式繁多,内容极为丰富,本节中择其实用者,按剂型的不同分别介绍。

作为介质的药物或直接作用于受术部位,或借以减轻按摩过程中的摩擦而保护肌肤,或借助药物以提高按摩效应,或借按摩手法而充分发挥药性以除疾,临床宜视施术不同,据病情、病性、辨证、接受术者差异而灵活选择。

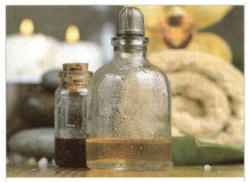

◎作为介质的药物可直接作用于受术部位

按摩常用介质

水剂	凉水多为井泉水、腊雪水等,适用于暴热所致诸疾,常用于小儿。
	温水为沸开清水自然降温而成,温而不烫,适用于手足厥冷、发痧者。
	热水为沸开清水自然降温至微烫手而成,适用于春夏季节。
	茶水用茶叶以热水浸泡至冷却而成,适用于小儿发热。
	麝香水以温水浸和麝香细末而成,适用于痰厥昏迷、痞块积聚及损伤、瘀肿诸症。

续表

酒剂	酒多为高醇度的酒,适用于寒湿痹痛、肌肤冷麻、瘀肿疼痛等。	
	樟脑酒以樟脑溶于酒内而成,适用于风湿痹痛、冻疮等。	
	椒盐酒以川椒、食盐等量浸泡于酒内而成,适用于肌筋伤痛。	
	按摩液以麝香、冰片、红花浸酒而成,适用于颈肩腰腿痛。	
汤剂	桂枝汤:取桂枝煎汤至温,适用于风寒感冒、背脊冷痛。	
	菊花汤:取菊花煎汤至凉,适用于发热头痛、眩晕等。	
	淡竹汤:取淡竹叶煎汤至凉,适用于小儿,有清热、镇惊、利尿之功。	
油剂	麻油又称香油,临床上常用,适用于肌肤疼痛等。	
	冬青油适用于肌肤肿胀痛痒诸症。	
	松节油适用于风寒湿痹痛及各类筋伤。	
	甘油适用于素体虚弱之患者。	
膏剂	按摩介质中的膏剂,源于传统的"膏摩方",历代处方众多,应用也广,如《圣济总录》所载的"当归膏"(当归、细辛、桂枝、生地黄、白芷、川芎、干姜、天雄、乌头、朱砂等)和松脂制膏、"摩痛膏"等,现代临床已少见应用,但多取传统处方药物以先进工艺改制乳膏成药,如按摩乳等。	
散剂	滑石粉有清热祛湿之功,为临床所常用。	
	展筋活血散以珍珠、琥珀、乳香、没药、当归、三七、血竭等研末为散,适用于筋骨陈伤疼痛。	
	爽身粉适用于小儿及多汗者。	

以上所介绍的介质,尤常见用于民间按摩治疗中,均廉便易取,效验实用。

自我按摩的辅助工具

按摩常用辅助工具

梳子	用梳子梳头本身就是在进行按摩,所以我国古代养生家就有了"千过梳头头不白"的主张。同样,用梳子在穴位周围轻轻敲打或来回梳理,也是按摩的一种方法。在按摩时,通过梳子和肌肤之间的刺激,能疏通血液循环,并能振奋人的精神。选用梳子作为按摩辅助工具时,要选用梳齿圆滑的梳子,太尖则会伤害到皮肤,按摩的效果也会减弱;另外,用梳子按摩时力度要轻,不可过分用力。

第二章　自我按摩的基本操作与技法

续表

钢笔、圆珠笔	钢笔或圆珠笔圆滑的一头也是辅助按摩的好工具，用它按、摩、点穴位也会起到很好的疗效，如面部的睛明穴、迎香穴、上关穴、下关穴、颊车穴等，手上的鱼际穴、劳宫穴、少商穴、少府穴等，脚上的涌泉穴、内庭穴、五脏反射区等，都可以运用这两个工具做辅助。
吹风机、热水袋	用吹风机做辅助按摩有两个好处： 　　（1）吹出来的风的力度可以适当地刺激穴位，达到按摩的效果； 　　（2）吹出来的温热的风犹如热毛巾对肌肤的热敷。 　　这种按摩可以起到调节气血和经络的功效。不过要注意一点，吹风机的温度不能调太高，要以舒适为宜，吹风机和皮肤之间的距离也要在15～20厘米。 　　热水袋也如此，相比吹风机来说更安全，用它来温热穴位效果更佳，若是腹部、胸部等局部出现疼痛，用热水袋10分钟即可见效，不过水温要控制好，太烫也会损伤皮肤。
文玩核桃	文玩核桃现在广受大众喜爱，它不仅是一种收藏品，也是一种保健按摩用品。经常把文玩核桃把玩在手里不仅可以促进血液循环、防止关节衰老，还可以益智健脑。现在的科学研究证明，把玩文玩核桃可以预防心血管疾病，预防中风。养生专家建议，长期从事文职工作的人群最适合用文玩核桃来舒筋活血、预防职业病。把文玩核桃在胳膊上、腿上、脚上滚压，也会有很好的保健作用。高尔夫球等球类也适合用来辅助按摩。
刷子	刷子和梳子起到的保健作用相似，也能改善血液循环、疏通筋骨。用刷子按摩的好处是可以刺激大片区域，它适合用来按压腹部、胳膊、足底等。选取刷子时最好选软毛的，按压时力度要轻，以有轻微刺痛为宜，可以逐渐用力，但千万不要刺伤皮肤，若是速度快则用力要轻，速度慢时力度可稍重。
脚踏按摩板	脚踏按摩板类似于搓板，就是双脚踩在上面，通过凹凸不平的纹理来刺激脚部穴位及反射区。人可以站在上面进行按摩，脚是人体的第二心脏，做这种按摩对改善全身气血及脏腑功能有极大的好处。
痒痒挠	痒痒挠是用来挠痒痒的，其实这也是在做按摩，它能疏通人体经络，改善机体的气血运行。我们平常使用痒痒挠时速度都很快，若是放慢速度上下推拉，则是另外一种感觉。就是在背部不痒的情况下，也可以用它来挠一挠，这也是一种很好的保健方法。另外，用它来按摩其他部位也是一种不错的选择。

续表

牙签	用牙签按摩的方法就是将一把牙签捆绑在一起,一般用20~25根即可。捆绑牙签时要注意,尖头和圆头要分开,这样的话,两头都能用,并有不一样的感觉和效果。用尖头时力度要轻,用圆头时可适当用力,可用牙签刺激手心和脚心。
夹子	用夹子来辅助按摩一般用于手指上的穴位,如少冲穴、关冲穴都可以用夹子夹住按摩。这种按摩方法也适用于胳膊、腹部、大腿等肉多的部位。
击打棒	击打棒是一种比较常用的按摩工具,用它来敲打身体可以消除肌肉的酸痛、解除疲劳、改善血液循环。

自我按摩时的体位

常用的按摩体位

端坐位	患者正坐,屈膝、屈髋各90度,双脚分开与肩同宽,双臂自然下垂,双手放在膝盖上。
	此体位一般用于头面部、颈项部、肩部、胸部、背部、腰部的按摩。
仰卧位	面部朝上,双臂自然放于体侧,双腿自然伸直,此体位按摩时患者不要枕枕头,或可枕很低的枕头,否则效果不好。
	此体位一般用于头面部、颈部、胸部、腹部、下肢部的按摩。
侧卧位	身体的一侧向下,双腿自然弯曲,或下侧腿伸直,上侧腿弯曲;下侧上肢屈肩屈肘各90度,上侧上肢自然垂直,放置在体侧或撑于体前床面。
	此体位一般用于头部、颈部、肩部、上肢部、胸部、胁部、背部、腰部、髋部、下肢部的按摩。
俯卧位	腹部向下,去掉枕头,面部朝下,或头歪向一侧,双腿自然伸直,上肢置于体侧或屈肘置于面部下方,根据按摩需要,可随时调整上下肢的位置。
	此体位一般用于头部、背部、腰部、臀部、下肢部的按摩。
站立位	患者自然站立,双脚左右分开或双脚前后呈弓步站立。
	此体位一般用于按摩胸部、腹部、背部、腰部、髋部、上肢部。

按摩注意事项和刺激强度

在前面的小节我们介绍过，自我按摩的手法种类繁多。但在自我按摩实际操作中，手法宜精不宜滥，贵专不贵多，关键是根据具体情况选择适当的按摩手法。如果治疗范围广，部位较深，或肌肉较丰满的部位，可选择接触面大而深透有力的手法，如掌按法、指按法等。反之，如治疗范围小，部位较浅，或肌肉较薄弱的部位，可选择接触面积小而作用柔和的手法，如一指禅推法、指揉法等。软组织损伤的急性炎症期或出血期，宜选用压力较轻的手法，如鱼际揉法、擦法。关节错位可选用扳法、拔伸法。组织粘连可选用摇法、弹拨法。治疗内科、妇科疾病，多采用接触面积较小的手法，如拇指按法、一指禅推法、点法、掐法。

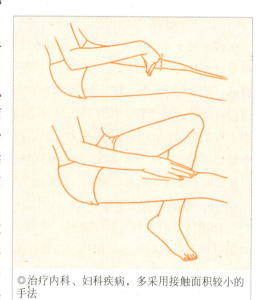
◎治疗内科、妇科疾病，多采用接触面积较小的手法

头面部操作时宜选轻灵柔和的手法，如一指禅推法、拇指外侧揉法、大鱼际揉法、抹法、扫散法。腹壁较为柔软，深部又有重要脏器，宜选用压力较轻的手法，如摩法、揉法、一指禅推法等。

自我按摩的用力原则

选好穴位后就要开始按摩，但不同的穴位按摩时的力度也各不相同，本节我们主要介绍按摩中要遵循的几个用力原则。

一、循序渐进

按摩时，按摩者每一种手法在每一次治疗中及整个疗程中，强度都要由小到大，循序渐进。治疗开始时先用较轻的手法，而后力量逐渐加强，直至最大强度（以患者能忍受为度）。治疗结束前再由大强度慢慢减弱，直至最后停止，使患者有个适应的过程。同样道理，关节的被动活动幅度也要由小到大，逐渐增加。

二、辨证施力

按摩时不要用力太大，以免造成不良影响。开始时要轻，然后逐步加大。按摩时，身体各部分需要的施力力度都不一样，如腰部、臀部、腿部可大；胸部、腹部力度适中；头部的穴位要略微轻柔，但也不能太轻；肾区不能拍打、击打。另外，给年轻人按摩时力度可适当加大，给老人、小孩按摩时力度要小。损伤或炎症的早期手法用力宜轻；损伤或炎症的晚期手法用力宜重。在一般部位操作，压力可重些；在敏感穴位或压痛点操作，压力应轻些。总之，以按摩时有适度的酸胀、麻木、舒适感为宜。

三、操作的时间

操作时间的长短，对疗效有一定的影响。时间过短，往往达不到疗效；时间过长，可能对局部组织产生医源性损伤。但操作时间的长短，很难做出明确的规定，一般可以从以下三方面来考虑：

（1）病在局部还是病在全身。前者操作时间可短，在10至15分钟之间；后者操作时间应延长，在20至30分钟之间。

（2）手法刺激强还是弱。刺激强的手法如按、压、点、掐法，操作时间可短些，一般每穴控制在1分钟之内；刺激柔和的手法如一指禅推法、摩法、揉法，操作时间可长些，一般每部可连续操作5~10分钟。

（3）疾病的性质简单还是复杂。病理变化简单者，如腰椎后关节突出，常可在一两分钟内纠正错位；病理变化复杂者，须连续操作，直至显现疗效，如小儿麻疹透发不畅，可推三关1~2小时，待疹透方可暂停治疗。

人们在刚开始按摩时，虽然觉得很疼，但很舒服。时间稍长些，就觉得好像力度不够了，舒适感也下降了。其实，这并不是按摩的力度变小了，而是在较重的外力作用下，局部肌肉产生了疲劳，弹性减弱，对疼痛的敏感性降低了。事实上，按摩作为一种外力之所以能调理身体和治疗疾病，除了在

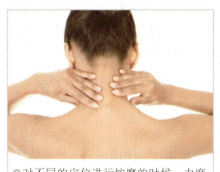
◎对不同的穴位进行按摩的时候,力度也是各不相同的

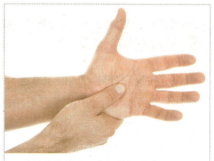
◎手法力的产生,靠的是按摩者的肌肉收缩力、重力

于对相应的经络和穴位的刺激外,还在于这种力到达实施部位的方式是柔和的,能被人体适应和接受,起到良性调节作用。在按摩过程中,人们要注意以下两点:

一是要讲究按摩的力度。

一般来说,按摩力度的基本要求为:均匀、柔和、有力、持续。其中柔和非常重要,按摩不柔和,不能为人体所适应及接受,就成了"外来暴力"。因此,只有当按摩手法刚柔相济时,才能发挥最大的治疗效果。

一味强调手法的力度,往往会对患者造成损伤,非但起不到治疗作用,反会加重病情。我国明代著名医家张介宾就曾在《类经》中强烈抨击施用蛮力的按摩者,并告诫人们不要误认为按摩的手法力度一定要重、要产生疼痛才有效果。

二是要掌握好按摩的时机。

人们很容易在按摩治疗疼痛的时机上犯错。有些人一有疼痛就马上去按摩,认为越早按摩越能消除疼痛。其实在疼痛的急性发作期,特别是局部组织红肿明显时,尽量不要按摩,否则容易导致急性肌筋膜炎,加重病情,延长疼痛时间。

总之,按摩要掌握好力度和时机。在判断按摩是否起效时,不要以疼或不疼来衡量。一般当按摩中出现局部有发热或柔软的感觉,全身微微出汗,颜面发红,打嗝与排气等表现时,均提示已经达到有效的按摩刺激强度。

自我按摩的指力练习

保健按摩易于学习,便于掌握,但对于初学者来说,在操作时因手劲小,往往容易疲劳。因此,在练习手法的过程中,配合专门的指力和腕力练习,是非常有必要的。

按摩新手经过三四周的锻炼,手劲会明显增加,同时也能提高手的灵活性,可大大增强按摩效果。

指力练习法

干洗手	将两手掌相对搓热,然后像洗手一样互相进行手背、手腕和手指的搓摩,以温热舒适为度。
虚掌拍打	一手呈虚掌式,反复叩打对侧上肢的内外侧面,双手交替进行,使之产生舒适和轻松感。
空抓	双臂自然前伸,手心分别向内、向下、向上进行空抓。
拔伸	先用右手握住左手的2～5指,向腕背进行有节奏的反复拔伸运动,操作数十次后,再用右手握住左手拇指,向腕掌侧进行有节奏的屈曲运动,拔伸幅度不易过大,双手交替操作。
指发力	双脚并拢直立,双手十指分开相对,置于胸前,十指相互对压,使掌指绷直,产生明显的牵拉感,同时脚尖着地,脚跟提起,然后双手十指相互用力屈曲,同时脚跟着地,如此有节奏地反复数十次,然后重复操作干洗手动作,以帮助放松。
动腕	双手十指交叉握拳,左右手腕交替划圈转动,转动数十次后,双手松开,自然下垂,上下交替甩动手腕。动腕时幅度不宜太大,以防损伤。

不会出错的经络找穴法

没有什么比穴位疗法更适宜作为家庭疗法的了,但大多数人并不知道寻找穴位的诀窍,从而因为找穴位困难,造成穴位疗法并不被广泛使用。

那么,如何具体找穴呢?

首先,轻抚经穴周围的皮肤,将可发觉在其附近有肤质粗糙、肤色苍白、偶尔带有红色或有灼热感的异样部位,正是反应力强的经穴所在。

然后,用拇指及食指捏起那个部位,摸摸看,将会感到刀割样的刺痛,再以指头轻轻压按其他部位,找出点状的硬块肌肉。

最后,触摸一下,看看皮肤表面的反应,然后捏起轻压看看,皮下组织较硬的部位,就是施治的部位,就是施治的经穴所在。

是否出现以上反应是有无穴位的主要标志。初学按摩者可以对着书中穴位的位置介绍找穴,如果找到了,先压压、捏捏皮肤看看。若出现前述的反应,即可判断有穴位存在。

经穴的位置以分、寸为表示单位,但并非一般的尺寸单位。经穴疗法所指的寸,乃为受治者的大拇指最宽部分的尺寸。本书会在后面介绍每个穴位的找法,会经常出现"两指宽""三指宽"等字眼,这是计算穴位位置时的基准,有"同身尺寸"之说。例如,"一指宽"是指大拇指最粗部分的宽度;"两指宽"则是指食指与中指并列,第二关节(指尖算起的第二个关节)部分所量的宽度。当然,每个人手指的大小、宽度,依年龄、体格、性别不同而有极大的不同。以此法确定穴位位置时,务必以患者的指宽度来找。

穴位上的各种反应如下:用手指一压,会有痛感(压痛);以指触摸,有硬块(硬结);稍一刺激,皮肤便会刺痒(感觉敏感);或者出现黑痣、斑(色素沉淀),和周围的皮肤产生温度差(温度变化)等。

头面部常用穴位

头面部常用穴位

百会	定位	后发际正中直上与两耳尖直上相交处，属督脉。
	主治	脱发，头发早白，眼睑下垂。
阳白	定位	眉毛中点上1厘米处，属足少阳胆经。
	主治	额纹，眼睑下垂。
四神聪	定位	百会穴前、后、左、右各旁开1厘米处，属经外奇穴。
	主治	脱发，头发早白。
头维	定位	额角发际直上0.5厘米，属足阳明胃经。
	主治	颞部及额部皱纹，脱发。
攒竹	定位	两侧眉头凹陷中，属足太阳膀胱经。
	主治	眼睑下垂。
印堂	定位	两眉头连线中点，属经外奇穴。
	主治	额纹，酒渣鼻。
鱼腰	定位	眉毛中点处，属经外奇穴。
	主治	眼周皱纹。
素髎	定位	鼻尖中点处，属督脉。
	主治	酒渣鼻。
四白	定位	目正视，瞳孔直下，当眼眶下孔凹陷中，属足阳明胃经。
	主治	近视，面部蝴蝶斑，雀斑，眼袋。
睛明	定位	目内侧角旁开0.1厘米凹陷中，属足太阳膀胱经。
	主治	近视，眼袋，眼周纹。
丝竹空	定位	眉毛外侧端凹陷处，属手少阳三焦经。
	主治	鱼尾纹，眼睑下垂。
瞳子髎	定位	外眼角外侧0.5厘米凹陷中，属足少阳胆经。
	主治	鱼尾纹，近视，黑眼圈。

续表

承泣	定位：目正视，瞳孔直下，当骨性眼眶与眼球之间，属足阳明胃经。
	主治：近视，眼袋，黑眼圈，眼周纹。
耳门	定位：耳屏上切迹前，张口呈凹陷处，属手少阳三焦经。
	主治：面部皱纹，面肌松弛，雀斑，扁平疣。
风池	定位：后项部，枕骨粗隆直下凹陷处与乳突之间，属足少阳胆经。
	主治：眼睑下垂，近视，脱发，面部皱纹。
太阳	定位：眉梢与外眼角连线中点外开1厘米处，属经外奇穴。
	主治：鱼尾纹，麦粒肿，眼睑下垂。
下关	定位：耳前方，颧弓下缘凹陷处，属足阳明胃经。
	主治：笑纹，面肌松弛，面部黑变病。
颊车	定位：下颌角前上方一横指凹陷中，属足阳明胃经。
	主治：笑纹，粉刺，面部皮肤粗糙。
听宫	定位：耳屏前，张口呈凹陷处，属手太阳小肠经。
	主治：面容憔悴，面肌松弛，扁平疣。
人中	定位：面部正中，鼻与上唇上缘连线的下1/3处，属督脉。
	主治：口臭，面部浮肿，口周皱纹。
上星	定位：前发际正中直上1厘米，属督脉。
	主治：脱发，头发早白。
承浆	定位：下嘴唇稍下缘凹陷处正中，属任脉。
	主治：口周皱纹，口臭。
夹承浆	定位：承浆穴外侧约1厘米凹陷处，属经外奇穴。
	主治：口周皱纹。
地仓	定位：口角旁开0.4厘米，属足阳明胃经。
	主治：口周皱纹，口臭。
听会	定位：耳屏与耳垂连接部前，张口呈凹陷处，属足少阳胆经。
	主治：扁平疣，面肌松弛，皮肤干燥。
翳风	定位：耳垂后下缘的凹陷中，属手少阳三焦经。
	主治：面部皱纹，扁平疣，白癜风。

续表

翳明	定位：翳风后1厘米，乳突下缘处，属经外奇穴。
	主治：近视。
迎香	定位：鼻翼外缘中点，旁开0.5厘米，属手阳明大肠经。
	主治：笑纹，酒渣鼻，面肌松弛。

颈、胸、腹部常用穴位

颈、胸、腹部汇集着人体最多的穴位，了解这三个部位的穴位分布，是做好自我按摩的前提。

颈部的脊髓与人的生命中枢延髓相连，支配全身的大部分神经都通过这里，是脑与全身信息传递的枢纽，也是血液上送头部，空气、饮食进入人体的主要通路。做颈部的保健按摩，可改善颈部的血液循环，增加颈部肌肉的力量，保持项韧带的弹性，加强颈椎小关节的稳定性。

长期坚持可令颈部活动灵活，能有效防治落枕、颈椎病、头痛头晕、颈肩臂疼痛麻木等病症。

胸廓由胸椎、胸骨、肋骨和肋软骨构成，形状像个笼子。胸廓内有心肺等重要器官，积极有效的保健按摩，不仅能预防局部肌肉、骨骼的异常变化，而且对内脏疾病有一定的防治作用，可起到宽胸理气、和胃宁心、有效增强心肺功能等效果。

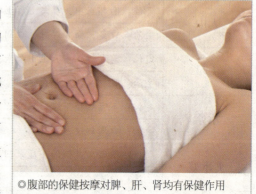

◎腹部的保健按摩对脾、肝、肾均有保健作用

腹部位居人体中部，除心脏和肺外，人体其余脏器均藏于腹内，全身诸多经脉也循行及汇聚于腹内。

腹部的保健按摩不仅对局部起保护作用，而且可以对全身各组织器官都起到相互协调的作用，有疏肝理气、健脾和胃、益气升阳、补肾固涩、理气调经的功效，对脾、肝、肾均有保健作用。同时，对消化不良、膈肌痉挛、腹部脂肪堆积综合征、月经不调、遗尿、阳痿等疾病均有很好的防治作用。

颈、胸、腹部常用穴位

幽门	定位：脐上6寸，任脉旁开0.5寸。
	主治：腹痛，呕吐，消化不良，泄泻，痢疾。
率谷	定位：在头部，当耳尖直上入发际1.5寸，角孙直上方。
	主治：偏头痛，眩晕，小儿急惊风、慢惊风。
期门	定位：在乳头直下方，第六肋间中。
	主治：胸胁胀满疼痛，呕吐，呃逆，吞酸，腹胀，泄泻，饥不欲食，胸中热，喘咳，奔豚，疟疾，伤寒热入血室。
章门	定位：在第十一肋骨游离端下缘处。
	主治：腹痛，腹胀，肠鸣，泄泻，呕吐，神疲肢倦，胸胁痛，黄疸，痞块，小儿疳积，腰脊痛。
横骨	定位：在耻骨联合上缘，曲骨穴旁开0.5寸。
	主治：阴部痛，少腹痛，遗精，阳痿，遗尿，小便不通，疝气。
曲骨	定位：在前正中线的耻骨联合上缘，脐下5寸处。
	主治：少腹胀满，小便淋沥，遗尿，疝气，遗精阳痿，阴囊湿痒，赤白带下，痛经。
梁门	定位：脐上4寸，任脉旁开2寸。
	主治：胃痛，腹胀，泄泻。
乳根	定位：在乳头直下，第五肋间。
	主治：咳嗽，气喘，呃逆，胸痛，乳痈，乳汁少。
大横	定位：在脐旁4寸。
	主治：泄泻，便秘，腹痛。
大椎	定位：在第七颈椎与第一胸椎棘突之间。
	主治：热病，疟疾，咳嗽，喘逆，骨蒸潮热，项强，肩背痛，腰脊强，角弓反张，小儿惊风，癫狂痫证，五劳虚损，七伤乏力，中暑，呕吐，黄疸，风疹。

续表

天枢	定位	在脐中旁开2寸。
	主治	腹胀肠鸣,绕脐痛,便秘,泄泻,痢疾,月经不调。
水分	定位	在前正中线上,脐上1寸。
	主治	腹痛,腹胀,肠鸣。
水道	定位	脐下3寸,关元穴旁开2寸。
	主治	小腹胀满,小便不利,痛经,不孕,疝气。
归来	定位	脐下4寸,中极穴旁开2寸。
	主治	腹痛,疝气,月经不调,白带,阴挺。
大巨	定位	脐下2寸,任脉旁开2寸。
	主治	小腹胀满,小便不利,疝气,遗精,早泄。
中脘	定位	在前正中线上,脐上4寸。
	主治	胃脘痛,腹胀,呕吐,呃逆,吞酸,纳呆,食不化,痞积,臌胀,黄疸,肠鸣,泄利,便秘,便血,胁下坚痛,虚劳吐血,哮喘,头痛,失眠,惊悸,怔忡,脏躁,癫狂,痫证,尸厥,惊风,产后血晕。
关元	定位	在前正中线上,脐下3寸。
	主治	中风脱证,虚劳冷惫,羸瘦无力,少腹疼痛,霍乱吐泻,痢疾,脱肛,疝气,便血,溺血,小便不利,尿频,尿闭,遗精,白浊,阳痿,早泄,月经不调,经闭,经痛,赤白带下,阴挺,崩漏,阴门瘙痒,恶露不止,胞衣不下。
气海	定位	在前正中线上,脐下1.5寸。
	主治	绕脐腹痛,水肿臌胀,脘腹胀满,水谷不化,大便不通,泻痢不禁,癃淋,遗尿,遗精,阳痿,疝气,月经不调,痛经,经闭,崩漏,带下,阴挺,产后恶露不止,胞衣不下,脏气虚惫,形体羸瘦,四肢乏力。
神阙	定位	在脐窝正中。
	主治	中风虚脱,四肢厥冷,尸厥,风痫,形惫体乏,绕脐腹痛,水肿臌胀,脱肛,泄利,便秘,小便不禁,五淋,妇女不孕。

续表

鸠尾	定位：在胸骨剑突下，当脐上7寸处取穴。
	主治：心痛，心悸，心烦，癫痫，惊狂，胸中满痛，咳嗽气喘，呕吐，呃逆，反胃，胃痛。
中极	定位：在前正中线上，脐下4寸。
	主治：小便不利，遗溺不禁，阳痿，早泄，遗精，白浊，疝气偏坠，积聚疼痛，月经不调，阴痛，阴痒，痛经，带下，崩漏，阴挺，产后恶露不止，胞衣不下，水肿。
膻中	定位：在胸骨正中线上，平第四肋间隙，于两乳之间，仰卧取之。
	主治：咳嗽，气喘，咯唾脓血，胸痹心痛，心悸，心烦，产妇少乳，噎嗝，臌胀。

背、腰、臀部常用穴位

　　背、腰、臀部主要是足太阳膀胱经、督脉循行分布的区域，所以背腰部的腧穴皆归属于这两条经脉。

　　督脉循行于背部正中，总督一身之阳经，为阳脉之海。背部又是足太阳膀胱经下达下肢之行经及诸腧穴汇聚之地。脊椎贯穿于整个背部，按摩背部可促进局部血液循环，改善脊神经营养。通过经络穴位刺激，又可增强五脏六腑的功能，对某些内脏疾患及背肌劳损有较好的防治作用。

　　腰部负担了人体70%以上的体重，加上平时工作和生活中的负重，更增加了腰部损伤和慢性退变的可能。同时腰为肾之居所，腰部的保健按摩不仅能预防腰肌劳损和韧带退化，而且对有关脏器的功能亦有一定的促进作用。

　　对于中老年人来说，按摩臀部非常重要，这是因为臀部的穴位能显著增强会阴部肌肉的张力，促进肛门周围的血液回流，有助于解决中老年人排尿和排便中遇到的问题，有利于痔疮的防治。

背、腰、臀部常用穴位

肺俞	定位：在第三胸椎棘突下，旁开1.5寸。
	主治：咳嗽，气喘，吐血，骨蒸，潮热，盗汗，鼻塞。
厥阴俞	定位：在第四胸椎棘突下，旁开1.5寸。
	主治：咳嗽，心痛，胸闷，呕吐。
胆俞	定位：在第十胸椎棘突下，旁开1.5寸。
	主治：黄疸，口苦，肋痛，肺痨，潮热。
心俞	定位：在第五胸椎棘突下，旁开1.5寸。
	主治：心痛，惊悸，咳嗽，吐血，失眠，健忘，盗汗，梦遗，癫痫。
肝俞	定位：在第九胸椎棘突下，旁开1.5寸。
	主治：黄疸，胁痛，吐血，目赤，目眩，雀目，癫狂痫，脊背痛。
脾俞	定位：在第十一胸椎棘突下，旁开1.5寸。
	主治：腹胀，黄疸，呕吐，泄泻，痢疾，便血，水肿，背痛。
胃俞	定位：在第十二胸椎棘突下，旁开1.5寸。
	主治：胸胁痛，胃脘痛，呕吐，腹胀，肠鸣。
肾俞	定位：在第二腰椎棘突下旁开1.5寸。
	主治：补益脑髓，强壮腰肾，止咳定喘，聪耳明目。
长强	定位：在尾骨尖端与肛门之间。
	主治：泄泻，痢疾，便秘，便血，痔疮，癫狂，脊强反折。
命门	定位：在第二腰椎棘突下。
	主治：虚损腰痛，脊强反折，遗尿，尿频，泄泻，遗精，白浊，阳痿，早泄，赤白带下，胎屡堕，五劳七伤，头晕耳鸣，癫痫，惊恐，手足逆冷。
至阳	定位：在第七胸椎棘突下凹陷中。
	主治：胸胁胀痛，腹痛黄疸，咳嗽气喘，腰背疼痛，脊强，身热。

续表

神道	定位：在第五胸椎棘突下凹陷中。
	主治：心痛，惊悸，怔忡，失眠健忘，中风不语，癫痫，腰脊强，肩背痛，气喘。
身柱	定位：在第三胸椎棘突下凹陷中。
	主治：身热头痛，咳嗽，气喘，惊厥，癫狂痫证，腰脊强痛，疔疮发背。
筋缩	定位：在第九胸椎棘突下凹陷中。
	主治：癫狂，惊痫，抽搐，脊强，背痛，胃痛，黄疸，四肢不收，筋挛拘急。

上肢常用穴位

上肢常用穴位

内关	定位：该穴位于前臂掌侧，当曲泽穴与大陵穴的连线上，腕横纹上2寸，掌长肌腱与桡侧腕屈肌腱之间。
	主治：心痛，心悸，胸痛，胃痛，呕吐，呃逆，失眠，癫狂，痫证，郁证，眩晕，中风，偏瘫，哮喘，偏头痛，热病，产后血晕，肘臂挛痛。
外关	定位：位于人体前臂背侧，当阳池穴与肘尖穴的连线上，腕背横纹上2寸，尺骨与桡骨之间。
	主治：热病，头痛，颊痛，耳聋，耳鸣，目赤肿痛，胁痛，肩背痛，肘臂屈伸不利，手指疼痛，手颤。
合谷	定位：位于人体手背，第一二掌骨间，当第二掌骨桡侧的中点处。
	主治：头痛，目赤肿痛，鼻出血，牙痛，牙关紧闭，口眼㖞斜，耳聋，痄腮，咽喉肿痛，热病无汗，多汗，腹痛，便秘，经闭，滞产。
尺泽	定位：位于肘横纹中，肱二头肌腱桡侧凹陷处。
	主治：咳嗽，气喘，咯血，哮喘，潮热，胸部胀满，咽喉肿痛，小儿惊风，吐泻，肘臂挛痛。

续表

曲池	定位	位于人体肘横纹外侧端，屈肘，当尺泽穴与肱骨外上髁连线中点。
	主治	咽喉肿痛，牙痛，目赤痛，瘰疬，瘾疹，热病，上肢不遂，手臂肿痛，腹痛吐泻，高血压，癫狂。
列缺	定位	位于人体前臂桡侧缘，桡骨茎突上方，腕横纹上1.5寸，当肱桡肌与拇长展肌腱之间。
	主治	伤风，头痛，项强，咳嗽，气喘，咽喉肿痛，口眼歪斜，牙痛。
阳池	定位	位于腕背横纹中，当指总伸肌腱的尺侧缘凹陷处。
	主治	腕痛，肩臂痛，耳聋，疟疾，消渴，口干，喉痹。
神门	定位	位于腕部，腕掌侧横纹尺侧端，尺侧腕屈肌腱的桡侧凹陷处。
	主治	心烦，惊悸，怔忡，健忘，失眠，癫狂，胸胁痛。
孔最	定位	该穴位于前臂掌面桡侧，当尺泽穴与太渊穴连线上，腕横纹上7寸处。
	主治	咳嗽，气喘，咯血，咽喉肿痛，肘臂挛痛，痔疾。
手三里	定位	位于前臂背面桡侧，当阳溪穴与曲池穴连线上，肘横纹下2寸处。
	主治	牙痛颊肿，上肢不遂。
少冲	定位	位于小指末节桡侧，距指甲角侧上方0.1寸。
	主治	心悸，心痛，胸胁痛，癫狂，热病，昏迷。
落枕	定位	位于手背侧，当第二三掌骨间，指掌关节后约0.5寸处。
	主治	落枕，手臂痛，胃痛。
太渊	定位	位于腕掌侧横纹桡侧，桡动脉搏动处。
	主治	咳嗽，气喘，咯血，胸痛，咽喉肿痛，腕臂痛，无脉症。
中渚	定位	位于手背部，当环指本节（掌指关节）的后方，第四五掌骨间凹陷处。
	主治	头痛，目眩，目赤，目痛，耳聋，耳鸣，喉痹，肩背肘臂痛，手指不能屈伸，脊膂痛，热病。

下肢常用穴位

腿是人体运动系统的重要组成部分。人们常说"人老先老腿",特别是中老年人,随着年龄的增长,发生骨质增生(或疏松)、关节软骨及周围软组织萎缩、滑液减少、增生性或创伤性关节炎的概率逐渐增多,导致关节疼痛,对生活造成影响。因此,做腿部的保健按摩对老年保健有着极其重要的意义。

踝关节是全身六大关节中最下面的一个,也是承受重量最大的关节,故损伤机会也多。中老年人由于足部骨质增生、韧带松弛、弹性减小、肌肉张力降低,再加上体重增加等原因,常使足弓部逐渐塌陷,足部扁平化。若长时间站立或行走,可因足底血管神经受压,引起疼痛、麻木。做足踝部保健按摩不但可有效防治踝关节与足部的劳损、损伤等病症,而且通过足部反射区的按摩,对全身各部均有保健和治疗作用。

下肢常用穴位

膝眼	定位:屈膝,该穴在髌韧带两侧凹陷处,在内侧的称内膝眼,在外侧的称外膝眼。
	主治:各种原因引起的膝关节病,髌骨软化症等。
梁丘	定位:屈膝,该穴位于大腿前面,髂前上棘与髌底外侧端的连线上,髌底上2寸。
	主治:膝肿痛,下肢不遂,胃痛,乳痈,尿血。
复溜	定位:该穴位于人体小腿内侧,太溪穴直上2寸,跟腱的前方。
	主治:泄泻,肠鸣,水肿,腹胀,腿肿,足痿,盗汗,脉微细时无,身热无汗,腰脊强痛。
阴谷	定位:位于腘窝内侧,屈膝时,当半腱肌肌腱与半膜肌肌腱之间。
	主治:阳痿,疝痛,月经不调,崩漏,小便难,阴中痛,癫狂,膝股内侧痛。
足三里	定位:该穴位于人体小腿前外侧,当犊鼻下3寸,距胫骨前缘一横指(中指)。
	主治:胃痛,呕吐,噎膈,腹胀,泄泻,痢疾,便秘,乳痈,肠痈,下肢痹痛,水肿,癫狂,脚气,虚劳羸瘦。

续表

承山	定位	该穴位于小腿后面正中，委中穴与昆仑穴之间，当伸直小腿或足跟上提时腓肠肌肌腹下出现尖角凹陷处。
	主治	痔疾，脚气，便秘，腰腿拘急疼痛。
解溪	定位	该穴位于足背与小腿交界处的横纹中央凹陷处，当拇长伸肌腱与趾长伸肌腱之间。
	主治	头痛，眩晕，癫狂，腹胀，便秘，下肢痿痹。
阳陵泉	定位	该穴位于小腿外侧，当腓骨小头前下方凹陷处。
	主治	半身不遂，下肢痿痹、麻木，膝肿痛，脚气，胁肋痛，口苦，呕吐，黄疸，小儿惊风，破伤风。
血海	定位	屈膝，该穴位于大腿内侧，髌底内侧端上2寸，当股四头肌内侧头的隆起处。
	主治	月经不调，崩漏，经闭，瘾疹，湿疹，丹毒。
委中	定位	该穴位于横纹中点，当股二头肌腱与半腱肌肌腱的中间。
	主治	下肢痿痹，腹痛，吐泻，小便不利，遗尿，丹毒。
三阴交	定位	该穴位于小腿内侧，当足内踝尖上3寸，胫骨内侧缘后方。
	主治	肠鸣腹胀，泄泻，月经不调，带下，阴挺，不孕，滞产，遗精，阳痿，遗尿，疝气，失眠，下肢痿痹，脚气。

自我按摩的适应证

所谓适应证，是指目前能够用按摩疗法治疗的病证，一般来说，按摩疗法主要适用于慢性疾病，但对某些疾病的急性期也有良好疗效。

按摩疗法广泛适用于骨伤科、内科、妇科、外科、五官科、儿科中的多种病症，而且随着中国传统医学按摩事业的不断发展，以前属于按摩疗法慎用证和禁忌证的疾病也逐渐地转为适应证，如冠心病，以前认为是按摩治疗的禁忌证，现在也成了适应证。如前所述，按摩疗法主要适用于慢性疾病，但对某些疾病的急性期也有良好疗效，如腰椎间盘突出症、急性腰扭伤、梨状肌综合征、急性乳腺炎、小儿消化不良等。

常用按摩疗法治疗的疾病

骨伤科疾病	颈椎病、落枕、腰椎间盘突出症、漏肩风、肱骨外上髁炎、关节软组织扭伤、挫伤、关节脱位、关节半脱位、关节非感染性炎症及股骨头无菌性坏死等。
妇科疾病	月经不调、痛经、闭经、急性乳腺炎、慢性盆腔炎，产后耻骨联合分离症等。
儿科疾病	小儿发热、小儿腹泻、疳积、惊风、麻疹、百日咳、夏季热、肌性斜颈、小儿麻痹后遗症、呕吐、腹痛、便秘、脱肛、肠套叠、咳嗽、哮喘、遗尿、佝偻病、夜啼等。
外科疾病	腹部手术肠粘连、慢性前列腺炎、慢性阑尾炎、下肢静脉曲张等。
五官科疾病	鼻炎、咽喉炎、声门闭合不全、近视、斜视、耳聋、耳鸣、牙痛等。
内科疾病	冠心病、高血压病、阵发性心动过速、中风后遗症、面瘫、三叉神经痛、神经衰弱、老年性痴呆、更年期综合征、上呼吸道感染、慢性支气管炎、肺气肿、慢性胃炎、消化性溃疡、慢性腹泻、便秘、胃下垂、慢性肝炎、慢性胆囊炎、尿潴留、遗尿、阳痿、慢性肾炎、贫血、白细胞减少症、甲状腺功能亢进、糖尿病、类风湿性关节炎等。

自我保健按摩的注意事项

对一般老百姓而言，自我按摩简单易行，只要参考几本书籍、掌握几种典型的手法，便可以在工作间隙或家庭生活中实施，但是在操作时，一定要先把按摩的注意事项搞清楚。

按摩手法有补法、泻法之分，如人们在澡堂中常见的敲背、松骨等，手法较重，多为泻法。此外，"快按轻起"为补、"轻按快起"为泻；九阳数为补、六阴数为泻；顺气道为补、迎气道为泻；拿法多为泻；抖法无补泻之分……，不一而论。该补则补、该泻则泻，如果反方向操作，后果便可想而知。

因为所谓的痛感背后，是人体在调集全身元气来攻克痛点或痛点所对应的脏腑器官不适，后备资源有限，妄调资源，不利于整个身体的维护修理。专家指出，身体太虚时，靠药补往往补不起来，因为身体的消化系统没有能力消化黏滞性的补品，相反，会增加消化系统、肝、肾的负担。由此可以看出科学养生的重要性。比如，已经感到身体不适了，又去洗桑拿，身体近乎虚脱，再画蛇添足地敲打一番，这是无知的举动，慎戒为宜。方法不得当，往往事与愿违。

慢性疾病的保健，总是从恢复脾胃功能和强肾按摩入手，是循"保先天、养后天、通气血"思路出发的必然选择。所谓的"保先天"是指压脐和擦涌泉，适合35岁以前；所谓的"养后天"是指按摩足三里，适合35岁以后；所谓的"通气血"是指捏脊，老少皆宜。总之，按摩保健需要对身体有整体观念和辨证施治，有中医的点拨启发，是最好不过的选择。

专家告诫人们：养生并不复杂，但要每天去做，日积月累才行；要保持情绪稳定、不生气，好好吃饭，好好睡觉，每天锻炼身体。身体健康是目标，我们要做的是把自我保健内化为习惯，持之以恒地坚持下去。

自我保健按摩的效果直接与手法的选择、熟练程度、选取部位和穴位的准确性，以及手法用力的大小及技巧密切相关。

所以，人们在自我按摩时要注意以下几点：

第一，明确诊断，选用穴位，确定手法，做到心中有数，考虑全面，有中心，有重点。要根据自己的实际情况和需要，选用适宜的按摩方法，并按规定的手法、经络、穴位依次进行。面积狭小的部位，可用手指指腹按摩；面积较大的部位，可用大鱼际或掌部进行按摩。

第二，根据疾病与按摩部位的不同，采用合适的按摩体位。按摩的体位要使病人舒适，方便治疗，有利于各种手法的操作，不论是自我按摩或由别人按摩，都要注意。

在按摩手法上，应先轻后重、由浅入深，循序渐进，使体表有个适应的过程；切勿用力过大，以免擦伤皮肤；同时要注意双手清洁，勤剪指甲，讲究手部卫生，而且双手要保持一定的温度。

第三，按摩的操作程序、强度、时间，需根据治疗中病人的全身与局部反应及治疗后的变化随时调整，在按摩时，应全身肌肉放松，呼吸自然，宽衣松带；做四肢、躯干、胸腹按摩时，最好直接在皮肤上进行或隔着薄衣，以提高效果。做腰背和下腹部的按摩，应先排空大小便。病人在过饥、过饱以及醉酒后均不适宜按摩，一般在餐后两小时按摩较妥。

第四，操作时最好在空气流通、温度适宜的室内进行，每日可做1～2次，每次20～30分钟。

第五，妇女怀孕期间，最好不要按摩自己的肩井、合谷、三阴交、昆仑等穴位以及小腹、腰骶部（月经期亦如此），以防早产、流产、月经紊乱等不良反应发生。

第六，患有各种疾病，特别是严重的心、肝、肾等疾病，应慎用或禁用，必要时在医生指导下使用。

第七，患有以下传染病的，如肝炎、肺结核、流感、流脑、性病等，最好忌用，癌症患者不宜使用。

第八，在按摩结束之后，被按摩者应感到全身轻松舒适，原有症状改善。有时会有不同程度的疲劳感，这是常见反应。按摩后要注意适当休息，避免寒凉刺激，更不要再度损伤，应配合治疗，保持治疗效果。

自我保健按摩须知

环境舒适，卫生清洁	房间保持空气新鲜，温度适宜，卫生清洁，按摩床最好是硬板床加一层棉垫。应经常修剪指甲，每次按摩前取下戒指、手表及其他装饰品，洗净双手。气温较低时宜两手对搓，使手掌温暖，以免冷手接触肌肤惊气动血，还要注意按摩部位的清洁。
思想集中，体验感受	按摩时注意力要集中，用意念引导按摩操作，用心体验自己手法的效应和点穴的准确程度，有助于起到疏经活络、调和气血的作用。
体位适宜，配合呼吸	在保健按摩时，采取的体位应使操作部位充分放松，有利于手法操作。同时注意调整呼吸，因为按摩的过程也是一种锻炼的过程，将按摩、锻炼、呼吸有机结合起来，有助于提高疗效。

续表

诊断清楚，使用介质	有的疾病诊断不清或不知是否适于按摩，最好与医生沟通后再做按摩。在做面、足等部位的按摩时，可适当使用滑石粉、活络油等介质，以保护皮肤并增强按摩作用。
根据反应，调整手法	按摩时应注意各种按摩手法与操作在局部及整体的反应，对于有明显改善身体状况，出现酸麻胀肿及轻度疼痛的手法可多用；对于出现疼痛加剧，青紫瘀斑等异常的按摩反应的手法则不用。总之，了解按摩时和按摩后机体的反应是随时调整手法的主要依据。
抓住重点，追求实效	中老年保健按摩的目的就是预防和解除病痛，强身健体。为了这个目的，在按摩中必须抓住重点，针对主要病痛进行手法操作，把握"离穴不离经，离经不离痛"的原则。因为在按摩中发现痛点或异常反应往往是疾病通过经络在体表的反应，抓住这些反应点进行由轻到重的反复按摩，即能取得满意效果。
把握时间，循序渐进	按摩应在自己闲暇时，切不可一边按摩，一边还想着别的事情。一般以清晨、睡前为宜，按摩前应排空二便，饥饿时或刚进食后均不宜按摩。对于疾病的按摩防治，初起时宜，病重时不宜，恢复期多用。此外，每个按摩手法操作的时间长短都要把握好，一般手法以操作15分钟为宜，点穴以1~3分钟一穴为宜，每天一次。每天按摩的时间最好固定。一般来说，按摩的最佳时机为早晨起床后和晚上睡觉前，前者有助于提神醒脑，后者则帮助消除疲劳。
持之以恒，贵在坚持	保健按摩是一个循序渐进的过程，不是一下子就能掌握的，必须在实践中逐渐学习和掌握。同时，保健按摩的效果也不是做一两次就能见效的，必须坚持不懈，才能达到防病治病、强身健体的目的。
使用器械，配合锻炼	对于因双手无法触及或手劲小、刺激力度不够的部位，可适当使用器械，如用自制的拍子拍打后背。对于某些疾病，在做保健按摩时可配合局部锻炼，以提高疗效，如颈椎病可配合颈部前后屈伸和左右旋转等运动，肩周炎可配合手扒墙、拉滑轮等运动。
劳逸结合，练养得当	手法的练习须注意不可过量，如过量则不利于身体健康；亦不可不足，不足则不能提高手法的动力，要做到劳逸结合，练养得当。

按摩主要用于舒筋通络、活血散瘀、消肿止痛，所以最常用于伤科疾病和各种痛症。但也有一些情况不能采用此法，否则会影响病人的身体康复，贻误治疗时机。

不能接受按摩疗法的人群如下：

1. 流感、流行性乙型脑炎、脑膜炎、白喉、痢疾以及其他急性传染病病人。

2. 有急性炎症的病人，如急性化脓性扁桃体炎、肺炎、急性阑尾炎、蜂窝组织炎等。

3. 按摩耳穴时，耳朵上患有湿疹、溃疡、冻疮的患者，要等到痊愈之后再进行按摩。

4. 某些慢性炎症，如四肢关节结核、脊椎结核、骨髓炎。

5. 有肾脏病的人。

6. 患血小板减少性紫癜或过敏性紫癜的病人。

7. 因恶性肿瘤、恶性贫血、久病体弱而极度消瘦虚弱的人。

8. 大面积的皮肤病病人或患溃疡性皮炎病人。

9. 有脚癣的患者，要先涂脚癣药膏后再做按摩。

10. 有脑血管意外先兆者。

11. 情绪不稳定的人。

12. 截瘫初期脚部骨折患者。

13. 骨质疏松和严重缺钙的患者。

14. 皮肤破损、感染、烫伤或有严重皮肤病的患者，其病损部位禁止按摩。

15. 妊娠期及一些妇科疾病患者不宜按摩，月经期间不要按摩足部。

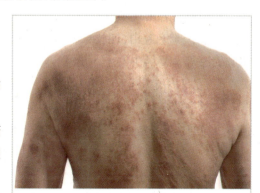
◎大面积的皮肤病病人或患溃疡性皮炎病人不适宜按摩

16. 出血性疾病或有出血倾向者，如外伤出血、胃肠溃疡性便血、呕血、尿血、子宫出血、恶性贫血、白血病等，禁止按摩。

除了上面说到的一些不适合按摩的人，当出现如下情况时，同样需要注意：

1. 自我按摩时，应注意在空腹、饱食、醉酒及剧烈运动后不宜按摩。

2. 发生煤气、药物、食物等中毒及被蛇、狗等动物咬伤后，也不要按摩脚上的穴位。

3. 化妆后不要立即进行面部按摩，面部按摩一般要在卸妆后半小时进行。

4. 撞伤时不要按摩。

5. 严禁在骨折和关节脱位处、皮肤破损处进行按摩。

6. 孕妇不能按摩肩井穴、合谷穴、三阴交穴、昆仑穴、小腹部、腰骶部和髋部。

7. 遇到中风、急性心肌梗死、严重的感染、严重的中毒等疾病时，要及时与医院联系，不要随便以掐人中的方式来抢救。

8. 按摩时若出现不良反应，如头晕恶心、脸色苍白、四肢麻木、四肢发凉等，要尽快停止，及时去看医生，而一定程度的发热、发冷、困倦则属正常现象。

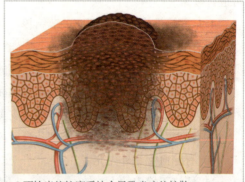
◎不恰当的按摩手法会导致炎症的扩散

9. 感染性疾病经用药后，病原体会逐渐被杀灭，身体也随之逐渐修复。但不恰当的按摩手法会导致炎症的扩散，使刚修复的娇嫩的组织遭到破坏。

第三章

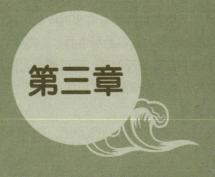

人体反射区按摩功效解说

●人体有一些防治疾病的全息胚，如耳朵、小腿、足部、手部、腹部等，这些部位有很多与五脏六腑相对应的反射区。用特定的手法刺激这些反射区，就能增强相应脏腑的功能。五脏六腑健康，身体才能健康。从这个角度看，人体的每一处反射区，都是我们的"私人保健医生"，一定要好好善待它。

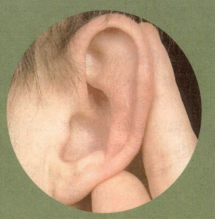

足部反射区

人体各器官和部位在足部都有着相对应的区域，相应区域可以反映相应脏腑器官的生理病理信息，这就是所谓的"足部反射区"。

运用按摩手法刺激这些反射区，可以调节人体各部分的功能，取得防病治病、自我保健的效果，医学上将这种疗法称为"足部反射区健康疗法"。

足部反射区具有如下特点：

（1）足部反射区不同于呈点状的穴位，面积大而且呈片状，定位稍微偏离也能产生效果。

（2）足部反射区位于膝部以下，遍布于足底、足背、足内侧、足外侧以及小腿，而不仅限于足底，因此把足部按摩一概称为足"底"按摩是不准确的。

（3）足部反射区的排列与人体各器官的解剖位置基本相一致，当你取坐位或卧位，双足并拢、两下肢前伸时，相当于有人面对着你坐着。

足部反射区是人体最大的秘密

足部在人体循环系统中的远端，用一个形象的比喻，它相当于"泵"的作用。有人将足部称作人体的第二心脏，其实远不止此，身体的所有脏腑器官在足部都有规律地排列并对应着相应的反射区域。

自古以来，中医学就有"头痛医脚"的说法。在人们感叹中医学之神奇的同时，现代研究也发现"人类的衰老首先从下肢开始"，而足部又是下肢运动最频繁、最关键的部位。人们的双足，是人们每天行走的工具。将人的双足底并拢放置时，则会构成屈腿盘坐、向前俯伏的投影人形，因此中医界又称足部是人体的缩影与人体最敏感的"全息胚"。

近年来，人们非常重视反射区疗法的研究。也就是说不在病变局部治疗，而是治疗相应的反射区，使其出现好的疗效，即反射区疗法。刺激那么小的足部，用于调整全身的功能，能受得住吗？当然。人类赖以行走、站立、支撑的双足，是有一定韧性和坚硬度的，适量地刺激足底反射区不仅无痛苦，反而更具治疗效果。

中医的经络学既古老又神奇，通过刺激经络上的穴位点，就可以预防和治疗疾病，并且安全、有效、无毒副作用，因而早已被世人所接受。中医经络理论认为，人体有十二经脉和奇经八脉，其中足太阴脾经、足厥阴肝经、足少阴肾经和阴维脉、阴跷脉均起于足部，而足阳明胃经、足少阳胆经、足太阳膀胱经和阳维脉、阳跷脉又都终止于足部，可见足部与经络的关系十分密切。经络又与脏腑相通，故通过按摩足部的腧穴，可疏通经络，运行气血，调节脏腑功能，从而起到防病治病的作用。

按摩足部在血液循环中起着泵的作用，足是人体离心脏最远的部位，是血液循环的末梢，即使血液本身压力很大，让血液在体内循环到足，也是比较困难的。好在全身的脏腑器官在足底有相应的反射区，当身体的某些部位有异常改变时，血液循环就差，在足底就会有反应，按压最痛的部位，也就是疾病的反应部位，常可收到奇效。

下面，我们分部位来介绍足部反射区的功效。

足底、内外侧反射区的功效

足底的反射区排列，呈现出的是人体全息示意图。双足并拢在一起，在足底就可反映出人体各部分器官的全息图，如同一个屈腿盘坐的人体。

双足是人体理想的全息胚，双足揭示的人体器官信息实际上也是人体的一个缩影。拇趾部是头部；足跟部是臀部；接近正中线的器官的反射区在足内侧，如脊柱、子宫、前列腺等；远离正中线的器官和部位的反射区在足外侧，如肩部、卵巢、睾丸等。

在这里，我们可以清晰地看到人体各脏腑器官在脚部的全部信息。因此，当人体某一脏器有了疾病，在脚上相对应的反射区就会有敏感的压痛点。换言之，当脚上某一反射区有了异常反应，如压痛感或气泡、颗粒、条索、结节或小硬块，就表示对应的器官发生了疾病。

如今，"脚底是第二心脏"等说法非常流行，但严谨地说，"脚底是身体的全部"更为准确。脚底集合了身体的全部器官的缩影，身体的每个部分

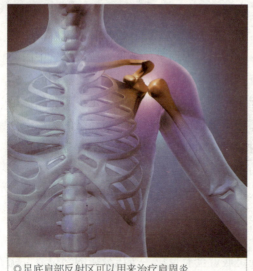

◎足底肩部反射区可以用来治疗肩周炎

在脚上都有反射区。

对于足底反射区的妙用，中医有以下口诀："脾司造血在心下，免疫强身好器官。胃痛胃胀及胃酸，点揉胃区可消炎。胰区加强要重按，糖尿顽症防在先。十二指肠胰区下，消化不良多点按。四指屈曲刮小肠，胀气腹泻防肠炎。横降乙直大肠全，便秘腹泻肺疾患。肛门独在左脚底，可治痔瘘和便秘。足跟中央稍靠前，生殖系统定点按。"

此处所说的足底反射区，即为身体整个的构造被反射投影，缩小至某一部分。也就是说，人体的头、内脏、肌肉等，身体的全部器官，均和脚有密切的关系，而在左右脚的某部位均有反射（对应）的部分。因此，身体某些部位发生病变时，其脚的对应部分也会呈现出症状，所以中医学认为，经由刺激脚的某些部分，即能治疗身体的一些疾病。

要言之，不直接治疗身体生病部位，而是治疗对应部分的反射区，令其产生疗效的方法，就是反射区治疗法。除了脚之外，人体的手和耳也是重要的反射区，可以治疗相应的疾病。但是综合来看，通过脚部反射区进行治疗具有更为显著的效果。

由此可以得出，足部是健康的晴雨表。我们的双足和内脏及其他器官有着极为密切的关联，而将它们的功能相连接，成为"人"这个有机体的管道的，便是经络。

中医经络学认为，人体五脏

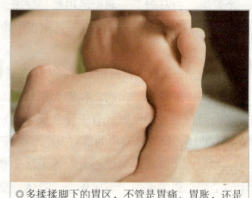

◎多揉揉脚下的胃区，不管是胃痛、胃胀，还是胃酸，都会舒服很多

六腑在脚上都有其相应的穴位。以脚趾来说,就汇集了六条经脉:大脚趾趾甲后方为肝经循行区,内侧为脾经所属,第二趾、第三趾为胃经循行区,第四趾是胆经所属,第五趾为膀胱经所属。

洗脚后,除擦摩脚背、脚底外,还可逐一抻拉脚趾,不仅能刺激足部穴位,还对强身保健有益。例如刺激大脚趾对眼睛、肝、脾有益,刺激第二趾、第三趾对食道、咽、肠胃有益,刺激第四趾对胆和提高吸收功能有益,刺激第五趾对膀胱、肾有益。

足底、内外侧反射区与病症治疗

足底脾反射区	脾的功能是什么呢?《黄帝内经》上是这么说的:"脾胃者,仓廪之官,五味出焉。"意思是说脾胃是管仓库的官员,你吃进嘴里的饭,先到胃里面,然后由脾推动运化,再分配到我们身体的各个地方。
	脾统管着血,要是血不听话,自己出来了,跟脾这个统帅绝对脱不了干系。脾反射区就在心脏反射区下面。一些病人胃口不好或消化不好,只要重点按一下这个反射区,就能很快恢复。
足底肘部反射区	一些人有网球肘,有没有可以按摩的反射区呢?当然有。几乎任何人体器官的病变都会在脚上有反映,"头痛医脚"是有道理的。治网球肘就要用到脚上的肘反射区,按揉这个反射区,对于肘关节损伤、肘关节炎、网球肘、手臂酸痛等都有很好的缓解作用。
足底胰腺反射区	能够改善糖尿病状况的这个反射区就是胰反射区,糖尿病患者经常揉搓这里,血糖就会慢慢改善。
足底胃反射区	胃是吃进去的东西到达的第一站,这个站的问题并不少。 在饭桌上,主人都会劝说"大家吃好喝好"。其实,现在生活条件好了,都不愁吃不饱、吃不好了。如果吃得很好,但消化不好,那吃了也白吃。所以,消化好才是真正的吃好,而我们脚下就有最好的"健胃消食片"。 很多人都有胃痛、胃胀、胃酸的毛病,有的是暂时的,有的是长期耗出来的。其实,只要多揉揉脚下的胃反射区,不管是胃痛、胃胀,还是胃酸,都会舒服很多。 用胃反射区治胃病,疗效持久且不会出现反复,不会今天治好了,明天又犯了,它能改善甚至根治胃的很多毛病。另外,通过按摩胃反射区,还能缓解胃下垂、慢性胃炎等病症。

足底十二指肠反射区	胰区下面就是十二指肠反射区，这个反射区跟胃反射区的作用差不多，对于消化不良，可按摩足底十二指肠反射区。
足底小肠反射区	很多人都碰到过胀气这种情况，坐下来，多揉揉小肠反射区，胀气就消失了。除了治疗胀气之外，小肠反射区对其他疾病如慢性肠炎和营养不良带来的疾病，也有一定的疗效。
足底大肠反射区	什么是便秘？有些人说是拉稀，也有人说是拉不下。其实，便秘的表现是粪便干、拉不尽。要治疗这个病，就得按摩脚上的反射区。横结肠和降结肠能够吸收营养，并且运送废料；乙状结肠和直肠就是运送废料的，多按摩这几个区，就可以有效缓解便秘、息肉等病。
足底生殖反射区	对于生殖系统疾病，病人除了要少吃肉外，还要多给自己按摩按摩。每天抽十几分钟时间揉搓一下脚后跟的生殖反射区，对于性功能障碍、痛经、前列腺疾病、更年期综合征等病都很有效。 所谓"跟上踝后生殖腺"，外踝靠后下方骰骨前后两点，治疗生殖它必选。
足底肩部反射区	肩反射区在小脚趾根部外侧靠下的地方。它不仅可以用来治疗肩周炎，对肩酸痛、手臂无力、手麻等症也有明显的治疗效果。
足底肩胛骨反射区	治疗上面提到的肩反射区中的几种病症，还有一个可以调节的反射区，那就是肩胛骨反射区。此反射区紧挨肩反射区，在其后面三四厘米的一个长形的区域。经常用大拇指推按这个区域，也可以有效缓解肩周炎、肩部酸痛、手麻无力等症。
足部髋关节反射区	脚内侧踝关节下方是髋关节反射区，脚外侧踝关节下也是髋关节反射区。如果髋关节痛、腰背痛、坐骨神经痛，就要同时按摩脚内侧和外侧的踝关节反射区。
足部妇科反射区	踝后上下四指宽的区域是下腹反射区，这个反射区是女性的幸福区，月经不调、痛经及其他下腹部疾患都可以在这里得到很好的治疗。
足部甲状旁腺反射区	足部甲状旁腺反射区能够治疗因甲状旁腺功能失调、钙磷不平衡引起的筋骨酸痛、骨质疏松等，并且能加强胃肠的蠕动。另外，家里有癫痫病人的，一定要记住这个反射区。患者突然犯病时，家人可用双手按住患者两脚上的甲状旁腺反射区，使劲点按几分钟，往往能使患者尽快安静下来。

续表

足部肛门反射区	俗话说"十人九痔",意思就是说十个人有九个人都会得痔疮。痔疮最明显的表现就是便血,一般根据便与血的先后可以看出是内痔、外痔还是混合痔。有的人一劳累就会便血,还有的人严重到经常便血,这就要非常注意了,这很有可能引起贫血。要缓解甚至治愈痔疮,患者就要多按摩足部的肛门反射区。

足背反射区的功效

足背拇趾上下颌,横纹上下内外端。趾骨两侧扁桃腺,对症治疗很灵验。气管食管跖外缘,趾跖关节喉头点。一二跖骨缝隙间,胸部淋巴深点按。内耳迷路在四五,头昏耳鸣晕车船。足背二四一大片,胸部乳房推压全。

足背反射区与病症治疗

足背上下颌反射区	"牙疼不是病,疼起来要人命",想必大家都听过这个说法。牙疼很难受,让人吃不下饭,饿着流口水。通过调理脚趾,就能治疗牙疼。趾甲后面的骨头上下的带状区域,管着上下颌。治疗口腔溃疡、牙痛、牙周痛、流鼻涕、打鼾等这些症状,都可以按摩这个区域,在按摩的时候要顺着一个方向按。人有了口鼻方面的毛病,都可以推刮上下颌反射区。
足背内耳迷路反射区	内耳迷路反射区这个名字起得很好听,也很有意思,就是说耳朵迷路了。这个反射区在四五脚趾趾根下两厘米区域内,虽然区域小,但是很管事儿,对治疗身体的很多毛病都有疗效,对付头晕、晕车、高血压、梅尼埃综合征等都得用它。梅尼埃综合征是一个医学名词,其实就是我们常说的经常感觉晕,不舒服。
足背扁桃体反射区	扁桃体反射区在哪儿呢?就在大脚趾根部那根筋两边,它能够有效缓解感冒引起的扁桃体发炎、肿胀、化脓、扁桃体肥大、咽喉痛等症。
足背横膈膜反射区	在脚面上有一条横膈膜反射区,像打嗝、呃逆、恶心、腹痛等这些小毛病都得向它求救。这个反射区是一个长条形,得用大拇指横着来推。但是,得用补泻一步法,即顺着一个方向横着推,不能来回推。

续表

足背胸部乳腺反射区	现代女性乳腺疾病比较多，相应的反射区在哪儿呢？脚二三四趾下面长2～3厘米、宽2～3厘米的圆形区域，对于胸痛、胸闷、乳腺炎、乳腺增生等都有疗效，可以说是妇女同志的福区。
足背胸淋巴结反射区	胸淋巴结反射区在喉和气管、食管反射区旁边，是一个三四厘米的带状区。按揉这个区对气管、支气管有很大好处。另外，这个反射区对于胸痛或者有炎症、肿瘤的病人也是一味好药。
足背肋骨反射区	对于胸闷、岔气、肋膜炎、肋间神经痛、肩背酸痛等各种问题，在这个肋骨反射区按一按，揉一揉，都有好处。
足背上下身淋巴结反射区	淋巴结反射区分为上身淋巴结和下身淋巴结。双脚外踝骨前下方凹陷处是上身淋巴结反射区，这个反射区对于各种炎症、发烧、囊肿、肌瘤、蜂窝组织炎等都有很好的治疗效果。下身淋巴和上身淋巴反射区所治疗的病症差不多，就是位置不太一样，下身淋巴结反射区在双脚内踝骨前下方的凹陷处。

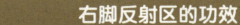

右脚反射区的功效

右脚肝区四五趾，养肝保肝做在先。肝区下包是胆区，预防结石胆囊炎。盲肠阑尾跟前缘，专治腹痛阑尾炎。点罢阑尾点回盲，促进排泄健大肠。小肠区外升结肠，左转相连横结肠。

右脚反射区与病症治疗

右脚胆囊反射区	顾名思义，胆囊反射区应该对胆囊病的治疗有效果，它对于胆囊炎、胆结石、黄疸病及其他胆疾患确实都很有疗效。
右脚结肠反射区	升结肠就在右脚外侧脚掌至脚跟往里一厘米，上下长三厘米左右的一个带状区域，横结肠是与这个区域垂直的一个横向的长条。这个区域对腹泻、腹痛、便秘及肺部疾患等都有疗效，身体突然有这些毛病，或者有这些疾病病史的人，每天可揉搓、推按升结肠和降结肠反射区15分钟。

第三章　人体反射区按摩功效解说

续表

右脚盲肠阑尾反射区	在盲肠阑尾反射区上方是回盲瓣反射区，这个反射区与盲肠反射区一起用，可以对消化系统的一些疾病进行调理。 盲肠是大肠的一部分，人们吃进去的食物基本上已经在小肠部位消化完了，留下点渣渣传给大肠。大肠接过来一看，发现这些渣渣里面还有好东西，就再吸收一部分，吸收完了，剩下的就成了粪便。如果出现了腹泻、便秘等，就可以按这个反射区了，比吃很多药都管用。

足心反射区的功效

首先点按肾上腺，消炎退烧管戒断。腹腔神经刮压全，腹胀腹泻得安然。排泄四区成一线，肾管膀胱紧相连。足跟内侧一斜线，阴道尿道居中间。

足心反射区与病症治疗

足心肾上腺反射区	当有人突然晕倒、发热或有炎症的时候，点按足心的肾上腺反射区5分钟，会有很好的效果。另外，用这个反射区帮助戒烟与喝醉酒后催吐等也很有效果。 喝酒会伤肝，而且喝多了也很难受。酒后可以用双手点肾上腺反射区，用点儿强力，点按5分钟左右，人就轻松多了。 肾上腺反射区虽好，但也不是什么人都能用的，血压高的人就要少点按它，因为它有一个升压的作用，而血压低的人平时多点按这个反射区能很好地调整自己的血压。
足心腹腔神经反射区	腹腔反射区也在足心，肾反射区的两侧，也就是我们平常说的涌泉穴的位置。如果平时突然出现肚子胀或者拉肚子的情况，用两个手使劲儿点按腹腔神经丛10分钟，肚子立马就舒服多了。女性在经期腹痛者，平时可以多点按这个区，尤其是在月经来之前的半个月，每天每只脚点按10分钟，坚持一段时间就会有明显的效果。
足心肾反射区	肾反射区在肾上腺反射区下，即脚掌人字形交叉下凹陷处；输尿管反射区是连接肾与膀胱的一条弧线；膀胱反射区位于脚掌底面与脚掌内侧交界处，足跟前方。 有肾炎、肾结石或者尿急、尿频、尿痛等症状的人，一定要把这几个反射区高度重视起来。
足心尿道阴道反射区	尿道和阴道反射区在脚内侧，治尿频、尿急、阳痿、早泄、阴道炎等效果非常好。

足趾反射区的功效

"前额就在五趾端",我们的五官就是被这五个脚趾头"管着",它"管着"我们看的、吃的、闻的、尝的,还有休息的好坏。这里说的前额就是脚趾趾腹的前端,一个人要是胃口不好、眼睛不舒服、鼻子不通气、听力有问题或者睡不着觉,就应该在五趾端上点点,经常做的话,能让人神清气爽。

足趾反射区与病症治疗

足趾脑垂体反射区	大拇指正中间这个位置是脑垂体反射区,它是内分泌系统的司令官,调节着人的内分泌。皮肤干燥起皮、长痘痘、容易发脾气、女性月经不正常等,都是内分泌出了问题。另外,脑垂体反射区还管长个儿、睡眠以及生活节律。很多人都头疼倒时差这个事儿,其实可以在出门的时候多按按这个区域,十分钟就能起到一个很好的调节作用。
足趾三叉神经反射区	拇趾外侧的地方就是三叉神经,它管着人的面门。像偏头疼、眼干眼痛,觉得脸上的肉不灵活,或者老年人中风、嘴歪等,都应该多按一下这里。
	拇趾内侧是鼻子,感冒、鼻子不通气,怎么办?右边鼻子不通气,找左脚的这个位置,按20分钟,很快就会清爽,比吃任何药都省事;左边不通则按右脚的这个区域。
足趾大脑反射区	高血压是中老年人最头疼的事,糖尿病、心脏病、脑血栓这些疾病也都跟高血压脱不了干系。有高血压的人,每天睡觉前应该多按大脑反射区,坚持下去,血压就会降下来。
足趾小脑脑干反射区	老年痴呆恐怕大家都不陌生,建议儿女们每天让父母多按按小脑脑干反射区,中老年人没事儿自己也多按按,可以有效预防老年痴呆。

按摩足部需要注意的问题

按照生物全息理论，人体各个器官在足部都有相应的反射区，足部有60多个穴位，因此足又被称为人体的"第二心脏"，但按摩足部时也要遵循一些原则。

有目的地刺激相应的反射区能够调节神经反射、改善血液循环、调节内分泌，改善人体各部位、器官、组织的运转，增强免疫功能，提高对疾病的抵抗力和自我康复能力，具有防病治病的功效。

足部反射区按摩时的注意事项如下：

1. 饭前半小时及饭后1小时内不宜做按摩。
2. 老年人骨骼脆弱，关节僵硬，按摩时不可用力过度。
3. 心脏病严重者、危重病及出血性疾病患者禁止按摩。
4. 治疗时应避开骨骼突起处及外伤部位，以免挤伤骨膜。
5. 按摩结束后饮300~500毫升温开水，以促进血液循环。

小腿反射区的功效

小腿和足、手、耳一样，都是人体的全息元。小腿的反射区可以帮助我们了解身体各脏腑器官的功能，对小腿反射区的刺激，有助于调节各脏腑器官的功能。

小腿是足三阴经、足三阳经必经的部位，有许多重要的穴位，与反射区相重叠。通过观察、触压反射区（穴位）能够取得保健和辅助治病的效果。小腿反射疗法与足部反射疗法结合起来运用，可收到更好的功效，小腿反射区诊断同样可以配合其他全息元的诊断。

小腿内侧反射区的功效

小腿内侧腹股沟反射区	腹股沟反射区对于治疗生殖系统疾病和腹股沟疝等疾病见效非常快。

续表

小腿内侧头部反射区	如果有头痛、鼻炎之类的疾病,就每天多揉揉这个区域,找到痛点,重点按揉即可。
小腿内侧脾反射区	脾反射区在头面部反射区下方,小腿胫骨内侧后缘,脾脏有疾病的人就该每天多揉揉这个区。
小腿内侧胰反射区	胰反射区在脾反射区的下面,像糖尿病等胰脏疾病患者或糖代谢紊乱引起的疾病,在这个区按揉都会有酸痛的感觉。
小腿内侧肾反射区	肾反射区在小腿胫骨内侧后缘,大概是三阴交穴的位置,这个区域主要治疗泌尿系统的疾病。这是个比较敏感的区,通过按揉这个区来诊疗泌尿系统疾病有明显的效果。
小腿内侧直肠肛门反射区	像直肠炎、痔疮、便秘、脱肛这些病都属于难言之隐,不好跟别人说,还特别难受。这个时候,可以借助小腿上的直肠肛门反射区,对这个区敲敲打打,或者揉揉捏捏,有很大的作用。
小腿内侧脊柱反射区	在小腿胫骨内侧缘,自上而下分别为:颈椎、胸椎、腰椎及骶尾骨反射区。颈椎病、颈部不适、胸椎的疾病、腰痛、常见于老年人的坐骨神经痛等,都可以按摩这个反射区。

小腿外侧反射区的功效

在小腿外侧,主要有胃、肠、盲肠及阑尾、小肠、大肠等反射区。歌曰:胃小盲大腿外区,肝胆胫后长区域,腓后上肩与膝下,下腹踝后两寸余。

小腿外侧反射区的功效

小腿外侧大肠反射区	该反射区在小腿外侧前方形成了一条线,平时消化系统功能不太好的人或者是突然吃得不太好,导致便秘、腹泻时,可以用大拇指用力搓这条线,从上到下或者从下到上都可以。需要注意的是,在按摩的时候一定不要来回搓,如果用大拇指太费力的话就用拳头搓,或手背外刮,或者干脆直接用按摩棒都可以,总之要顺着一个方向。另外,如果有阑尾炎的话,按压这几个消化系统反射区时痛感会十分强烈。而大肠反射区对急慢性肠炎的治疗效果显著。

第三章 人体反射区按摩功效解说

续表

小腿外侧肝胆反射区	除了大肠反射区，在小腿外侧腓骨小头下方，胫骨与腓骨之间凹陷处还有一个条状的区域，这个地方是肝胆的反射区，主要治疗肝胆疾病。小腿上的肝胆反射区就在阳陵泉下二寸。现在很多人都受胆方面的疾病困扰，尤其是胆结石，建议人们平时多揉揉小腿上的肝胆反射区。
小腿外侧肩膝反射区	小腿外侧，还有两个反射区也非常重要：一个是胃反射区下一横指，小腿外侧最宽处的肩反射区，它是调理肩部和上肢疾病的必选反射区；另一个是肩反射区下方，调理膝关节痛等膝部及下肢疾患的膝反射区。
小腿外侧下腹部反射区	小腿外侧还有一个女性非常喜欢的反射区，就是下腹部反射区，它主要治疗女性的痛经、月经不调等生殖系统疾病。跟脚上的反射区一样，如果是男性相应的部位就是前列腺反射区。

小腿背面反射区的功效

小腿的背面虽然只有腰背部和髋部两个反射区，却是中老年人必须知道的重要反射区。

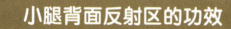小腿背面反射区

小腿部的腰背部反射区	位置：小腿背面，横纹中点（委中穴）至小腿腓肠肌中部（承山穴）。
	手法：用食指指间关节顶点按压。因肌肉层较厚，可用较重的力度。
	适应证：主要治疗髋部疾患及坐骨神经痛等腰背及下肢的疾患。
小腿部的髋部反射区	位置：小腿背面的下方，跟腱上方。
	手法：用食指指间关节顶点按压。因肌肉层较厚，可用较重的力度。
	适应证：髋部疾患，坐骨神经痛等。

手部反射区的功效

人体的双手分布有丰富的神经与血管，中医学认为手部是手经经脉的起止交会点，分布有二十多个人体重要的经穴，还有更多的经外奇穴和有效刺激点，可治疗多种疾病。

手是人体接触和改造外部世界最直接、最敏感的部位，外部世界反馈到脑的信息有很大一部分是通过手获得的。

从整体上看，手部是一个倒置的人体缩影：从手掌根部至整个手掌，相当于人体的颈部和躯干，反映了胸、腹腔中各个脏腑、器官的健康状况；拇指、小指代表上肢，食指、无名指代表下肢，中指代表头面、五官，手背部则代表人体的背侧面以及四肢的关节伸侧。

通过对手部不同区域的色泽、质地、凹陷等变化诊察，可以测知及诊断相应的脏腑、器官以及机体各系统的疾病。手的手指、掌色、掌纹、指甲等形态的变化与神经传导功能、血液循环情况、人体微循环情况有着密切的关系。

通过观察手部，我们可以了解到身体各方面的状况。手掌是人体外在的一个"显示屏"。手部血管神经分布密集，所以手是人体信息相对集中的部位，各种正常和异常的信息都可在手上显示。

总之，手是人体最直观的健康地图，详细地解读手部密码，能第一时间把握健康动态。读懂了手部反映的信息就能了解身体的健康状况，而按摩手掌上不同的点、穴、区，就能改善人体相应部位的功能。

五指端有六条经络相联系

十二经脉中有六条经脉直接循行于手部，分别是手太阴肺经、手厥阴心包经、手阳明大肠经、手少阳三焦经、手太阳小肠经和手少阴心经。

足六经虽不直接和手相连，但手足同名经均可交会流注，从而可以让手部与全身各组织、脏器产生密切联系。手是人体感觉最敏感的部位，它是接收大脑指令、采取行动和向大脑反馈感觉的最频繁部位。手与人身所有的经脉都有密切的关系，手包涵着人体的全部信息，因此人体一旦发生病变，疾病的信号就会通过经脉反映到手上，这样我们便可通过望手来诊断病症，协助诊断。

人们习惯于将手称之为"内脏的温度计",是因为手部是反应疾病先兆的镜子。因此当人体发生病变时,手掌部的相关部位会有相应的结节、疱疹、皮肤颜色改变等,就可以将其用于疾病的诊断。而当治疗有效时,相应的变化也就会消失了。

细数手部反射区

本节主要介绍手部反射区的基本概念与具体定位,供读者参考使用。

"大鱼际处有肺经",肺经沿上肢内侧前缘到达手掌大鱼际缘,再沿着拇指桡侧到达指端。大鱼际上有青筋,通常和肺病有关系。

如果小鱼际上有青筋,不仅是肺,还要考虑心经和小肠经因素。心经在上肢沿前臂内侧后缘循行,到掌后豌豆骨部进入掌内后边,沿小指的桡侧出于末端。心主血,肺主气,主要是肺气和心血的关系,血的运行有赖于气的推动,气的运行有赖于血的运载。心肺相互配合,保证气血正常运行。肺气虚弱,则宗气不足,无力推动心血,血行不畅,心主血脉的功能减退,血行不畅,也会影响肺气的宣发和肃降。

大鱼际肺脏反射区望诊异常,要联系肺经、大肠经。若靠近肺经循行线上有斑点,就要调理肺经上的穴位,找敏感点。若靠近大肠经循行线上有斑点,要调理大肠经上的穴位。

小鱼际肺脏反射区异常,就得考虑心经、小肠经,选择心经、小肠经上的穴位调理,并要检查心脏、小肠、脏腑功能是否正常。若在小鱼际发现包块、颜色变化,并有气喘、干咳、小便发黄、颜面发热等症状,要调理心经、小肠经和肺经。

掌中有心包经循行,沿前臂内侧中线,过腕部,入掌中,沿第三掌骨、中指桡侧,出中指桡侧端。中指指肚中间为脑垂体反射区,掌中有子宫、宫颈、阴道、膀胱、前列腺及气管、食道等反射区,治疗这些组织器官疾病时要相应地调理心包经和心脏。哮喘及食道出现问题时都要同时调理心包经。

女性妇科、男性前列腺有问题,心脏功能大多不理想,在手部可用刮板刮掌面中心(心脏、妇科、前列腺反射区和心包经),离心方向从腕部刮到指肚,效果很好。有内分泌紊乱、老年性阴道炎、卵巢囊肿、更年期综合征等疾病时,都要做好心脏调理。

"汗为心之液",心主汗液。有很多人不出汗,憋得很难受,有的人风湿,体内潮气大,有水湿。不出汗,体内的水出不来,可在手掌部位调理,用另只一手的食、中、无名、小指指腹(肝、心、肺、肾)在掌心以抚摸法旋揉7圈,再反掌用指背从掌跟向指尖推一下(推心包经),做7遍。左右手都做,左手顺时针、右手逆时针向大拇指方向旋转。注意动作要缓慢,速度要均匀。推心包经,就调理了心脏,推了之后马上出汗,从而起到排毒作用,对心律不齐、心动过速、过缓等症状效果都很好。

左手脾脏反射区在大肠经循行线上,右手肝脏反射区和大肠经也有关系。大肠经的循行从食指桡侧端开始,沿着食指的桡侧缘,向上经过第一、二掌骨之间,进入拇长伸肌腱和拇短伸肌腱的中间,沿上肢外侧前缘上行。

左手肝脏反射区在三焦经循行线上,右手脾脏反射区也在三焦经循行线上。手少阳三焦经起于无名指尺侧端,向上沿无名指尺侧至手腕背面,上行尺骨、桡骨之间,循行线上有骶骨、妇科等反射区。

肝、脾都是气血生化之源,都是促进水液代谢的脏腑器官。肝藏血、主疏泄,若失疏泄,气机不通;脾统血、主运化水液,脾运化水液的功能减退,必导致水液停滞,生湿生痰,甚至水肿。而三焦经是气血循环、水液升降出入的通路,主升清降浊,通调水道。总之,肝、脾功能正常与否,和三焦经的通畅有密不可分的关系。

无名指是下肢的反射区,桡侧有血糖反射区,三焦经循行于尺侧。有很多人经常外出,走路稍多就腿疼,可在手部无名指用另一手拇指向心推指掌面,从指肚推到掌部,直至发热。推21次,可调理下肢气血循环。也可在腿部推摩,用掌心沿下肢小腿肚、腘窝、大腿内侧,从小腿部向大腿部推摩,以发热为度。

很多人,特别是女性,经常感到下肢发冷,两脚冰凉,这是因为腿部距离心脏远,气血循环慢,三焦不通畅,这时可以在手部调理三焦经。用另一手拇指指腹面在无名指指背向指尖方向推,调通上焦;在指腹面向心方向推,调通下焦;用拇指、中指在无名指两侧来回推摩,调理中焦。以七为基数做七的倍数,双手都要做。

脊柱反射区、颈椎反射区与手太阴肺经,胸椎反射区与手阳明大肠经,腰椎反射区与手厥阴心包经,骶骨反射区与手少阳三焦经,尾骨反射区与手少阴心经、手太阳小肠经都有密切的关系,在反射区诊断、调理、治疗时,

第三章　人体反射区按摩功效解说

要仔细观察经络循行上的斑点、颜色、形态等的变化，并做相应的调理。

胸椎不舒服，背部痛，可在大肠经上找穴位调理，关键是找敏感点。可点按商阳或迎香穴，然后活动胸椎，体验经脉与脊柱的关系。手阳明大肠经的循行路线起于食指末端（商阳），经指掌桡侧、前臂前方、上臂外侧前缘、肩胛上部、颈项前外侧，通过面颊，止于鼻孔对侧（迎香），共20穴。

腰椎不舒服，可在手厥阴心包经上找敏感点调理。比如内关穴，用于调理第三腰椎效果尤其好。轻轻地掐在内关穴上，轻力度向心方向施力，患者可以动动腰部，体会感觉。注意方向和力度，力度一定要轻，方向才是关键。若离心方向点按，腰椎马上就有疼痛感觉。

骶胯部和三焦经有密切的关联。有的人不小心脚踝扭伤了，只注意到了脚，想不到骶胯部，结果脚不痛了但骶胯部有了问题。脚部反射区是三焦经的起始点，骶胯部疼痛，三焦经也会有问题。手部调理方法如下：患者手背向上，男先左手女先右手，施术者中指垫在患者无名指指肚下，拇指和食指掐在指肚两侧，三指同时用力掐（三角力）。掐左手治左侧，掐右手治右侧。三焦经有问题时在手部骶骨反射区按揉，同样有调理作用。

尾骨反射区与小肠经、心经、生殖系统、泌尿系统有关联。小肠经循行经过第五掌骨尺侧，心经循行经过第四、五掌骨间，尾骨有问题，还要调理小肠经与心经。尾骨尖后勾，可采用扳直小指远节指骨段的方法调理。

心脏问题（心梗、冠状动脉问题等）可掐按尾骨反射区，找敏感点调理。在尾骨反射区上下按压揉动，可调理心脏病，调整血压。在尾骨反射区中点（少府）上下对压揉动81次，可调整血压。

按摩手部需要注意的问题

人体上的穴位是对称的，因此手上的反射区也是对称的，所以在自我按摩的时候，必须双手都做，才会达到更好的效果。

如果治疗中出现某一侧疼痛明显，就重点做那一侧。手部由于角质层相对较厚，力度也可以稍重一些。每次治疗的时间，最好安排在晚上睡觉前。做手部按摩时，如果遇到发热、剧烈运动后、醉酒、手部有皮肤病、外伤等情形，都不适合做手法，特别是孕妇与月经期女性，注意不宜刺激合谷、三阴交、昆仑等穴位，以防引起流产。

按摩手部时，也要因人而异，掌握好时间和次数，应长则长，该短则短。

反射区的按摩，以每个反射区治疗时间不少于 1 分钟，不超过 3 分钟为宜。一般是双手按摩时间为 30～40 分钟，每天 1 次为宜，半个月为 1 个疗程。

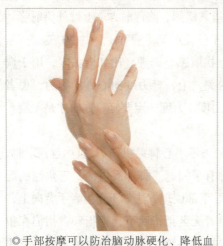

◎手部按摩可以防治脑动脉硬化、降低血脂，可以使消化系统保持通畅

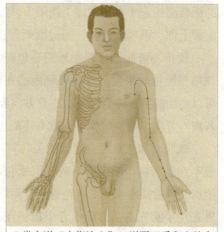

◎常言道"十指连心"，说明双手和心脏有着特殊的关系

第四章

日常多发病的快速按摩疗法

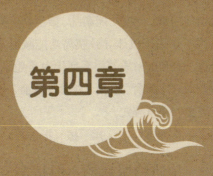

●日常生活中,我们经常会被一些常见的多发病困扰,例如头痛、失眠、牙痛等。类似这样的疾病,通过简便的快速按摩就能取得很好的治疗效果,既省去了去医院排队看病的时间,也省去了一些不必要的麻烦。需要注意的是,在针对疾病进行按摩时,首先要确定病人是否适合按摩,不适合者即使对症,也不能进行按摩。

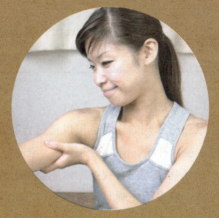

糖尿病

糖尿病是由遗传因素、免疫功能紊乱、微生物感染及其毒素、自由基毒素、精神因素等致病因子作用于机体导致胰岛功能减退、胰岛素抵抗等而引发的糖、蛋白质、脂肪、水和电解质等一系列代谢紊乱综合征。

【按摩部位及取穴】胰俞、肝俞、脾俞、肾俞、胃俞、中脘、气海、关元、大椎、曲池、三阴交、涌泉等穴。

【按摩手法】一指禅推、按、揉、擦、振法等。

预防糖尿病的一般按摩方法

抱腹颤动	双手抱成球状，两个小拇指向下，两个大拇指向上，两掌根向里放在大横穴上（位于肚脐两侧一横掌处）；小拇指放在关元穴上（位于肚脐下4指宽处）；大拇指放在中脘穴上（位于肚脐上方一横掌处）。手掌微微往下压，然后上下快速地颤动，每分钟至少做150次。此手法应在饭后30分钟，或者睡前30分钟做，一般做3～5分钟。这种方法不仅能降糖、降血压，还可以治疗便秘。
叩击左侧肋部	轻轻地叩击左侧肋骨和上腹部左侧这一部位，约2分钟，右侧不做。
按摩三阴交	三阴交穴位于脚腕内踝上3寸处，用拇指按揉，左右侧分别做约2～3分钟。

以上疗法每天做1～2次。

已患糖尿病的患者也可以通过自我按摩达到调整阴阳、调和气血、疏通经络、益肾补虚、清泻三焦燥热、滋阴健脾等功效。

糖尿病患者的自我按摩以胸腹部、腰背部、上下肢等部位的经络、穴位为主。一般采用先顺时针按摩30～40次，再逆时针按摩30～40次的方法进行。

糖尿病的按摩疗法

按摩肾区	清晨起床后及临睡前，取坐位，两足下垂，宽衣松带，腰部挺直，以两手掌置于腰部肾俞穴（第二腰椎棘突下旁开1寸半），上下加压摩擦肾区各40次，再采用顺旋转、逆旋转摩擦各40次。以局部感到有温热感为佳。
按摩腹部	清晨起床后及临睡前，取卧位或坐位，双手叠掌，将掌心置于下腹部，以脐为中心，手掌绕脐顺时针按摩40圈，再逆时针按摩40圈。按摩的范围由小到大，由内向外可上至肋骨，下至耻骨联合。按摩的力量由轻到重，以患者能耐受、自我感觉舒适为宜。
按摩下肢	按摩部位以脾经、肾经为主，手法以直线做上下或来回擦法为主，可在足三里（外膝眼下3寸，胫骨前嵴外1横指处）、阳陵泉（腓骨小头前下方凹陷中）、阴陵泉（胫骨内侧踝下缘凹陷中）、三阴交（内踝高点上3寸，胫骨内侧面后缘）等穴位上各按压、揉动3分钟。
按摩上肢	按摩部位以大肠经、心经为主，手法以直线做上下或来回擦法为主，可在手三里（肘部横纹中点下2寸处）、外关（腕背横纹上2寸，桡骨与尺骨之间）、内关（腕横纹上2寸，掌长肌腱与桡侧腕屈肌腱之间）、合谷（手背，第一、二掌骨之间，约平第二掌骨中点处）等穴位上各按压、揉动3分钟。
按摩劳宫穴	该穴定位于第二、三掌骨之间，握拳，中指尖下。按摩手法采用按压、揉擦等方法，左右手交叉进行，每穴各操作10分钟，每天2～3次，不受时间、地点限制。也可借助小木棒、笔套等钝性的物体进行按摩。
按摩涌泉穴	该穴定位于足底（去趾）前1/3处，足趾跖屈时呈凹陷处。按摩手法采用按压、揉擦等方法，左右脚交叉进行，每穴各操作10分钟，每天早晚各1次。也可借助足按摩器或钝性的物体进行自我按摩。

高 血 压

高血压病是指病人在静息状态下动脉收缩压和/或舒张压增高，即大于等于140/90 mmHg，常伴有脂肪和糖代谢紊乱以及心、脑、肾和视网膜等器官功能性或器质性改变，以器官重塑为特征的全身性疾病。

【按摩部位及取穴】太阳、攒竹、内关、百会、天柱、风池、肩井、大椎、肝俞、心俞、肾俞、曲池、足三里。

【按摩手法】按、压、揉法等。

高血压是一种以体循环动脉收缩压或舒张压升高为特征的临床综合征。大多数高血压患者有头痛、头晕、失眠、烦躁、易疲劳、手指麻木和僵硬等症状。

高血压患者在药物治疗的同时，也不妨采用自我按摩疗法来配合治疗。通过按摩可以调节大脑皮层功能，改善脑内血液循环，使微血管扩张，血液增加，不仅能降低血压，还能防止动脉硬化。这有效地防止了药物的不良反应，而且效果明显。

针对高血压疾病，病人可以根据自身的实际情况采取不同的按摩方法。下面我们就介绍一下头部按摩法、足部按摩法、特效穴位及经络按摩法和足浴疗法。

头部按摩法

中医称"头为诸阳之会"，人体十二经脉和奇经八脉都汇聚于头部，而且头部有几十个穴位。正确的按摩和一些日常的良好习惯，可以对高血压患者起到意想不到的保健作用。

梳头

梳头可以促进头部血液循环，起到疏通经脉、通畅气血、调节大脑神经等作用，对治疗眩晕、失眠、高血压、动脉粥样硬化等疾病也有较好的疗效。

每天早、中、晚各梳头一次，用力适中，头皮各部全部梳理一遍，每次2~3分钟。

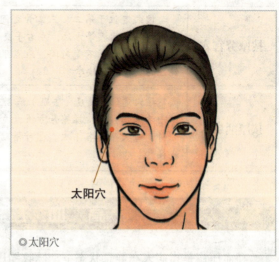
◎太阳穴

推发

两手虎口相对分开，放在耳上发际，食指在前，拇指在后，由耳上发际推向头顶，两虎口在头顶上会合时把发上提，反复推发 10 次，操作时稍用力。两掌自前额像梳头样向脑部按摩，至后颈时，两掌手指交叉，以掌根挤压后颈，有降压的作用。

叩头

双手五指分开成半屈状，用指端由前发际向后叩击，反复叩击 12 次，叩时要用力均匀，并稍用力。

足部按摩法

治疗高血压的足部按摩法如下：

按摩涌泉穴

此法简单、实用，具体方法为取坐位于床上，用两手拇指指腹自涌泉穴推至足根，出现局部热感后再终止操作，每日 1~2 次。

根据按摩者的不同坐位，可以分为不同的手法。

坐位：将一条腿放在另一条腿上，同侧手托住脚踝，对侧手用小鱼际部在涌泉穴做上下推擦，直到脚心发热为止，再换另一条腿。

坐床上：两脚心相对，用两手拇指指腹自脚跟往前推至涌泉穴，由上而下反复 36 次，推至脚心发热为止。

按摩涌泉穴，动作要缓和、连贯，轻重要合适。刚开始速度要慢，时间要短，等适应后再逐渐加快按摩速度。在按摩脚心的同时，还要多动动脚趾。

拿捏大脚趾

大脚趾是血压反射区所在，用手上下左右旋转揉搓即可。在血压突然升高时，立即用手的指甲掐住大脚趾与趾掌关节横纹正中央，血压便会下降。

进行足部按摩时应保持室内清静、整洁、通风，按摩前用温水洗净足部，全身放松。按摩结束后 30 分钟内患者应饮一杯温开水，这样有利于气血的运行，从而达到良好的按摩效果。

特效穴位及经络按摩法

特效穴位指的是：太阳、攒竹、内关、百会、天柱、风池、肩井、大椎、肝俞、心俞、肾俞、曲池、足三里等。

特效经络为：督脉、手阳明大肠经、足少阳胆经、足太阳膀胱经、足阳明胃经等。

按摩疗法

（1）用双手拇指指腹按揉太阳、攒竹、百会穴，每穴每次各2分钟。

（2）用按摩棒按压并摩擦风池、曲池、内关穴，每穴每次各2分钟。

（3）将双手五指分开成爪形，由前发际向后发际抹动，如十指梳头状，反复30次，或用木梳代替手指。

（4）用拇指和食指捏住耳郭，从上向下按揉，左右各50次。

足浴疗法

中医学认为，人的五脏六腑在脚上都有相应的投影，脚部是足三阴经的起始点，又是足三阳经的终止点，踝关节以下就有60多个穴位，如果经常用热水泡脚，能刺激足部穴位，促进血脉运行，调理脏腑，从而达到强身健体、祛除病邪、降压疗疾的目的。

足浴时，水的温度一般应保持在40度左右，太高太低都不好；水量以能没过脚踝部为好，双脚放热水中浸泡5～10分钟，然后用手按摩脚心。

低血压

低血压是指体循环动脉压力低于正常的状态，低血压的诊断尚无统一标准，一般认为成年人肢动脉血压低于90/60 mmHg即为低血压。

【按摩部位及取穴】神门穴、太阳穴、大陵穴。

【按摩手法】按、压、揉。

治疗低血压应该在科学的指导原则下进行，具体方法如下：

床上仰卧，双臂自然放于体侧，闭目，全身放松，排除杂念，吸气时默念"安静"，呼气时默念"放松"，反复2～5分钟。

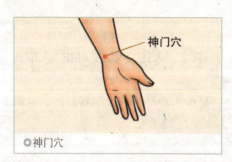
◎神门穴

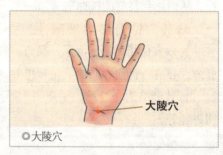
◎大陵穴

低血压的自我按摩疗法

按摩方法一	（1）双手十指微屈，稍分开，放在头顶，按摩整个头部约2~3分钟。 （2）先用两手掌从前额中间向两鬓角按摩30秒钟，再以双手的中指各自在左右鬓角按摩6~8次。 （3）轻闭双眼，用手指从鼻梁根部经过上眼睑按摩到眼外角，重复4~5次。 （4）微抬下巴，左手掌放在右侧颈部，由下颌角经颈部至锁骨推摩8~10次，右手按上法按摩左侧。 （5）拇指放在同侧颈动脉搏动处，轻轻按压5~6秒钟，休息10~15秒，重复做3~4次，然后做另一侧。 （6）两手指放在前额部，向两侧颈部推摩，然后用掌根揉按两侧颈部，重复8~10次。 （7）双手中指点压太阳穴，由轻到重，持续5~6秒，重复5~6次。 （8）吸气，同时两手掌用力按压胸廓下部（两肋），然后用半闭的嘴缓缓呼气，重复4~5次。
按摩方法二	（1）用大拇指用力按压两只手掌心的"心包区"3~5分钟，每日1~3次。 （2）晨起后，取橡皮筋两根在双手中指和无名指第一个关节处各绕几圈，一分钟后取下，每日1~3次。 （3）用拇指按压双手上的神门穴（位于掌心手腕线下小指侧）、大陵穴（位于掌心手腕线下面中央），各5分钟，每天3次。

心律失常

心律失常是指心脏收缩的频率和节律失常。正常人安静状态下的心跳次数在每分钟60~100次范围内，当心动次数超出这一范围或出现心动秩序的改变，即属心律失常。

【按摩部位及取穴】神门、大陵、劳宫、少府、虎口、中泉。

【按摩手法】按、揉、掐、推、点。

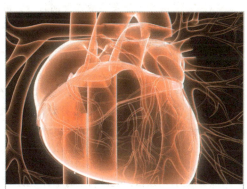
◎心律失常是指心脏收缩的频率和节律失常

心律失常的临床表现为过早搏动、窦性心动过速或过缓、阵发性室上性心动过速、房室传导阻滞等，常见症状有心悸、胸闷、头晕、乏力等。

心律失常患者应保持愉悦的情志，避免情绪激动；进行适当的锻炼，劳逸结合；禁食刺激性食物，如烟酒、浓茶、浓咖啡、辣椒等。

心律失常的按摩疗法

穴位选择	揉按神门、大陵、劳宫、少府、虎口、中泉等穴位。
反射区选配	按摩心、胸、肾上腺、大脑、胸腔呼吸器官、肾、膀胱、输尿管、甲状腺等反射区，尤其是心、胸、肾上腺反射区。
按摩方法	病人可以根据心律失常的不同临床表现来选择不同的按摩手法： （1）早搏：用一手拇指和食指按掐住另一手的神门穴，用重掐法进行掐揉，约5分钟后再按掐另一手的神门穴5分钟；或用一手的拇指指腹按住另一手的内关穴，进行点按揉，约5分钟后，再按另一手的内关穴约5分钟。 对神门、内关穴反复点掐按揉，直至心慌、胸闷等症状消失或明显减轻为止。 （2）阵发性心动过速：可在颈部喉头软骨旁，用右手触到颈动脉搏动时，稳稳地将颈动脉压至后方的颈椎横突，使颈动脉搏动消失。10秒钟后，再换左手拇指从外向内同样压左侧颈动脉，使其搏动消失10秒钟。若此方法应用得当，常能使心率减慢。需要注意的是，不能同时按压双侧颈动脉，按压时间应小于15秒钟。 另外，也可以通过按摩眼球使迷走神经兴奋，反射性心率减慢。具体方法是患者平卧闭目后，用双手中指和无名指由内向外，以适当的压力缓慢地压摩眼球3～5次，一次持续10～20秒。青光眼和高度近视者禁用此法。 （3）房室传导阻滞：取心俞、膈俞、至阳、灵台或神道等背部穴位，另加臂部内关穴。如果这些穴位不敏感，可以在其周围去找敏感反应点，然后采用点、揉、按等手法在上述穴位进行刺激，手法由轻到重，每日一次，每次15分钟，10次为1个疗程。
注意事项	用按摩治疗心律失常时，用力要轻，时间相对要短。严重心律失常者更要谨慎细心，注意患者病情变化。对器质性心律失常者，应查明原因，采取相应的治疗方法。

头　痛

头痛是临床上常见的症状之一，通常是指局限于头颅上半部，包括眉弓、耳轮上缘和枕外隆突连线以上部位的疼痛。

【按摩部位及取穴】太阳、风池、百会、委中、风门、印堂、合谷。

【按摩手法】按、揉、掐、推。

头痛之因多端，但不外乎外感和内伤两大类。外感头痛多因起居不慎，感受风、寒、湿、热等外邪，而以风邪为主，内伤头痛与肝、脾、肾三脏关系密切。

因头痛的原因不一，故临床表现各异。

外感风寒头痛：痛连项背，遇风尤剧，且有寒象。

风热头痛：头痛如裂，发热恶风，面红目赤。

风湿头痛：头痛如裹，肢体困重，胸闷纳呆。

内伤肝阳头痛：头痛而眩，心烦易怒。

痰浊头痛：头痛昏蒙，脘闷泛恶。

瘀血头痛：经久不愈，痛如锥刺。

用不同的手法按摩不同的经络穴位，可以达到不同的治疗目的。临床上治疗头痛的原则，大致上是外感引起者当以祛风为主，佐以散寒、清热、祛湿等；内伤引起者较复杂，有虚有实，或

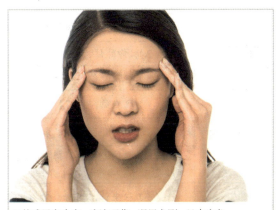

◎外感风寒头痛：痛连项背，遇风尤剧，且有寒象

虚实夹杂，当根据头痛之短暂、性质、特点及部位之不同，辨别虚实，进行辨证施治。

不同头痛的按摩疗法

风寒头痛	（1）取坐位，用拇指指腹端按揉其两侧太阳穴、风池穴各1分钟，按揉百会穴2分钟。 （2）取俯卧位，用手掌自上而下推擦两侧膀胱经，重复进行10次，再用拇指指腹端按揉两侧肺俞、风门穴各1分钟，最后用弹法弹其双下肢委中穴各30次。
风热头痛	（1）取坐位，用拇指指腹从印堂穴开始向上沿前额发际至头维、太阳穴往返推揉10次，再用手掌横擦其后项部2分钟，以皮肤微热、微红为度，最后用拇指指端持续按压两手合谷穴2分钟。 （2）取俯卧位，用手掌拍两侧膀胱经，自上而下反复操作3分钟，再用拇指指腹端按揉两侧肺俞各1分钟，按揉大椎穴2分钟。
风湿头痛	（1）取坐位，用拇指指腹端按揉大椎穴2分钟，按揉两侧太阳穴、曲池穴各1分钟，再用拇、食指对拿两侧肩井穴各1分钟，最后用双手拇、食指同时揉搓两侧耳郭1分钟。 （2）取仰卧位，用掌按法按中脘3分钟，以热传双下肢为度。 （3）取俯卧位，用拇指指端按压双下肢丰隆、三阴交、阳陵泉穴各2分钟。
肝阳头痛	（1）取坐位，用拇指指腹端按揉百会穴2分钟。 （2）取仰卧位，用拇指指腹端按揉双下肢太冲、行间穴各1分钟。 （3）取俯卧位，用手小鱼际擦其两足底涌泉穴各2分钟。
痰浊头痛	（1）取坐位，用拇指指腹端按揉百会穴2分钟。 （2）取仰卧位，用掌摩法顺时针、逆时针摩其上腹部各60次。 （3）取俯卧位，用拇指指腹端按揉其背部两侧脾俞、胃俞及双下肢足三里、丰隆穴各1分钟。
血虚头痛	（1）取坐位，用拇、食指捏拿其印堂处肌肉，一提一松，反复进行30次。 （2）取仰卧位，用掌摩法顺时针、逆时针摩其小腹各60次；再用拇指指腹端按揉其双下肢足三里、三阴交各2分钟。 （3）取俯卧位，用指擦法自上而下擦其背部督脉3分钟，以皮肤微红、微热为度。

肾虚头痛	（1）取坐位，用拇指指腹端按揉百会穴2分钟。 （2）取仰卧位，用指摩法摩其小腹气海、关元穴各1分钟。 （3）取俯卧位，用拇指指腹端按揉其背部两侧肾俞、关元俞及双下肢足三里、三阴交穴各1分钟，再用手小鱼际擦其两足底涌泉穴各2分钟。

眩 晕

眩晕是指眼花头晕，眩是眼花，晕是头晕，二者常同时出现。现代医学认为，眩晕是人体对于空间的定向感觉障碍或平衡感觉障碍，是多种疾病都会出现的一种症状，最常见于梅尼埃病、贫血、高血压、动脉硬化、颈椎病、神经官能症等。

【按摩部位及取穴】百会、风池、天柱、完骨、大敦、至阴、足窍阴、足三里、丰隆穴。

【按摩手法】推、按、揉法等。

中医认为，本病虚者居多，如阴虚则肝风内动，血少则脑失所养，气虚则清阳不升，精亏则髓海不足，均易导致眩晕。当然，如肝阳上亢化风，痰浊壅遏，或化火上蒙，亦可形成眩晕。

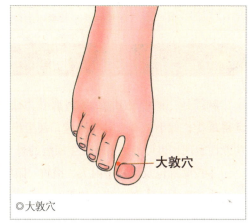
◎大敦穴

眩晕的常见症状是头晕旋转，两目昏黑，泛泛欲吐，甚至昏眩欲仆，如处舟楫之中。

眩晕的治疗，临床上较为棘手，穴位按摩疗法则是取效甚捷的一种方法。

除了按摩治疗外，患者应在生活上多加注意，要保持心情舒畅，避免劳累过度，注意饮食营养。

眩晕的快速按摩疗法

头部按摩	有效穴位：百会、风池、天柱、完骨、太阳等，及神门、交感、枕、心等耳穴。 按摩方法： （1）双手指按压头顶的百会穴30～50次，力度轻缓，此穴对眩晕所产生的不适症状很有效果。 （2）揉按天柱、风池、太阳、完骨穴各10～30次，力度以酸痛为宜，风池穴对眩晕很有疗效。 （3）棒推耳部的神门、交感、枕、心等穴3分钟，频率每分钟75次，力度上轻重兼施，以轻柔为宜。
足部按摩	有效穴位：大敦、至阴、窍阴、足三里、丰隆等穴位。 按摩方法： （1）大敦、窍阴、至阴穴处各掐按5～10次，力度适中。 （2）足三里、丰隆穴处各按揉10～30次。 有效反射区：垂体、大脑、眼、肝、肾、肾上腺等。 按摩手法：大脑、小脑、垂体、眼、肝、肾、肾上腺反射区各扣拳推压30～50次，力度适中为宜。
手部按摩	有效穴位：曲池、手三里、合谷、劳宫等穴。 按摩方法：按揉以上穴位30～50次，力度稍重。

胸　闷

　　胸闷是一种主观感觉，即呼吸费力或气不够用。轻者若无其事，重者则觉得难受，似乎被石头压住胸腔，甚至出现呼吸困难。它可能是身体器官的功能性表现，也可能是人体发生疾病的最早症状之一。

　　【按摩部位及取穴】内关、攒竹、睛明、四白、太阳、膻中。

　　【按摩手法】刮、按、揉等。

　　胸闷表现为，患者主观上感觉气不够用或者是呼吸比较费力，严重的患者觉得有重物压住胸膛。胸闷可能是疾病的早期症状之一，也可能是身体器官的功能性表现，如果出现了胸闷的症状，需要及时去医院检查，确定胸闷的原因。

　　胸闷是一种自觉胸部闷胀及呼吸不畅的感觉，轻者可能是神经官能性的，即心脏、肺的功能失去调节引起的。

平时如果感到心慌胸闷，可以试着按按内关穴。

内关穴是心脏的保健要穴，能够宁心安神，理气止痛，属手厥阴心包经。中医里面的心包位于心脏外面，被形象地比喻为心的围墙。当有外界邪气侵犯心脏时，心包能替心受邪。尤其是老年人，作为心血管病的高发人群，经常按一按内关穴能起到很好的保健作用。

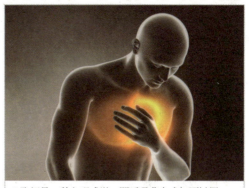
◎胸闷是一种主观感觉，即呼吸费力或气不够用

胸闷的穴位按摩疗法

内关穴位置	手掌朝上，当握拳或手掌上抬时就能看到手掌中间有两条筋，内关穴就在这两条筋中间，腕横纹上两寸。
按摩手法	按揉内关穴力道要适当，不可太强，以酸胀为佳；以左手拇指螺纹面按右手内关，以右手拇指螺纹面按左手内关，交替进行。平时可以边走边按，也可以在工作之余进行揉按，按揉2～3分钟就可以了。
注意事项	按摩时要注意指甲不宜过长，否则会掐到穴位。如果时间比较充裕，场所也合适，最好再加按足三里，也可以揉前胸、后背，这些都能够起到疏通经络，预防保健的作用。

胸闷的其他按摩疗法

腰部按摩疗法	（1）揉腰眼（奇穴,第四腰椎棘突下旁开3～4分凹陷处）：双手握拳，用拇指指掌关节紧按腰眼，旋转用力按揉，以酸胀发热为度。 （2）擦腰：双手掌根紧按腰部，用力上下擦动，动作要快速有劲，以里边发热为止。 （3）腰部活动：腰部前俯后仰，并做旋转运动。 （4）拔腰：双手十指交叉外翻，用力上举，拔伸腰部。 以上方法具有壮腰健肾的作用，利于腰身挺拔。

续表

宽胸理气按摩疗法	（1）按揉胸部：以一手中指指腹螺纹面，沿锁骨下肋间间隙，由内向外，由上而下，适当用力按揉，以酸胀为度。 （2）拿胸肌：一手拇指紧贴胸前，食指和中指紧贴腋下相对，用力提拿，一吸一呼，一提一拿，慢慢由里向外松之，约10次左右。 （3）拍胸：五指轻轻并拢，用虚掌拍击胸部（在拍击时勿屏气），约10次左右。 （4）擦胸：一手大鱼际紧贴胸部，往返用力擦，防止破皮，发热为度。 （5）擦胁：以双手的掌根小鱼际同时来回斜擦双侧胁肋部，以发热为度。 （6）点按膻中穴。
眼部按摩疗法	（1）揉攒竹：以双手拇指指腹螺纹面，分别按压攒竹穴并轻揉之，以酸胀感为度。 （2）按睛明：以右手拇指和食指的指腹螺纹面，按在目内眦的上方一分凹陷处，先向下按，然后再向上挤，一按一挤，反复进行，以酸胀感为度。 （3）按揉四白：以双手食指指腹的螺纹面，分别按在目下四白穴，以酸胀感为度。 （4）刮眼眶：以双手食指屈成弓状，以第二指节的桡侧面紧贴上眼眶，自内向外，先刮上眼眶，后刮下眼眶，反复进行，以酸胀为宜。 （5）揉按太阳：以中指腹螺纹面按揉太阳穴，具有保护视力、缓解视力疲劳的作用。

感 冒

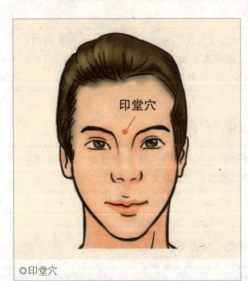

◎印堂穴

感冒是一种自愈性疾病，总体上分为普通感冒和流行感冒。普通感冒在中医上又称为"伤风"，是由多种病毒引起的一种呼吸道常见病，其中30%～50%是由某种血清型的鼻病毒引起的。

【按摩部位及取穴】印堂穴、太阳穴、迎香穴、攒竹穴、百会穴、夹脊穴。

【按摩手法】掐、按、揉、拿、捏。

普通感冒虽多发于初冬，但其他季节如春天、夏天也可发生，不同季节的感冒其致病病毒并不完全一样。

流行性感冒，是由流感病毒引起的急性呼吸道传染病，病毒存在于病人的呼吸道中，在病人咳嗽、打喷嚏时经飞沫传染给别人。

很多人感冒后，喜欢打针吃药，甚至静脉点滴。虽然治疗感冒的药物名目繁多，但并没有特效药，难以"药到病除"。比较起来，针对感冒的按摩手法最为实用有效，简便易行，既可自己操作，又可替他人治疗。

按摩身体不同部位治疗感冒的方法

搓手	用温水洗净双手，合掌对搓，上下交替，每次1～2分钟，直至发红、发热为止，注意力集中在"大鱼际"部位，因手太阴肺经循行于此，常搓能宣肺解表，增强呼吸系统功能。
捏脊	用双手拇指和食指拿捏脊柱两旁（夹脊穴）部位，自下而上，3～5遍。捏脊有退热补虚、祛风解表、宣肺利气等功效，可治咳嗽、气喘、胸闷、咽痛、发热及周身酸痛等症。
掐头	先用单手拇指掐按两眉间（印堂穴），然后用拇指、食指按揉眉端（攒竹穴），再用双手拇指掐按两侧（太阳穴）各2～3分钟，最后按揉头顶部（百会穴）20～30次，可减轻、消除头痛症状。
摩脚	用一只脚脚底摩擦另一只脚脚背30～50次，直至有温热感，然后互换。摩脚有泄热降火、醒脑安神、通全身血脉的功效。若患风寒感冒，可用热水持续泡脚，直至周身出汗，对风寒头痛等症疗效十分显著。
揉鼻	以双手食指揉按鼻翼两侧凹陷处（迎香穴），并做旋转动作20～30次，有散风清热、通利肺窍的作用，并可消除鼻塞。如果蘸上葱姜汁揉按，对风寒鼻塞效果更佳。如果鼻塞症状严重，可辅以稀释的食醋（5%）滴鼻，每日3～4次，每次2～3滴，疗效显著。
浴面	取坐位或仰卧位，用掌根在面部上下擦动100次。

感冒的穴位按摩疗法

擦迎香	早晨起床或晚上睡觉前，用双手大鱼际（拇指掌侧肌肉丰厚处）在鼻翼两旁的迎香穴处反复擦动200次。

续表

擦涌泉	取坐位,用小鱼际(小指掌侧肌肉丰厚处)在脚心的涌泉穴摩擦1分钟。
摩百会	取坐位,用掌心盖在头顶中央的百会穴上,慢慢摩动2分钟左右。

咳 嗽

咳嗽是人体清除呼吸道内的分泌物或异物的保护性呼吸反射动作,是呼吸系统疾病的主要症状之一。有声无痰为咳,有痰无声为嗽,因一般多以痰声并见,所以称为咳嗽。

【按摩部位及取穴】孔最、膻中、大杼、风门、肺俞、肾俞、天突。

【按摩手法】点、按、推、捏、揉、搓。

咳嗽虽然对人体有有利的一面,但长期剧烈咳嗽可导致呼吸道出血,病人需要正确区分一般咳嗽和咳嗽变异性哮喘,以免误诊。

咳嗽是由于"皮毛先受邪气"所致,外邪犯肺或脏腑功能失调,病及于肺,均能导致咳嗽。咳嗽病分为外感、内伤两大类。

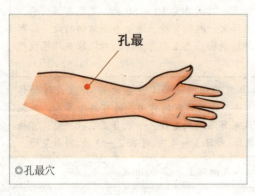
◎孔最穴

外感咳嗽:六淫外邪,侵袭肺系,多因肺的卫外功能减退或失调,或天气冷热失常,六淫外邪或从口鼻而入,或从皮毛而受,常以风先导,夹有寒、热、燥等邪,以风夹寒较为多见。

内伤咳嗽:因脏腑功能失调,内邪肝肺所致。如因情志刺激,肝失调达,气郁化火,气火循经上逆犯肺,或饮食不当,嗜烟好酒,熏灼肺卫,或过食肥厚辛辣。或脾失健运,痰浊内生,上干于肺而咳,或肺脏自病,肺脏虚弱,阴伤气耗,肺的主气功能失常,肃降无权而气逆为咳。

急、慢性咳嗽的自我按摩疗法

点按腧穴	选肺俞、风门、太渊、尺泽，用拇指指腹置于风门穴，先叩点10～20次，然后按揉1～2分钟；肺俞穴用中指指尖叩击10～20次，然后按揉1～2分钟，太渊、尺泽用按揉的方法分别按1～2分钟，每日一次。
	若外感风寒咳嗽加外关、列缺，按揉1分钟；外感风热咳嗽加曲池、合谷，按揉1分钟。内伤咳嗽，痰湿蕴肺者加脾俞、丰隆、足三里，分别按揉半分钟；内伤咳嗽，肝火犯肺者加太冲、行间、经渠，分别按揉半分钟。
捏天突	将食指、中指、无名指并拢与拇指相对应，捏天突穴部位的皮肤及皮下组织，由天突向廉泉穴循序挤压，要均匀而有节律，一般10～20遍，以局部发红为度。
推胸骨	用两手指尖放在胸骨上，从下至上，从上至下竖立着做回旋形动作，进行推摩10～20遍。然后，在胸骨上做顺时针方向、由上而下揉按1～2分钟。
揉搓胸肋	右手掌放在胸腔下部边缘，朝左臂方向做直线型揉搓，逐步向上移动抵达锁骨，重复3～5次。然后用右手掌根在同样部位揉捏并做圆圈形推摩，重复3～5遍。女性按摩时绕过乳房。另一侧用同样方法操作。

咳嗽的穴位按摩法

配穴	孔最、膻中、大杼、风门、肺俞、肾俞、天突及膀胱经穴位。
治法	（1）拇指点按孔最、膻中穴3～5分钟，双拇指同时揉按大杼、风门、肺俞、肾俞穴各2分钟，点按天突穴2分钟。 （2）从大椎穴两侧沿膀胱经用掌推法各10～15次，根据病情，可每日或隔日推拿1次。

腹　泻

腹泻是一种常见症状，是指排便次数明显超过平日习惯的频率，粪质稀薄，水分增加，每日排便量超过200克，或含未消化食物或脓血、黏液。

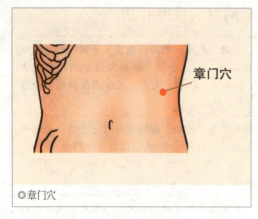
◎章门穴

【按摩部位及取穴】中脘、章门、天枢、气海、关元、足三里、阴陵泉。

【按摩手法】按、摩、擦、揉、推。

腹泻常伴有排便急迫感、肛门不适、失禁等症状。腹泻分急性和慢性两类，急性腹泻发病急剧，病程在2～3周之内。慢性腹泻指病程在两个月以上或间歇期在2～4周内的复发性腹泻。

由于腹泻病因复杂，所以治疗方法不能一概而论，但自我按摩对慢性腹泻有比较好的疗效。

腹泻的快速按摩疗法

按穴位	取中脘、章门、天枢、气海、关元、足三里、阴陵泉。将右手中指伸直，其余四指轻握拳，左手抓住右拳背，然后用右手中指分别点按上述穴位，由上而下逐个进行。急性泄泻加上巨虚、内庭、公孙；慢性泄泻加脾俞、肾俞、大肠俞。每穴点按1～2分钟。
摩腹部	仰卧位，左右手重叠，右手掌心在下放置于中脘穴处，左手掌心叩放在右手掌背，然后两手均匀用力做顺时针旋转摩动，正中由中脘开始，向下到耻骨，再沿胃经向下推拿至耻骨，以腹部舒适为宜。
擦腰骶	坐位，先将两手掌相对擦热，用两手掌根部贴附在腰脊柱两侧，从肾俞至大肠俞，做自上而下、自下而上往返推擦，用力宜大，推擦要快，擦至局部出现温热感为宜。
揉尾端	取俯卧位或膝胸卧位，充分暴露尾骶部，右手中指指尖放于尾骨尖端下方长强穴位，做勾揉按摩动作，用力由轻渐重，一般2～3分钟为宜。
推胁腹	用两手大鱼际及手掌掌面贴附在两胁部，然后两手从胁至小腹往返推擦，推至小腹时，两手鱼际稍用力，动作宜快，以胁及小腹出现热感为好。

消化不良

消化不良是一种临床征候群,是由胃动力障碍所引起的疾病,也包括胃蠕动不好的胃轻瘫和食道反流病。

【按摩部位及取穴】中脘、气海、关元、内关、足三里。

【按摩手法】揉、推、按、点。

消化不良主要分为功能性消化不良和器质性消化不良,功能性消化不良属中医的脘痞、胃痛、嘈杂等范畴。

消化不良的快速按摩疗法

配穴方一	1. 揉中脘 用双手重叠紧贴于中脘穴,先以顺时针方向旋转按揉1~2分钟,再以逆时针方向旋转按揉1~2分钟,使局部有温热舒适感止。 2. 揉气海、关元穴 双手掌重叠贴于小腹的气海、关元穴,先以顺时针方向旋转按摩1~2分钟,再以逆时针方向旋转按揉1~2分钟。 3. 推揉内关 用拇指指腹紧贴于内关穴上,推揉1~2分钟,左右两臂交替进行,频率不宜过快,指力逐步渗透。 4. 推揉足三里 取坐位,用右手拇指腹贴于左侧足三里,按揉1~2分钟,再用左手拇指指腹贴于右侧足三里,按揉1~2分钟,使局部有酸胀麻的感觉为止。 每日按摩1次,10次为1个疗程。
配穴方二	1. 摩上腹 上腹是指肚脐以上的腹部,即上腹部,患者取仰卧位,以中脘穴为圆心,用掌根在上腹部轻轻摩动,约3分钟,以腹内觉温热为宜。这种方法具有温健作用,多用于脾胃虚寒的病症。

续表

配穴方二	2. 点按足三里 足三里是足阳明胃经的合穴，五行属土，与脾胃相应；足三里又属胃络脾，根据"经脉所通，主治所及"的原理，可用于脾胃病的治疗，故有"肚腹三里留"之称。 实践证明，经常在足三里穴点按，可协调阴阳，保健和胃，增强体质，防治疾病。现代实验研究也证明，足三里可增强肠蠕动，促进消化酶的分泌，还可增加人体的备解素，从而灭活某些病毒，亦可增加白细胞的吞噬能力，加强免疫力。 患者取坐位或仰卧位，用拇指抵住双侧足三里穴，用力揉捻，以酸胀感向足背传导为宜，约3分钟。 3. 揉天枢 患者取坐位或仰卧位，双手食指分别抵住腹部的天枢穴，开始稍稍用力揉按，渐渐加力，以能忍受为度，约3分钟。 4. 举手抚肋 端坐伸腰，举左手仰掌，以右手抚按右肋，以鼻吸气，连续呼吸7次，再用右手仰掌，左手抚按左肋，同上法操作。 每日或隔日治疗1次，每次按摩15～20分钟。

颈 椎 病

颈椎病又称颈椎综合征，是颈椎骨关节炎、增生性颈椎炎、颈神经根综合征、颈椎间盘脱出症的总称，是一种以退行性病理改变为基础的疾患，主要由于颈椎长期劳损、骨质增生，或椎间盘脱出，韧带增厚，致使颈椎脊髓、神经根或椎动脉受压，出现一系列功能障碍的临床综合征，表现为颈椎间盘退变本身及其继发性的一系列病理改变。

【按摩部位及取穴】风池、天鼎、曲池、合谷。

【按摩手法】揉、擦、拿、点、叩。

颈椎病患者轻则常常感到头、颈、肩及臂麻木，重则导致肢体酸软无力，甚至出现大小便失禁及瘫痪等，颈椎病常见于中老年人。

随着信息时代的发展，办公自动化的普及，都市人长时间操作电脑，使颈椎病发病率越来越高，且发病年龄越来越年轻。据有关资料统计，该病的发病年龄提前到了30～40岁。另外，现在人们工作压力大，业余时间少，难以从事体育锻炼，也是造成颈椎病增多的原因之一。

第四章 日常多发病的快速按摩疗法

针对颈椎病的快速按摩方法,可在症状加重时随时加以应用,但最好在早晨醒后进行。因为经过一夜的休息,颈背部的肌肉处于相对放松状态,有利于增强按摩的效果。

具体手法如下:

进行脸部按摩:用两手手掌分别搓脸的正面、侧面及耳后各10次,然后五指分开,如梳头状自前向后10次。

左、右手揉擦:分别用左、右手揉擦对侧前颈各10次,揉拿对侧肩井穴各10次。

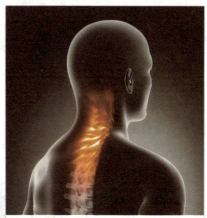
◎颈椎病的患者常常感到头、颈、肩及臂麻木等

擦后颈部:擦后颈部10次,并上下移动、抓拿后颈部,依次用拇指点揉左、右风池穴及天柱、天鼎穴,用拇指对颈背部痛点按揉。

最后,一手托枕部,一手反掌托下颌,进行轻柔的头部上仰位旋转运动数次。

此外,头晕症状者可将两手五指分开,用指尖轻叩头部;手臂麻木者可沿上臂、前臂顺序揉搓,并配以曲池、合谷穴点按,以加强疗效。

自我按摩可每日进行1次,每次5~10分钟,坚持1~2个月以上可有较好疗效。

颈椎病自我按摩步骤

1. 用健侧的拇指或手掌自上而下按揉患侧肩关节的前部及外侧,时间大约1~2分钟,在局部痛点处可用拇指点按片刻。	2. 用健侧手的第2~4指的指腹按揉肩关节后部的各个部位,时间大约1~2分钟,按揉过程中发现有局部痛点亦可用手指点按片刻。
3. 用健侧拇指及其余手指的联合动作揉捏患侧上肢的上臂肌肉,由下至上揉捏至肩部,时间大约1~2分钟。	4. 还可在患肩外展等功能位置的情况下,用上述方法进行按摩,一边按摩一边进行肩关节各方向的活动。
5. 最后用手掌自上而下地掌揉1~2分钟,对于肩后部按摩不到的部位,可用前面介绍的拍打法进行治疗。	

风湿病

风湿病是一组侵犯关节、骨骼、肌肉、血管及有关软组织或结缔组织为主的疾病,其中多数为自身免疫性疾病。发病多较隐匿而缓慢,病程较长,且大多具有遗传倾向。

风湿病,中医称之为痹病,是由于受风、寒、湿、热等邪气,阻滞经脉,影响关节屈伸不利,筋脉拘急,局部或肿或胀,有时触之发冷觉寒,或潮湿有汗,或干燥皲裂,或者湿热焮红。

【按摩部位及取穴】脾胃经、三焦经、大肠经、肺经的穴位。

【按摩手法】推、揉、搓、按。

风湿病的成因一般是风寒、湿热,另外还有痰、瘀、燥、毒等。最常见的症状有肿胀、疼痛、僵直(拘挛变形)、麻木不仁、屈伸不利、风湿结节、关节畸形。

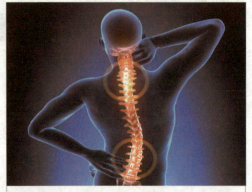
◎风湿病是一组侵犯关节、骨骼、肌肉、血管及有关软组织或结缔组织为主的疾病

根据风湿病所发部位的不同,除选用上面每个证候中所介绍的穴位外,还可根据病情的轻重缓急,在局部选择穴位进行治疗,或循本经经脉走向点穴治之,亦可依病发部位所属脏腑的表里关系,选择其所属经脉的穴位点按之。

在治疗中,要注意扶正培本,以增强机体的抗病能力。可酌情选择脾经、胃经、肾经、肝经、膀胱经的穴位,以培后天、充先天,提高机体防御功能。

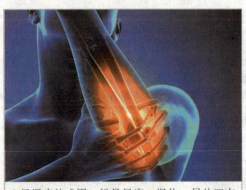
◎风湿病的成因一般是风寒、湿热,另外还有痰、瘀、燥、毒等

按摩有循经按摩、点穴按摩之别，一般产后体质较弱，采取循经按摩为宜。且手法不宜过重，以防产后骨质疏松者引发不良反应。

在循经按摩中，以足太阳膀胱经为主，依经脉自上而下的循行方向及病发部位推、揉、搓、按。在疼痛明显的部位，手法可稍重，用力要均匀，让指力、掌力达到患部一定深度，方有治疗作用。

在脾胃经、三焦经、大肠经、肺经及四肢、肩背处，用力皆可稍重，但在胸背一定要力量适度，以防过重时伤及内脏。

风湿病的按摩疗法

上肢部	（1）患者仰卧势：两手臂自然伸直，置于身体两旁。按摩者可先在右侧用按法，掌背面向上沿腕背、前臂至肘关节，往返3～5遍，然后患者翻掌，再以揉法施治，并配合肘、腕、掌。
	（2）接上势，在肘、腕部施以按揉法1～2分钟，并配合肘关节的伸屈和腕关节的摇动。然后以捻法，捻每一手指关节与掌指关节，并配合小关节的摇动。最后再摇肩关节，搓上肢3～5次，左右相同。
下肢部	（1）患者俯卧势：按摩者先用揉法施于臀部，再向下沿大腿后侧、小腿后侧直至跟腱，往返2～3次。
	（2）患者仰俯势：按摩者站于旁，用揉法施于大腿前部及内外侧，再沿膝关节向下到小腿前外侧、足背，直至趾关节，同时配合踝关节屈伸及内、外翻的被动运动。

落　枕

落枕或称"失枕"，是一种常见病，好发于青壮年，以冬春季多见。落枕的常见发病经过是入睡前并无任何症状，晨起后却感到项背部明显酸痛，颈部活动受限。这说明病起于睡眠之后，与睡枕及睡眠姿势有密切关系。

【按摩部位及取穴】鱼际穴、风池穴、肩井穴、肩外俞、后溪穴、风池穴、悬钟穴。

【按摩手法】按、摩、叩、揉。

落枕病因大体如下：

一是肌肉扭伤：如夜间睡眠姿势不良，头颈长时间处于过度偏转的位置；或因睡眠时枕头不合适，过高、过低或过硬，使头颈处于过伸或过屈状态，均可引起颈部一侧肌肉紧张，使颈椎小关节扭错，时间较长即可发生静力性损伤，使伤处肌筋强硬不和，气血运行不畅，局部疼痛不适，动作明显受限等。

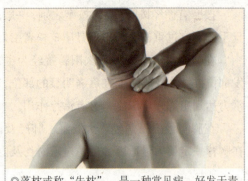

◎落枕或称"失枕"，是一种常见病，好发于青壮年，以冬春季多见

二是感受风寒：如睡眠时受寒，盛夏贪凉，使颈背部气血凝滞，筋络痹阻，以致僵硬疼痛，动作不利。

对于落枕，一些人会通过热敷来帮助患者减轻痛苦，其实按摩也是一种有效的治疗方法。

具体方法：立落枕者身后，用一指轻按颈部，找出最痛点，然后用一拇指从该侧颈上方开始，直到肩背部为止，依次按摩，对最痛点用力按摩，直至感觉明显酸胀即表示力量已够，如此反复按摩2～3遍，再以空心拳轻叩按摩过的部位，重复2～3遍。重复上述按摩与轻叩，可迅速使痉挛的颈肌松弛而止痛。

此外还有另一种按摩治疗法：

1. 将左手或右手中、食、无名指并拢，在颈部疼痛处寻找压痛点（多在胸锁乳突肌、斜方肌等处），由轻到重按揉5分钟左右，可左右手交替进行。

2. 以拇指或食指点按落枕穴（手背第二、三掌骨间，指掌关

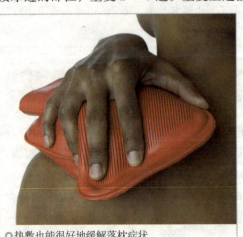

◎热敷也能很好地缓解落枕症状

节后 5 分处），待有酸胀感觉时再持续 2 ~ 3 分钟。

3. 用小鱼际由肩颈部从上到下，从下到上，轻快、迅速地击打 2 分钟左右。

4. 用拇指和食指拿捏左右风池穴、肩井穴 1 ~ 2 分钟。

5. 最后进行头颈部前屈、后仰、左右侧偏及旋转等活动，此动作应缓慢进行，切不可用力过猛。

腰　痛

腰痛是以腰部一侧或两侧疼痛为主要症状的一种病症。

【按摩部位及取穴】命门穴、肾俞穴、志室穴、委中穴、环跳穴。

【按摩手法】按、揉、推、捏。

引起腰痛病的原因很多，约有数十种，比较常见的有肾虚、腰部骨质增生、骨刺、椎间盘突出症、腰椎肥大、椎管狭窄、腰部骨折、椎管肿瘤、腰部急慢性外伤或劳损、腰肌劳损、强直性脊柱炎等。

腰背部是人体用力最多的部位，为人体提供支持并保护脊柱，对于长期在办公室久坐而缺少运动的人，或是因为工作需要久站的人，长时间维持一个体位或姿势太久，就容易造成腰背部的疼痛并引发腰骶部慢性骨筋膜间隔综合征，也有的人是在重复性损伤后积累发病。

很多慢性腰痛病人与慢性骨筋膜间隔综合征有关，原因可能是骨筋膜间隔内压升高，导致腰背筋膜下间隙消失，肌肉血流量下降，疏松脂肪组织变性。由于这种损害，造成患者无论是多走、多坐还是多卧都会腰疼，即长时间保持一种姿势容易产生腰疼，这是慢性骨筋膜间隔综合征的重要临床特征。

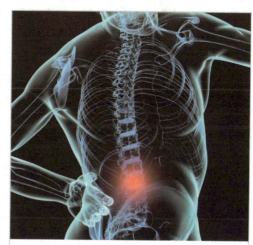

◎腰痛是以腰部一侧或两侧疼痛为主要症状的一种病症

腰痛已经成为一种常见病，男女均有发生，其中女性居多，常见原因主要有以下几种：

1. 腰肌劳损

长期从事站立操作如纺织、印染、理发、售货等工作的妇女，由于持续站立，腰部肌腱、韧带伸展能力减弱，局部可积聚过多的乳酸，抑制腰肌的正常代谢，也可导致腰肌劳损而引起腰痛。经常背重物，腰部负担过重，也容易发生脊椎侧弯，造成腰肌劳损而出现腰痛。

2. 泌尿系统感染

由于女性的尿道短而直，且尿道外口靠近肛门，常有大肠杆菌寄生，加之女性生理方面的特点，尿道口污染的机会较多，若忽视卫生，则容易发生泌尿系统感染。腰痛以急、慢性肾盂肾炎所致者为多，表现为腰部胀痛，严重者沿输尿管放射至会阴部。除泌尿系统感染外，泌尿系统结石、结核等疾患，亦会引起腰痛。

3. 生殖器官疾病

女性的生殖器官在一生中要行经400次左右，还负担着怀孕、分娩等使命，有的妇女还会经历流产、节育手术等，所以生殖器官炎症的发病率较高，如输卵管炎、盆腔炎等，这些炎症容易并发腰痛。子宫后倾、后屈，也是女性腰痛的原因之一，子宫肌瘤、宫颈癌、卵巢囊肿等严重生殖器官疾患，都会引起压迫性、牵连性腰痛。

4. 受凉、创伤、罹患风湿与类风湿关节炎

这种妇女，多因在月经期、分娩和产后受风、湿、寒的侵袭，导致脊椎长骨刺而诱发腰痛。若腰部曾扭伤，可能发展为椎间盘脱出，出现较重的腰痛，甚至影响脊椎的屈伸和转动。

5. 孕期及产褥期劳累

怀孕期间，随着胎儿逐渐长大，孕妇腰骶及盆腔各关节、韧带也会相应松弛，同时子宫重量亦随着胎龄的增长而增加，致使孕妇身体重心前移。为了保持身体平衡，孕妇腰部多向前挺起，若不注意休息，则易引发腰痛。妊娠期间，胎儿发育需要充足的钙、磷等营养物质，若膳食中摄入量不足，可造成孕妇骨质软化脱钙，亦会引起腰痛。产褥期出血过多，或劳动过早、过累以及受凉等，也可造成腰痛。

6.腰椎病变

多见于老年妇女,普通人随着年龄的增长,腰椎神经的压迫症状也会随之增多,因退行性病变引起的假性脊椎滑脱是较常见的一种病变,容易引起腰椎管狭窄,压迫脊髓和神经根,导致腰痛和下肢放射痛,往往是因骨质疏松所致的椎体塌陷性骨折,老年人的骨赘形成可引起脊椎僵硬,也可导致持续性腰痛。

另外,更年期妇女由于自主神经功能紊乱,也可能引起腰痛,其特点是晨起活动后减轻。月经不调、痛经或情绪危机等因素,也容易引发腰痛。

腰痛可因感受寒湿、湿热,或跌仆外伤,气滞血瘀,或肾亏体虚所致,其病理变化常表现出以肾虚为本,感受外邪,跌仆闪挫为标的特点。通过以下按摩方法,可以有效防治腰痛。

腰痛的按摩疗法

擦腰	站立,两脚分开如肩宽。两手握拳,握拳的拇指和食指侧贴着腰部用力上下擦动。擦动从骶部开始,从下往上,尽可能高,擦动的速度宜快。擦至觉得皮肤发热为止。
按命门穴	站立或坐位,用一手或两手拇指按住命门穴(第二腰椎棘突下的凹陷处),至有酸胀感时再揉动数十次。
揉臀	站立,两脚分开如肩宽。用一只手掌的大鱼际(手掌正面拇指根部明显突起的部位)处贴着同侧臀部,以顺时针或逆时针方向揉动数十次,然后用另一只手揉另一侧臀部。
弯腰捏腿部	站位,也可坐在床上。两腿伸直,慢慢向前弯腰,同时用两手捏大腿和小腿前面的肌肉,捏到尽可能低处,最好到足背处,反复5～10次,向前弯腰时,头要昂起。
推腰臀腿部	先左弓箭步站立,用右手掌,虎口分开,拇指在前,推住同侧腰部,然后用力向下推,经臀一直推到大腿和小腿为止,身体也随着向右侧弯。然后右弓箭步站立,用左手推左侧腰臀腿部,交替推4～10次。
揉肾俞穴	站立或坐位,用一只手的拇指按住肾俞穴(第二腰椎棘突下,命门穴外侧约两个手指宽处),至有较强的酸胀感时再揉动数十次,然后用另一只手按另一侧肾俞穴并揉动。

续表

推腰部	站位,两脚分开如肩宽。两手叉腰,拇指在前,先用右手掌从右腰部向前和向左推,然后用左手掌从左腰部向后和向右推,推数十次,也可向反方向推。
捶腰	站位,两脚分开如肩宽。两手握空心拳,用拳眼轻轻捶击两侧腰部(避开肾区),由上而下,再由下而上,共20~30次。

以上动作,每日1~2次。有些动作,如弯腰捏腿等做起来比较困难,可先不做,待锻炼有基础后再做,或动作的幅度先做得小一些,以后再慢慢增大。

腰痛的穴位按摩疗法

取穴	(1)肾俞:第十四椎棘突下,旁开二横指。 (2)志室:第二腰椎棘突下,旁开3寸处。 (3)环跳:臀部,大转子后上方凹陷中。 (4)委中:腘窝横纹正中处。 (5)昆仑:外踝后方与跟腱之间。 (6)天应:即阿是穴,疼痛的部位。
手法	让患者卧床上,按摩者用前臂尺侧腕屈肌(即胳膊肚)在患者的患部自左而右或自右而左一个方向地旋转,不可乱用力,至局部发热,越热越好,不热无效,旋转图形越圆越好。

失 眠

失眠,指无法入睡或无法保持睡眠状态,导致睡眠不足。又称入睡和维持睡眠障碍,中医学又称其为"不寐""不得眠""不得卧""目不瞑",是以经常不能获得正常睡眠为特征的一种病症,系各种原因引起的入睡困难、睡眠深度或频度过短(浅睡性失眠)、早醒及睡眠时间不足或质量差等。

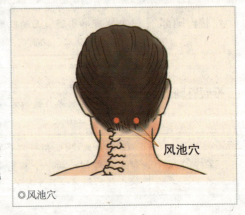

◎风池穴

【按摩部位及取穴】印堂、太阳、风池、百会、神门、足三里、三阴交。

【按摩手法】按、揉、擦、摩。

适当服用催眠药是解决失眠问题的方法之一，避免失眠还应少喝妨碍睡眠的咖啡和茶，同时也要少喝酒。

失眠会引发疲劳感、不安、全身不适、无精打采、反应迟缓、头痛、注意力不能集中，它的主要影响是精神方面的，严重一点儿会导致精神分裂和抑郁症、焦虑症、自主神经功能紊乱等功能性疾病，以及各个系统的疾病，如心血管系统、消化系统等。

随着生活压力的增大，生活节奏变快，很多人被失眠困扰，通过按摩可以有效摆脱这方面的困扰。

治疗失眠的五种按摩方法

方法一	患者仰卧位，医者坐于患者头部上方，以右手食、中二指点按睛明穴3～5次后，以一指或双拇指推法，自印堂穴向两侧沿眉弓、前额推至两太阳穴处，操作5～10分钟。然后双手拇指分别抵于两侧太阳穴，换用余下四指推擦脑后部风池穴至颈部两侧，重复两遍，再以双拇指尖点按百会穴。
方法二	患者坐位，医者站于患者右侧，将右手五指分别置于头部督脉、膀胱经及胆经上，自前发际推向后发际5～7次，然后医者站在患者之后，沿两侧之胸锁乳突肌拿捏，拿肩井3～5次。
方法三	每晚临睡前先揉足三里、三阴交，每穴1分钟，再掐按内关、神门穴1分钟，再用双手掌根部揉擦背部，以有热感为宜，重点按揉心俞、脾俞、肝俞。最后平卧，闭目养神，不生杂念，用拇、食指按揉双侧睛明穴，连续揉按3～5分钟即可产生睡意。 需要注意的是，用按摩疗法治疗失眠，不宜用叩砸、提弹等手法，应采用有镇静安神作用的、缓慢轻柔的表面按摩或深部按摩。
方法四	自我按摩：可在每晚睡觉前，坐于床上，进行如下按摩： （1）揉百会50次。 （2）擦拭肾俞50次。 （3）摩脐下气海、关元各50次。 （4）揉按足三里、三阴交各50次。 （5）擦涌泉100次。 （6）仰卧于床上，做细而均匀的深呼吸30次，全身放松，意守丹田，即可入睡。

续表

方法五	患者俯卧位：医者在背部用㨰法，操作3～5分钟。心脾亏损者，可多按揉心俞、脾俞；肾虚者，可多按揉肾俞（腰部两侧）、关元俞，最后再点按神门、足三里、三阴交。

如果失眠比较严重，靠按摩不能缓解时，要及时到医院治疗，不要在家中盲目服用安眠药，以免药物成瘾，让失眠成为生活的绊脚石。

严重失眠的按摩疗法

仰卧揉腹	每晚入睡前，仰卧床上，意守丹田，先用右手按顺时针方向绕脐稍加用力揉腹，一边揉一边默念计数，揉计120次；再换用左手逆时针方向同样绕脐揉120次。此法对上半夜进入深睡有良好作用。下半夜如再不能入睡，可按上述方法各揉腹60次，对睡眠也有一定作用。
	由于揉腹能使胃肠蠕动，特别是年岁大的人，消化功能减弱，胃肠道的气体就会成倍增加，常把大肠膨得胀胀的。一经揉腹，大肠受到刺激，就会把气体挤出来而出现放屁，便于安然入睡；若不揉腹，屁放不出来，大肠膨胀，便影响入睡。
按摩健神穴	失眠与脑部充血、神经兴奋有关，所以治疗失眠时，必须放松精神、解除脑部充血，睡前用手指指腹或指甲尖用力刺激健神穴20分钟，效果十分显著，健神穴位于劳宫穴下面离手腕1分处。
卧位气功法	取右侧卧位，枕头适中，全身轻松自然，双目闭合，舌尖顶上腭，意守丹田。由鼻孔慢慢吸气，使整个腹部膨胀，再从鼻孔徐徐呼出，至全腹收缩。连续坚持2周，一般失眠即愈。
拍打涌泉穴	每晚睡前洗脚后，端坐床上，先用右手掌拍打左脚涌泉穴120次，再用左手掌拍打右脚涌泉穴120次，每次力度均以感到微微胀痛为宜，即可驱除失眠，安然入睡。
踏豆按摩	用绿豆500克，置铁锅中文火炒热，倒入脸盆中，同时将双脚洗净擦干，借盆中绿豆余温，用双脚踩踏绿豆，边踩边揉，每天睡前1小时开始踩踏，每次30分钟左右。

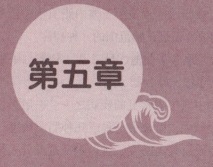

第五章

内科常见病的自我按摩疗法

●一些内科疾病,如高脂血症、贫血、痛风等已经变得很常见,人们也时常被这些疾病困扰,不得不去医院诊治。其实,除去医院治疗、药物治疗之外,自我按摩也是一种很好的辅助治疗方法,而且对一些内科疾病的并发症如中风等,自我按摩的辅助治疗效果更为明显。

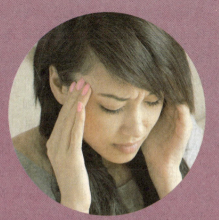

高脂血症

简单地说,高脂血症就是由于体内脂质代谢紊乱而形成的血浆脂质中一种或多种成分的浓度超过正常范围的一种病症。

【按摩部位及取穴】曲池、足三里、丰隆、内关、三阴交、中脘。

【按摩手法】按、摩、揉、点。

高脂血症是中老年人常见的疾病之一。一般来说,血脂代谢发生紊乱,脂肪代谢或转运异常,血浆中一种或几种脂质浓度,包括血浆总胆固醇及甘油三酯水平过高或血浆高密度脂蛋白水平过低,人体血浆中总胆固醇、甘油三酯和各种脂蛋白含量高于同龄正常值者,均称高脂血症。

高脂血症的临床症状的表现主要包括以下两大方面:

(1)脂质在真皮内沉积所引起的黄色瘤;

(2)脂质在血管内皮沉积所引起的动脉粥样硬化,产生冠心病和周围血管病等。

由于患高脂血症时,黄色瘤的发生率并不十分高,动脉粥样硬化的发生和发展则需要相当长的时间,所以多数高脂血症患者并无任何症状和异常体征出现,患者的高脂血症常常是在进行血液生化检验(测定血胆固醇和甘油三酯)时被发现。

高脂血症的危害性应引起人们的足够重视。高脂血症的危害是隐匿、逐渐、进行性和全身性的。高脂血症最重要的,也是直接的损害,是加速全身动脉粥样硬化,因为全身的重要器官都要依靠动脉供血、供氧,一旦动脉被粥样硬化斑块堵塞,就会导致严重后果。

动脉硬化引起的肾功能衰竭等症,都与高脂血症密切相关。相关研究资料显示,高脂血症是脑卒中、冠心病、心肌梗死、猝死等疾病的危险因素。

此外,高脂血症还可导致脂肪肝、肝硬化、胆石症、胰腺炎、眼底出血、失明、周围血管疾病、跛行、高尿酸血症,有些原发性和家族性高脂血症患者还可出现腱状、结节状、掌平面及眼眶周围黄色瘤、青年角膜弓等。

因此,治疗和预防高脂血症对人的健康具有重要的意义。在药物治疗之外,按摩可以作为一种不错的辅助疗法。高脂血症的自我按摩疗法可以分为穴位按摩法和一般按摩法，具体内容如下。

高脂血症的按摩疗法

穴位按摩疗法	1. 按摩阳明经穴的曲池、足三里、丰隆穴，每穴20分钟，每天1次，连续30天。 2. 按摩内关穴、三阴交穴及中脘穴，每穴20分钟，每天1次，连续30天。
一般按摩疗法	在进行一般按摩法之前，首先要调整呼吸，通过调心、调身、调息降脂，然后才可以进行以下按摩治疗。具体步骤如下： （1）干梳头 将十指指尖腹部贴于前发际，先梳前发际经头顶至后发际，再梳两侧头部，每回坚持20～30次； （2）鸣天鼓 双手捂耳，手指贴于枕部，食指叠中指上，向下滑动并敲于枕部两侧，耳中有"咚"声即可，每回坚持20～30次； （3）干洗面 双手搓热，掌心贴于额部，沿鼻旁、下颌、下颌角、耳前、目外眦、额角擦动，每回坚持20～30次。

冠心病

冠状动脉粥样硬化性心脏病简称冠心病，是由于冠状动脉功能性或器质性病变导致冠脉供血和心肌需求之间不平衡所致的心肌损害，又称缺血性心脏病。冠心病最常见的原因是动脉粥样硬化，约占90%左右。其他少见的原因，包括结缔组织病、风心病、川崎病、梅毒性心血管病、冠脉栓塞、冠脉畸形、外伤等。

冠心病是一种最常见的心脏病，是指因冠状动脉狭窄、供血不足而引起的心肌功能障碍或器质性病变，故又称缺血性心脏病。

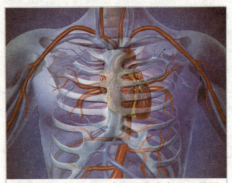

◎冠心病的症状表现为胸腔中央发生一种压榨性的疼痛,并可迁延至颈、颌、手臂、后背及胃部

【按摩部位及取穴】内关、灵道、膻中、肺俞、心俞、厥阴俞。

【按摩手法】点、按、揉、摩。

冠心病的症状表现为胸腔中央发生一种压榨性的疼痛,并可迁延至颈、颌、手臂、后背及胃部。发作的其他可能症状有眩晕、气促、出汗、寒战、恶心及昏厥。患有严重冠心病的患者在发病时可能因为心力衰竭而死亡。

冠心病的按摩疗法

穴位按摩疗法

1. 点按内关穴

内关为手厥阴心包经之合穴,手厥阴心包经起于胸中,旁络三焦,其经络循行路线起于乳旁,外走上臂内侧,下行至中指指端。

中医学认为,心经为本经,心包络经则与心经互相联络,心脏有邪,心包络直受其过,若心脏有病,可以反映于心包络经,内关是手厥阴心包络经的重要合穴,所以能治冠心病等心脏病。当心绞痛、心律失常发作时,用力不停点按内关穴,每次3分钟,间歇1分钟,能迅速止痛或调整心律。

2. 揉灵道穴

灵道为手少阴心经的经穴,位于小指内腕关节上1寸(同身寸法)处。

约91%的冠心病患者,左侧灵道穴有明显的压痛。冠心病患者犯病时,可用拇指先轻揉灵道穴1分钟,然后重压按摩2分钟,最后轻揉1分钟。每天上下午各揉1次,10天为1个疗程,间歇2~3天,可进行下一疗程。经观察,揉按治疗后,心绞痛症状明显减轻,心电图亦有改善。

3. 膻中或背部膀胱经之肺俞、心俞等穴

用拇指做按揉法、腕推法、一指禅点按法,每次15分钟,每天1次,15次为1个疗程,治疗期间停服强心药及其他药物。治疗1个疗程后随访观察一些冠心病伴左心功能不全者,结果发现胸痛心悸、气短乏力、阵发性呼吸困难等症均有不同程度的改善。

中医学认为:人体经络内联脏腑,外络肢节。冠心病患者在手少阴心经、手厥阴心包经的循经穴位及前胸部的膻中穴、背部的心俞穴,均有较为敏感的压痛点,按摩这些穴位能起到疏通气血、强心止痛的效果。特别是重按内关穴,对于缓解冠心病心绞痛、心律失常、心肌梗死的危急状态,及时救治病人有重要意义。

续表

| 一般按摩疗法 | 1. 抹胸
以一手掌紧贴胸部由上向下按抹，两只手交替进行，按抹4×8次，按抹时不宜隔衣。

2. 压内关
以一手拇指指腹紧按另一前臂内侧的内关穴（手腕横纹上二指处，两筋之间），先向下按，再做向心性按压，两手交替进行。
对心动过速者，手法由轻渐重，同时可配合震颤及轻揉；对心动过缓者，用强刺激手法。平时则可按住穴位，左右旋转各10次，然后紧压1分钟。
心绞痛甚者，可加按心俞、膻中，以宽胸理气止痛；气急、胸闷者，可加按肺俞、定喘穴，以宣肺降气；脉微沉细者或慢性心衰浮肿者，可加按复溜、阴陵泉，以利水消肿；阳亢者可加按合谷、太冲穴，以平肝潜阳。

3. 拍心
用右手掌或半握拳拍打心前区，拍打6~8次，拍打轻重以患者舒适、能耐受为度。
在进行以上按摩时，要求腹式呼吸，思想集中，用意识引导按摩活动，并尽可能与呼吸相配合，每天按摩1次，1个月为1个疗程，连续3个月。
按摩对冠心病病人症状的消除和缓解有一定作用。压内关对减轻胸闷、心前区不适和调整心律均有帮助，抹胸和拍心对于消除胸闷、胸痛均有一定效果。腹式呼吸时，横膈运动可帮助改善胸腹腔血液循环，对心脏可起到按摩作用，从而改善心脏本身的营养和供血，心电图检查结果也有一定的改善。|

心 绞 痛

心绞痛是冠状动脉供血不足，心肌急剧的、暂时缺血与缺氧所引起的以发作性胸痛或胸部不适为主要表现的临床综合征。

【按摩部位及取穴】内关穴、膻中穴。

【按摩手法】点、按、揉、摩、拍。

心绞痛特点为阵发性的前胸压榨性疼痛感觉，可伴有其他症状，疼痛主要位于胸骨后部，可放射至心前区与左上肢，常发生于劳动或情绪激动时，每次发作持续3~5分钟，可数日一次，也可一日数次，在患者休息或用硝酸酯制剂后消失。

心绞痛多见于男性，多数病人在40岁以上，劳累、情绪激动、饱食、受寒、阴雨天气、急性循环衰竭等为常见诱因。

心绞痛的自我按摩疗法

按摩膻中穴法	膻中穴位于胸前两乳房连线的正中,用大拇指点按在穴位上,先顺时针方向轻轻按揉30次,再逆时针方向轻轻按揉30次,动作要求缓慢均匀,时间约3分钟。
梳刮胸肋法	两手食、中、无名和小指指背呈梳子状,放在肋前的胸骨中央,然后,双手4指向两侧沿肋骨间隙平推刮肋弓20次。动作缓慢,指间用力,需时约2分钟。
揉按内关穴法	内关穴位于掌腕横纹正中直上2寸处。先用右手拇指点按左前臂内侧的内关穴,轻揉30~40次,再用左手拇指点按右前臂内侧的内关穴30~40次,共需时约3分钟。
轮转两臂法	肩部和上肢放松,静立2~3分钟,随着均匀深长的呼吸,将双臂自前向后缓慢轮转10~15次,约1分钟。
轻拍后背法	双手放松,用手背轻轻拍击胸背部20~30次,需时约6分钟。

脂肪肝

脂肪肝又称肝内脂肪变性,是指由各种原因引起的肝细胞内脂肪蓄积过多,脂肪含量超过肝重量(湿重)的5%(最高可达40%~50%),或在组织学上超过肝实质30%时,称为脂肪肝。

【按摩部位及取穴】足三里穴、阳陵泉穴、太冲穴、行间穴、期门穴、中脘穴、肝俞穴、涌泉穴。

【按摩手法】按、揉、压、摩。

脂肪肝的临床表现多样,轻度脂肪肝的症状有的仅有疲乏感,而多数脂肪肝患者较胖,故更难发现轻微的自觉症状。中重度脂肪肝有类似慢性肝炎的表现,可有食欲不振、疲倦乏力、恶心、呕吐、体重减轻、肝区或右上腹隐痛等。

脂肪肝的穴位按摩疗法

足三里	定位：人体足三里穴位于小腿前外侧，当犊鼻穴下3寸，距胫骨前缘一横指（中指）。 现代实验研究发现，按压患胃炎、胃溃疡或胃癌病人的足三里，可见胃电波增加，且胃癌病人不规则的波形变得规则。长期按摩足三里，还可以降低血脂、血液黏度，预防血管硬化，预防中风发生。足三里穴的作用非常广泛，每天每侧按揉30～50次，以酸胀为度，持之以恒，对于防治脂肪肝有极大的益处。
阳陵泉	定位：在小腿外侧，当腓骨头前下方凹陷处。正坐屈膝垂足位，在腓骨小头前下方凹陷处取。 现在的中医学家之所以将阳陵泉列为脂肪肝治疗的要穴，亦与其主治有关。如《灵枢·邪气脏腑病形》曰："胆病者……在足少阳之本末，亦视其脉之陷下者，灸之，其寒热者，取阳陵泉。"此是治疗胆腑病症，而这些症状与现在的脂肪肝临床症状多有相同。另外由于中医理论有肝胆相表里的说法，所以，阳陵泉在临床上就被用作脂肪肝治疗的要穴，效果明显。
行间	定位：足背，第一、二趾间的趾蹼缘上方纹头处。 行间穴为人体足厥阴肝经上的主要穴道之一。为足厥阴肝经之荥穴，在五行中属火，所以具有泄肝火、疏气滞的作用。严重的脂肪肝患者在生活中常有胁痛，胁痛是一侧或两侧胁肋疼痛的一种自觉症状，诸如情志郁结，肝气失于条达或湿热内郁，疏泄失常或胁肋挫闪，经脉受损等，都可引起胁痛，症见胁部胀痛，胸闷不舒，喜怒不寐，烦躁，口苦，舌质红，苔黄腻，脉弦滑。
太冲	定位：在足背部，当第一跖骨间隙的后方凹陷处。 太冲穴是肝经的原穴，原穴的含义有发源，也有原动力的意思，也就是说肝脏所表现的个性和功能，都可以从太冲穴找到表现。用拇指指尖对穴位慢慢地进行垂直按压，一次持续5秒钟左右，进行到疼痛缓解为止。什么样的脂肪肝患者用太冲穴最好呢？最适合那些爱生闷气、郁闷、焦虑、忧愁难解的人。但如果你是那种随时可以发火、不加压抑、发过火后又可以谈笑风生的人，太冲穴对你就意义不大了。揉太冲穴时，从太冲穴揉到行间穴，将痛点从太冲转到行间穴，效果会更好一些。
期门	定位：仰卧位，先定第四肋间隙的乳中穴，并于其下二肋（第六肋间）处取穴。对于女性患者，则应以锁骨中线的第六肋间隙处定取。 期门为肝经募穴，是人体一个十分重要的穴位，《标幽赋》曰："穴出云门，抵期门而最后。"该穴是足太阳、厥阴、阴维之会，位于两乳头直下，第六肋间隙，具有良好的临床治疗作用，可用于治疗多种疑难病症。医圣张仲景早在《伤寒论》中就多处应用到期门穴。

续表

中脘	定位：脐上4寸（胸骨下端至脐连线之中点）。
	本穴为治疗消化系统病症常用穴，具有健脾益气、消食和胃的功效。现多用于脂肪肝、胃炎、胃溃疡、胃下垂、胃痉挛、胃扩张、子宫脱垂等病症的治疗。
	中脘穴按揉的方法是手掌按压在中脘穴上，手指按压在建里与下脘穴上，吸气时两手由右往上向左揉按，呼气时两手由左往下向右揉按。一吸一呼为1圈，即为1次，可连续做8~64次，然后再按相反方向揉按，方法与次数同上。最后，做3次压放吸呼动作，方法同上。

慢性胆囊炎

【按摩部位及取穴】天枢、梁门、京门、期门、章门、胆囊穴、足三里。

【按摩手法】按、压、擦、推。

慢性胆囊炎的临床表现为右上腹部或心窝部隐痛，食后饱胀不适，嗳气，进食油腻食物后可有恶心，偶有呕吐。另外，还有胆源性消化不良，上腹部闷胀、胃部灼热等，与溃疡病或慢性阑尾炎近似。患者的胆囊区可有轻度压痛或叩击痛；若胆囊积水，常能扪及圆形、光滑的囊性肿块。

按摩能疏肝理气，或健脾化湿、疏利气机，或消食导滞、疏理肝胆，治疗各型慢性胆囊炎。按摩治疗胆囊炎可以从经络、穴位入手，由医生为胆囊炎患者按摩，也可以家人之间互相按摩或自行按摩。

慢性胆囊炎的自我按摩疗法

肝郁气滞者按摩疗法	（1）取仰卧位，施术者用掌擦法擦两胁肋2分钟，再用拇指指端按压章门、期门、胆囊穴、足三里穴各1分钟。
	（2）取左侧卧位，左腿伸直，右腿屈曲，家人站其背后，用双手提拿右季肋2分钟。
	（3）取俯卧位，用拇指指端按压肝俞、胆俞、膈俞及背部阿是穴各2分钟。
脾虚湿阻者按摩疗法	（1）取仰卧位，家人用手掌快速推抚右胁肋部1分钟，再用双手掌相叠逆时针按上腹部30下，最后用拇指指端压梁门、章门、胆囊穴、足三里、丰隆穴各1分钟。

续表

脾虚湿阻者按摩疗法	（2）取左侧位，左腿伸直，右腿屈曲，家人站其背后，用双手提拿右季肋2分钟。
	（3）取俯卧法，用拇指指端按压肝俞、胆俞、脾俞、三焦俞及背部阿是穴各1分钟。
胃虚食滞者按摩疗法	（1）取仰卧位，用手掌按揉腹部2分钟，再用拇指指端按压天枢、京门、期门、足三里、胆囊穴、手三里各穴各1分钟。
	（2）取左侧位，左腿伸直，右腿屈曲，家人站其背后，双手提拿右季肋2分钟。
	（3）取俯卧位，用禅推法推肝俞、胆俞、脾俞、膈俞及背部阿是穴各1分钟。
经穴自我按摩疗法	（1）大拇指按揉足三里、胆囊穴，每穴2分钟。
	（2）大鱼际揉法施于期门、章门、膻中、中脘、气海穴，每穴2分钟。
	（3）顺时针方向摩腹5分钟。
	（4）一指禅推法施于肝俞、胆俞、膈俞穴，每穴2分钟。
	（5）擦法擦背部膀胱经第一侧线，以温热为度。
自我按摩疗法	（1）临睡前顺时针方向摩腹5分钟。
	（2）每日2次按揉胆囊穴、足三里、太冲，每穴1分钟。
胆囊炎的点穴按摩疗法	（1）拇指按揉右侧阳陵泉及阳陵泉直下1寸处（胆囊穴），每穴2分钟。
	（2）一指禅推法施于两侧太冲穴、胆俞穴，每穴2分钟。
	（3）一指禅推法施于肝俞、胆俞穴，每穴2分钟。

中风后遗症

中风是以突然昏倒、意识不清、口渴、言謇、偏瘫为主症的一种疾病。它包括现代医学中的脑出血、脑血栓、脑栓塞、短暂脑缺血发作等病，是一种死亡率较高的疾病，必须抓紧时间积极治疗。

【按摩部位及取穴】解溪、昆仑、仆参、太溪、行间、太冲。

【按摩手法】按、揉、摩。

中风之后，脏腑虚损，功能失调，病邪稽留日久，正气必定耗损，临床上表现为本虚标实。中风偏瘫留下的最常见的后果就是病人会产生"三偏"、言语

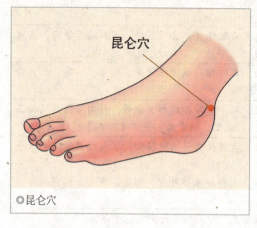
◎昆仑穴

障碍、吞咽障碍、认知障碍、日常活动能力障碍以及大小便障碍。

中风后遗症的按摩疗法：

按摩刺激应做到：三位置、三条线，整体调理，重点加强。

（1）全身选好刺激位置，打通经络一条线，整体调理，重点加强：沿十四条经络运行路线，特别是任督二脉循行路线，从头到脚的顺序，运用不同的手法在穴位上给予患者能够承受得了的不同强度的刺激，在每条经脉上重点按三个穴位，起、终和中间穴位；如手太阴肺经起穴中府，中穴尺泽，终穴少商；重点中的重点是各条经脉通过头部的穴位，要多按颈丛、肩丛、腹腔神经丛，特别是骶丛要多按；有九个必按穴位要延时重点按，即解溪、冲阳、昆仑、仆参、太溪、行间、太冲、下昆仑、大趾聚毛，打通全身经络，活化沉睡的各种细胞，特别是神经细胞，促进机体各种循环，调其整体平衡，调动机体潜能去战胜疾病。

（2）在足部上选反射区，从远端足部一条线，实施全足按摩，重点加强，整体调理，促进机体相对平衡；重点也是神经、循环、消化、排泄和免疫系统。

（3）尾椎直肠全息按摩：这是一种正在探索的诊治疾病的新疗法，临床验证表明治中风后遗症疗效显著。

施术方法步骤：让患者排空大小便，卧跪式于床上，施术者右手带上经消毒的胶囊手套，中、食指涂上润滑油，将肛门及其周围进行严格消毒后，将中指或食指缓慢插入肛门直肠头部，按专家已总结出的直肠头部内肠壁内不同位置和脏腑关系，用中指的远端指腹，在直肠内壁上作点、摩、推、按，力度不能致痛，患者有舒服和传导感，刺激直肠壁上的壁膜、壁肌、神经、毛细血管和直肠壁外相连的组织，使刺激所发出的电传信号，传遍脏腑相对应的各处，并通过脊柱的交感神经的转换器，将刺激信号上行传入大脑、有肿胀、热感，传到面部、双眼、唇部，传到手指自动，下行传到脚趾自动；从而活化各组织中的细胞，扩张管道，使血液畅通，分解梗死、血栓，解脱神经被压部位，使病变各部位逐步恢复正常生理功能，中风也就会逐步好转了。

第五章 内科常见病的自我按摩疗法

每日做1次，大约1小时左右，7天为1个疗程，三种刺激方法交替进行，有时根据病情需要，还可补以火疗、刮痧、拔罐，并引导患者自我按摩。

痛　风

【按摩部位及取穴】昆仑、膻中、内关、复溜、太冲、行间。

【按摩手法】按、揉、点。

痛风的发生是因为人体内嘌呤的新陈代谢发生了紊乱，尿酸的合成增加或排出减少，造成高尿酸血症，当血尿酸浓度过高时，尿酸即以钠盐的形式沉积在关节、软组织、软骨和肾脏中，引起组织的异物炎性反应。

痛风的一般发作部位为大趾关节、踝关节、膝关节等。

痛风的患者多数都有肠胃问题，肠胃问题会导致心包积液过多，心包积液过多会使心脏泵血的能力低落，血液无法送到处于微血管末梢的关节，造成关节部位垃圾的堆积，堆积的垃圾主要是尿酸晶。尿酸晶的形成则和肝热有密切的关系，肝热的人小便特别黄而味重，小便中尿酸的比例特别高，这些尿酸堆积在关节中会造成痛风，堆积在肾脏里则成为肾结石，非常恼人。因此，当这种现象出现时，就应该特别注意保养了。

明白了痛风的原因，治疗起来就不难了。由于这种病痛起来要人命，因此，缓解疼痛的方法非常重要。疼痛发作时，尿酸晶已经存在于关节里了，要缓解

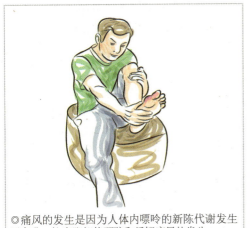

◎痛风的发生是因为人体内嘌呤的新陈代谢发生了紊乱，按摩脚部能预防和缓解痛风的发生

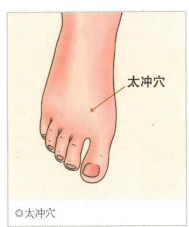

◎太冲穴

105

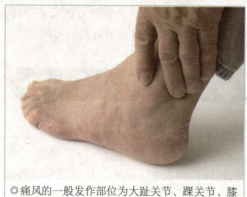

◎痛风的一般发作部位为大趾关节、踝关节、膝关节等

其疼痛,首先要将其排出,至少要使之离开原来的位置。通过按摩心包经,使心脏恢复正常的能力,将血液送达至关节,使尿酸晶移动,甚而排出,症状即能缓解。

按摩具体步骤:

1. 先按昆仑,接着按膻中,再按内关,以及心包经其他的穴位,最后敲一敲胆经。

2. 按摩小腿脾经,再加上肾经的复溜穴,以缓解肝脏的负担,达到补肝的目的。

3. 按一下太冲穴,并从太冲穴揉到行间穴,就能将体内一些垃圾排出体外。

需要注意的是,当痛风发作时,还可以利用热水泡脚缓解肝热,按摩或针灸太冲穴,也是消除肝热很好的方法之一。

贫 血

贫血是指全身循环血液中红细胞总量减少至正常值以下,属中医"劳""血虚""血证"范畴,在西医里则是以血液携氧功能不足为共同表现的一类血液系统疾病的总称。贫血又可分再生障碍性贫血和缺铁性贫血两大类。

【按摩部位及取穴】大椎、脾俞、肾俞、大肠俞、足三里、百会、神门、大陵。

【按摩手法】按、揉、压。

贫血的按摩疗法

头部颈部按摩疗法	(1)从耳朵上方起,沿着眼睛上方的额头一直按摩到太阳穴。 (2)用同样的方法,从眼睛的上方,沿着额头一直按摩到太阳穴。 (3)从额头到脑后。 (4)从额头中心位置起,沿着头顶中心线一直到脑颅顶,再到后脖颈。 将这样一套按摩法,每个小节各进行3分钟,随着血液循环的顺畅,贫血症也会随之减轻。

续表

穴位按摩疗法	贫血患者可以通过不同的配穴进行治疗。 （1）配穴方一：脊柱两旁自尾椎至大椎、脾俞、肾俞、大肠俞、肚脐、腹部、天枢、足三里。 治法：按摩分三步。 第一步：由尾椎两旁开始沿脊椎向上捏至大椎穴两旁，共10遍，然后分别在脾俞、肾俞及大肠俞按揉81次。 第二步：以肚脐为中心，顺时针、由小到大揉腹81次，后在天枢穴（双）揉压81次。 第三步：每次在足三里穴交替进行揉压5分钟。手法要柔和，先轻后重。每次按摩15～20分钟。每日1次，适用于小儿或成人缺铁性贫血。 （2）配穴方二：百会、足三里、神门、大陵，脚心肾、心、脾、肝穴（位于足底涌泉穴及周围1.5～3厘米）。 治法：按揉百会穴3分钟。按揉足三里、神门、大陵各2分钟，按揉脚穴（肾、心、脾、肝穴）各2分钟。每日按摩1次，15次为1个疗程。 适用于贫血。加减：睡眠多梦者，加揉双侧神门穴各2分钟。阴虚内热者，临睡前用手掌擦涌泉穴100次，使之发热。 （3）配穴方三：足三里、三阴交、血海、脐周、神门、涌泉、肝俞、脾俞、胃俞。 治法：患者取仰卧位，用拇指指腹揉按足三里、三阴交、血海、神门穴各30～50次；环形揉按脐周5～6遍；搓擦双侧涌泉穴，以透热为度。 患者转取俯卧位，按揉肝俞、脾俞、胃俞穴各50～100次。手法宜适中，不可过重。每日按摩1次，每次按摩20～30分钟，20次为1个疗程。 适用于再生障碍性贫血。本法仅可作为辅助之用。治疗本病，应以药物治疗为主，本法与其他疗法相辅，综合治疗，效果尤佳。
足部按摩疗法	足部按摩主要通过对反射区的刺激增加身体的抗病能力和自我修复能力，加快血液循环，增加营养物质的吸收，调节机体的失衡状态，从而达到对贫血的辅助治疗作用： （1）整体按摩双足。 （2）重点按摩腹腔神经丛、脾脏、肾脏、甲状腺、心脏、肝脏、胃、胰、小肠、大肠、上身淋巴结、下身淋巴结等反射区。 进行足部按摩时，首先须用热水泡足15～20分钟，然后才可开始按摩。因为腹腔神经丛的按摩范围要大，所以足心的整个范围都要按摩到位，按摩的时间要长。 足部按摩在协助治疗女性及老年人的贫血症状时具有很大的作用。

中　暑

中暑是指在高温环境下人体体温调节功能紊乱而引起的中枢神经系统和循环系统障碍。中暑是急性疾病，除了高温、烈日曝晒外，工作强度过大、时间过长、睡眠不足、过度疲劳等也是常见的诱因。

【按摩部位及取穴】水沟、极泉、承山。

【按摩手法】按、拿、推、掐。

根据临床表现的轻重，中暑可分为先兆中暑、轻症中暑和重症中暑，而它们之间的关系是渐进的。

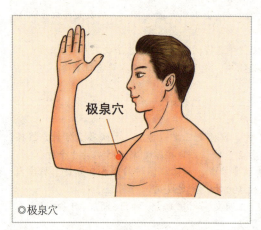

◎极泉穴

中暑分类

先兆中暑	高温环境下，出现头痛、头晕、口渴、多汗、四肢无力、注意力不集中、动作不协调等症状，体温正常或略有升高。如及时转移到阴凉通风处，补充水和盐分，短时间内即可恢复。
轻症中暑	体温往往在38度以上。除头晕、口渴外，往往有面色潮红、大量出汗、皮肤灼热等表现，或出现四肢湿冷、面色苍白、血压下降、脉搏增快等表现。如及时处理，往往可于数小时内恢复。

续表

重症中暑	重症中暑症状是中暑中情况最严重的一种，如不及时救治将会危及生命： （1）热痉挛症状：多发生于大量出汗及口渴，饮水多而盐分补充不足，导致血中氯化钠浓度急速明显降低时。这类中暑发生时，肌肉会突然出现阵发性的痉挛疼痛。 （2）热衰竭症状：这种中暑常常发生于老年人及一时未能适应高温的人。主要症状为头晕、头痛、心慌、口渴、恶心、呕吐、皮肤湿冷、血压下降、晕厥或神志模糊。此时的体温正常或稍微偏高。 （3）日射病症状：正像它的名字一样，该中暑是因为直接在烈日的曝晒下，强烈的日光穿透头部皮肤及颅骨引起脑细胞受损，进而造成脑组织充血、水肿；由于受到伤害的主要是头部，所以，最开始出现的不适就是剧烈头痛、恶心呕吐、烦躁不安，继而可出现昏迷及抽搐。 （4）热射病症：这种中暑是在高温环境中从事体力劳动的时间较长，身体产热过多，而散热不足，导致体温急剧升高。发病早期有大量冷汗，继而无汗、呼吸浅快、脉搏细速、躁动不安、神志模糊、血压下降，逐渐向昏迷伴四肢抽搐发展；严重者可产生脑水肿、肺水肿、心力衰竭等。

中暑的按摩疗法

一般按摩方法	1. 掐水沟 适用于重症中暑，先把病人平放在阴凉通风的地方，用右手拇指指甲用力掐按水沟穴1~2分钟，直至病人有反应或清醒为止。 2. 拿极泉 一手将上臂抬起，分开腋窝，另一手的拇指和食指拿起腋窝下的大筋，连续提拿数次，可缓解中暑症状。 3. 推承山 卧位或坐位，将两手拇指指腹分别放在小腿肚的上缘，从委中推到承山，再由承山推至足跟，由上向下往返5~7遍，可预防和治疗中暑所引起的腓肠肌痉挛。
足部按摩方法	1. 按摩足底部反射区 反射区：脑垂体、小脑及脑干、鼻、颈项、肺及支气管、甲状旁腺、心、肾上腺、肾、输尿管、膀胱、胃、盲肠（阑尾）、回盲瓣、升结肠、横结肠、降结肠、乙状结肠及直肠、小肠、肛门。 手法：拇指指端点法，食指指间关节点法、钳法，食指关节刮法、拳刮法、拇指推法、擦法、拍法等。

足部按摩方法	2. 按摩足内侧反射区 反射区：颈椎。 手法：拇指推法等。
	3. 按摩足背部反射区 反射区：扁桃体、胸部淋巴结（胸腺）、上身淋巴结、下身淋巴结。 手法：拇指指端点法、食指指间关节点法、食指推法、拇指推法等。

盗　汗

盗汗是中医的一个病症名，是以入睡后汗出异常，醒后汗泄即止为特征的一种病症，盗汗有生理性和病理性之分。

【按摩部位及取穴】少冲、极泉、阴谷、肾俞、曲池、天柱、风池。

【按摩手法】按、摩、揉、点。

根据盗汗病人的临床表现，可分为轻型、中型和重型三种。

轻型盗汗的病人，多数在入睡已深，或在清晨5时许，或在醒觉前1～2小时汗液易出，出汗量较少，仅在醒后觉得全身或身体某些部位稍有汗湿，醒后则无汗液再度泄出。一般不伴有不舒适的感觉。

中型盗汗的病人，多数入睡后不久汗液即可泄出，甚则可使睡装湿透，醒后汗即止，擦拭身上的汗液后，再入睡即不再出汗。这种类型的盗汗，病人常有烘热感，热作汗出，醒觉后有时会出现口干咽燥的感觉。

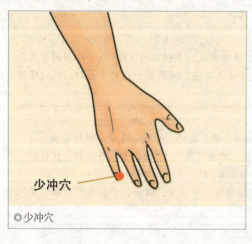

◎少冲穴

重型盗汗的病人，汗液极易泄出。入睡后不久或刚闭上眼即将入睡时，即有汗液大量涌出，汗出后即可惊醒，醒后汗液即可霎时收敛。再入睡可再次汗出。轻型与中型盗汗，对身体损伤不会太大，但重型盗汗病人，时间久了常会使病情恶化，向"脱症"发展，严重威胁患者的健康与生命安全。

在穴位按摩中应选取改善新陈代谢,清热去浊的穴位。

盗汗穴位按摩疗法

按摩少冲穴	功效特点:清热提神、疏风解表。
	按摩方法:端坐,用拇指指端掐压少冲穴,力度可逐渐加大,但不要过度,一掐一放,连续做20下,然后用同样的方法换用另一只手按摩。每天1~2次。
	特别提示:按摩少冲穴对因心火上升而发热出汗有很好的疗效。
按摩极泉穴	功效特点:缓解因心神慌乱不安而造成的盗汗。
	按摩方法:站立,身体放松,左臂抬起,用右手中指和食指按压左臂腋窝中的极泉穴,每下持续3秒钟,15下即可,之后用同样的方法按压右腋窝下的极泉穴。每天2~3次。
	特别提示:这种按摩方法还可以缓解手臂麻木、肩部酸痛、手臂不能上抬等病症。

尿失禁

尿失禁,是由于膀胱括约肌损伤或神经功能障碍而丧失排尿自控能力,使尿液不自主地流出的病症。

【按摩部位及取穴】气海、关元、中极、阴陵泉、肾俞、命门。

【按摩手法】按、揉、摩、点。

尿失禁按照症状可分为充溢性尿失禁、无阻力性尿失禁、反射性尿失禁、急迫性尿失禁及压力性尿失禁5类。

尿失禁的病因可分为下列几项:①先天性疾患,如尿道上裂。

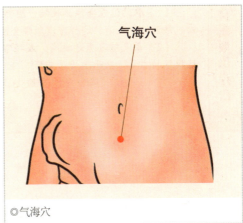

◎气海穴

②创伤,如妇女生产时的创伤,骨盆骨折等。③手术,成人前列腺手术、尿道狭窄修补术等;儿童后尿道瓣膜手术等。④各种原因引起的神经源性膀胱。

尿失禁可以发生在任何年龄及性别,尤其是女性及老年人。尿失禁除了令人身体不适,更重要的是,它会长期影响患者的生活质量,严重影响着患者的心理健康,被称为"不致命的社交癌"。

防治尿失禁的按摩疗法

一般按摩疗法	(1)病人仰卧,家人用双手提拿小腹部的皮肤和肌肉,然后用手指尖点按气海(脐下1.5寸)、关元(脐下3寸)、中极(脐下4寸)等穴位,并轻轻震颤,加强刺激量,以酸胀感向会阴部传导时为佳。 (2)用手掌按揉下肢内侧,然后点按此处的阴陵泉(胫骨内侧髁下缘凹陷处)、三阴交(在足内踝高点向上3寸)、行间(足第一、二趾缝纹头处)等穴位。 (3)病人俯卧,家人用手掌按揉其腰骶部,然后再点按腰背部的肾俞(第二腰椎棘突下、命门旁开1.5寸)、命门(第二腰椎棘突下)、膀胱俞(平第二骶后孔,后正中线旁开1.5寸)等穴位,让酸胀感向会阴部传导。 以上按摩可以补益肾气,提高膀胱和尿道括约肌的紧张度,因而可以约束膀胱,控制排尿,防治尿失禁。 需要注意的是在锻炼或者做按摩治疗之前,要先排尿,做到身体放松,然后再开始锻炼和治疗。
自我锻炼疗法	(1)取站位或坐位,收缩会阴部的肌肉,坚持5~10秒之后再慢慢放松。每天练习数遍,这样可以加强会阴部的肌肉力量。 (2)每天练习原地跳高,或经常跳绳。在收腹上跳的过程中,可以锻炼腹肌的力量,从而防治尿失禁。 (3)每日早晚用手掌搓小腹部、腰骶部以及足底部,坚持做5分钟,局部发热时即可。

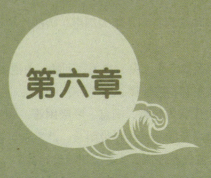

第六章

呼吸系统疾病的自我按摩疗法

●打喷就说明你睡得香吗？吸烟对健康的危害真的很大吗？为什么有人会对花粉敏感？人们对呼吸系统疾病的了解并不多。鼻子、咽喉、肺部，这些部位是当下人们发病的高危地带。鼻炎、咽喉肿痛、肺气肿等常见于各个年龄段的人。呼吸系统的疾病不分男女与年龄大小，因此，每个人都应该重视自己的呼吸系统。

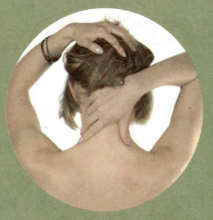

哮 喘

哮喘是由多种细胞特别是肥大细胞、嗜酸性粒细胞和T淋巴细胞参与的慢性气道炎症。

【按摩部位及取穴】天突、内关、列缺、曲池。

【按摩手法】拿、按、揉、擦。

哮喘的相关症状为咳嗽、喘息、呼吸困难、胸闷、咳痰等,典型的表现为发作性伴有哮鸣音的呼气性呼吸困难,严重者可被迫采取坐位或呈端坐呼吸,干咳或咯大量白色泡沫痰,甚至出现发绀等。

治疗哮喘,无论是中医还是西医,均提倡预防发作为主,控制发作为辅。西医治疗缓解期的哮喘,主要建议患者进行体育锻炼以增强体质,并配合服用抗过敏、增强体质的药物,避免与过敏物质接触。

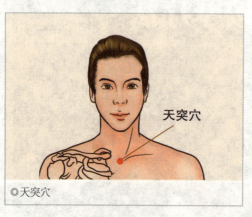
◎天突穴

中医认为过敏性哮喘是由于本身肺、脾、肾三脏具有虚弱的基础,造成肺里始终有"一块痰"。这块痰很难自行清除,一旦感受外界邪气刺激,痰就会阻塞气道,导致喘憋。

中医临床上运用按摩手法对哮喘的防治,以补益肺、脾、肾为大法,在这个基础上化痰、宣肺、平喘,可取得一定疗效。为了方便哮喘患者在生活中自我保健与治疗,中医专家将专业的按摩手法进行了改善,设计了一套自我按摩手法。

治疗哮喘的常用按摩手法

拿法	用手掌和五指,像抓一把豆子那样用力提拿一定的身体部位。拿法并不像我们通常那样拿东西,而是要进行一松一紧地提拿,绝不是拿住不放。在治疗时,每个治疗部位拿20次为佳。需要注意的是,进行拿法治疗的过程中,不能出现"掐"的动作,并以局部微微发热为宜。
按揉法	按揉法主要用拇指,先在治疗部位上逐渐用力按压后,再做顺时针或逆时针方向的旋转揉动。揉的时候注意按压的力量不可减弱,以局部感觉酸胀为佳。每个穴位按揉1分钟为宜,方向顺时针或逆时针均可。
擦法	用手掌附着在治疗区域,进行直线的往返运动。操作时,手要紧贴皮肤,压力要保持,但是不可过大。速度要掌握在每分钟来回各50次为好,以皮肤发红微热为佳。

哮喘的穴位按摩疗法

家人协助直擦背部督脉及膀胱经	穴位定位:肾俞穴位于腰部,第二腰椎棘突下,旁开1.5寸。命门穴在腰部后正中线上,第二腰椎棘突下凹陷处。 作用:此二穴具有很强的补肾作用。需要注意的是,此二穴要经常使用擦法,也可使用按揉法。 穴位定位:背部督脉及膀胱经主要是从肩膀开始到腰眼,从中间向两边各自延伸到肩胛骨内侧缘的长方形区域。 作用:督脉和膀胱经是人体的重要经络,可以让患者趴在床上,露出后背,家人用手掌从上向下或从下向上直线擦动,注意要使局部发热发红,但不要擦破。
按揉重点穴位	取天突穴、内关穴、列缺穴、曲池穴。 穴位定位:天突穴位于颈部,前正中线上,胸骨上窝中央。内关穴位于前臂掌侧,曲泽与大陵的连线上,腕横纹上2寸,掌长肌腱与桡侧腕屈肌腱之间。列缺穴位于前臂桡侧缘,桡骨茎突上方,腕横纹上1.5寸,肱桡肌与拇长展肌腱之间。曲池穴位于肘横纹外侧端,屈肘,尺泽与肱骨外上髁连线中点。 作用:这四穴是推拿治疗哮喘急性发作期的关键用穴,使用按揉法,再辅助药物,可以有效缓解哮喘发作时出现的喘憋。在哮喘缓解期,此四穴同样可以用来强身健体,预防哮喘发作。

续表

家人协助按揉脾俞穴、肺俞穴、定喘穴	穴位定位：脾俞穴位于背部，第十一胸椎棘突下，旁开1.5寸。肺俞穴位于背部，第三胸椎棘突下，旁开1.5寸。定喘穴位于背部，第七颈椎棘突下凹陷中，旁开0.5寸。 作用：此三穴为背部膀胱经治疗哮喘缓解期的重点应用穴。中医谈到的哮喘，根源在一个"痰"字上面，化痰是治疗哮喘的核心。痰的生成与肺、脾关系密切，按揉脾俞穴和肺俞穴是补益脾肺的首选，配合定喘穴，效果非常好。
按揉膻中穴、关元穴、丰隆穴	穴位定位：膻中穴位于胸部，前正中线上，平第四肋间，两乳头连线的中点。关元穴位于下腹部，前正中线上，脐中下3寸。丰隆穴位于小腿前外侧，外踝尖上8寸，条口外，距胫骨前缘二横指（中指）处。 作用：经常按揉膻中穴，会感到呼吸顺畅。按揉关元穴则能培元固本，增加体内抗炎物质的分泌。按揉关元穴也可以用手掌进行掌揉。而按揉丰隆穴是专门针对"化痰"这一功效，它是人体治痰的最有效穴位。
掌擦胸胁、拿胸部穴位	穴位定位：中府穴位于胸外侧部，云门下1寸，平第一肋间隙处，距前正中线6寸。云门穴位于胸外侧部，肩胛骨喙突上方，锁骨下窝凹陷处，距前正中线6寸。 作用：用手掌推擦胸肩部及两肋20～30次，以微有热感为宜。之后，拿胸肩部的云门穴、中府穴，此二穴为治喘良穴。
按揉风池穴，拿颈项部	穴位定位：风池穴位于项部，枕骨之下，与风府相平，胸锁乳突肌与斜方肌上端之间的凹陷处。 作用：具有预防外感风寒的作用。如果天天做5～6次，每次1分钟，能有效提高免疫力，防止哮喘加重。注意应用此手法时，要闭眼并放松。

简便的哮喘按摩疗法

搓擦涌泉	盘膝而坐，双手掌对搓发热后，从三阴交过踝关节至拇趾根外一线往返摩擦至透热，然后左右手分别搓擦涌泉穴至发热为止。
擦腰骶	身体微前倾，屈肘，两手掌置于两侧腰骶部，以全掌或小鱼际着力，向下至尾骶部快速地往返摩擦，以透热为度。

续表

摩肾俞	两手掌紧贴肾俞穴，双手同时做环形抚摩，共32次（顺转为补，逆转为泻；肾俞穴宜补不宜泻）。如有肾虚腰痛诸症者，可适当增加次数。
震双耳	先用双手掌按于耳上做前后推擦各32次，然后双手拇、食指捏住两耳垂抖动各32次，再将两食指插入耳孔，做快速的震颤数次后，猛然拔出，重复操作8次。
揉命门	以两手的食、中两指点按在命门穴上，稍用力做环形的揉动，顺、逆各32次。
擦少腹	双手掌分别置两胁下，同时用力斜向少腹部推擦至耻骨处，往返操作以透热为度。
摩丹田	用左或右掌以丹田穴为轴心，做顺、逆时针方向的摩动各32次，然后随呼吸向内向下按压丹田穴1分钟。
缩二阴	全身放松，用腹式呼吸法（即吸气时腹部隆起，呼气时腹部收缩），并在呼气时稍用力收缩前后二阴，吸气时放松，重复32次。

打鼾

打鼾，医学上称之为鼾症、打呼噜、睡眠呼吸暂停综合征，是一种普遍存在的睡眠现象。

【按摩部位及取穴】中脘、阴陵泉、天枢、丰隆。

【按摩手法】按、揉、压。

在日常生活中，有人把打呼噜看成睡得香的表现。其实，这种观点是错误的，打呼噜是健康的大敌。打呼噜会使睡眠呼吸反复暂停，造成大脑、血液严重缺氧，形成低氧血症，从而诱发高血压、脑心病、心律失常、心肌梗死、心绞痛。夜间呼吸暂停时间超过120秒，容易在凌晨发生猝死。

打鼾不仅可导致打鼾者白天嗜睡、疲惫，而且可能与某些呼吸系统疾病和高血压、冠心病、脑血管意外等心血管疾病的发生有关，有打鼾情况的人不能掉以轻心。

除了治疗外，在日常生活中可以采取下列办法减轻打鼾症状：

（1）睡觉采取侧卧位，改变习惯的仰卧位睡眠。

（2）睡前尽量不要饮酒，不要喝浓茶、咖啡，也不要服用某些药物，因为酒精、镇静剂、安眠药以及抗过敏药物都会使呼吸变得浅而慢，并使肌肉比平时更加松弛，导致咽部软组织更容易堵塞气道。

打鼾的自我按摩疗法

打鼾按摩疗法一	治疗打鼾，当从宣肺祛痰入手。按揉中脘、阴陵泉、天枢、丰隆这4个穴位就可以。每天早晚各1次，每个穴位按摩5分钟，可以按照阴陵泉—丰隆—中脘—天枢的顺序来做。 中脘在上腹部，肚脐上4寸。 天枢在腹中部，离肚脐眼正中2寸。取穴的时候从肚脐眼正中向左或者向右量2横指即是。 阴陵泉是脾经的五输穴里的合穴，善于调节脾脏的功能。阴陵泉在小腿内侧，胫骨内侧髁后下方凹陷处。 丰隆更是一个祛痰、止咳的著名穴位，丰隆很好找，它在小腿外侧，外踝尖上8寸。
打鼾按摩疗法二	先按摩第一至第十胸椎线路10分钟，再按摩胸骨上端至下端线路10分钟，每天12次（最好临睡前按摩1次）。

咽喉肿痛

咽喉肿痛是口咽和喉咽部病变的主要症状，以咽喉部红肿疼痛、吞咽不适为特征，又称"喉痹"。在西医学中，咽喉肿痛见于急性扁桃体炎、急性咽炎和单纯性喉炎、扁桃体周围脓肿等。

【按摩部位及取穴】神庭、上星、百会、通天、风池。

【按摩手法】揉、按、捏、摩。

中医认为咽喉肿痛与肺、胃积热，虚火上炎，外感风邪，体质虚弱等因素有关，感冒、咽喉部炎症也可导致咽喉肿痛。本病有时还伴有畏寒、发热、声音嘶哑等。

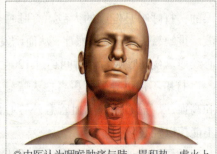
◎中医认为咽喉肿痛与肺、胃积热，虚火上炎，外感风邪，体质虚弱等因素有关

咽喉肿痛的穴位按摩疗法

按摩头面部穴位	（1）用左手掌捂住神庭穴、上星穴，右手掌捂住百会穴、通天穴，先顺时针按摩72次，再两手换位，逆时针按摩72次，转速应稍快有力。 （2）两手轻握拳，拇指微曲，用拇指背侧沿鼻翼沟向上推，经鼻通穴、睛明穴直抵眉骨，推上拉下为1次，共做36次，动作不要过重。 （3）用右手中指指腹按摩天突穴72次，同时用左手拇指按摩舌根部的廉泉穴72次，再两手换位做反方向动作。 （4）用两手拇指指腹按摩印堂穴、太阳穴，每穴正反各按摩36次，印堂穴宜重，太阳穴宜轻。
按摩颈部、躯干穴位	（1）两拇指分别置于枕骨两大筋外侧凹陷处的风池穴，食指、中指置于两大筋中沟里，两拇指与食、中指分别捏住两条大筋，从枕骨根部推下去再拉上来，一上一下为1次，共做36次。推拉要柔和，挤、掰要重。 （2）用两手中指指腹按摩中府穴（腋下往上约1指，乳头外约2寸的位置）、云门穴（胸前壁外上方，肩胛骨喙突上方，锁骨下窝凹陷处），每穴正反各按摩72次。大人宜重，小孩宜轻。

咽喉肿痛的一般按摩疗法

颤喉头	以一手拇指与其余四指分开，置于喉结两侧及其周围，慢慢地用力向上、下、左、右做颤动，并按压2～3分钟。
拿气管	以一手拇、食指分置于喉部及气管两侧，自上而下轻轻提拿9次。
揉咽穴	以一手拇、食指指端点揉人迎穴（位于颈部，前颈喉结外侧大约3厘米处）1分钟，以拇指指腹按揉廉泉穴1分钟，以中指指端勾揉天突穴1分钟，以中指指腹按揉膻中穴1分钟，最后以拇指按揉合谷穴3分钟。

肺　炎

肺炎是指终末气道、肺泡和肺间质的炎症，其症状表现为发热、呼吸急促、持久干咳，可能有单边胸痛，深呼吸和咳嗽时胸痛，有少量痰或大量痰，可能含有血丝等。

【按摩部位及取穴】太阳、风池、肩井、丰隆、中脘。

【按摩手法】按、揉、点、压。

肺炎可由细菌、病毒、真菌、寄生虫等致病微生物，以及放射线、吸入性异物等理化因素引起。

细菌性肺炎采用适当的抗生素治疗后，7~10天之内多可治愈。

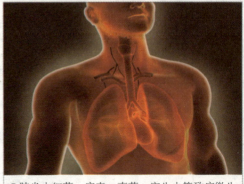

◎肺炎由细菌、病毒、真菌、寄生虫等致病微生物因素引起

病毒性肺炎的病情稍轻，药物治疗无功效，但病情持续很少超过7天。

肺炎的按摩疗法

| 肺炎按摩疗法一 | 1. 固定患者上肢，清肺经、退六腑各300次，推三关100次。
2. 患者俯卧位，分推肩胛骨100次，按揉肺俞、大椎各1分钟。
3. 按揉膻中、丰隆穴各2分钟。
4. 随症加减：
（1）风热犯肺型：发热恶寒，汗少，头痛，口微渴，咳嗽气急，痰黏色白量少，胸胁隐痛，舌边尖红，苔薄黄。常用手法加：
①推太阳30次，推三关300次；
②拿风池、肩井穴各10次。
（2）痰热壅肺型：高热面赤，口渴欲饮，咳嗽痰黄而黏，或夹血丝，或为铁锈色痰，胸闷气粗，胸痛，舌质红，苔黄腻。常用手法加：
①退六腑300次，清心经100次；
②加揉丰隆50次，揉中脘3分钟。
（3）热入心营型：发热不退，夜间加重，烦躁不安，时而谵语，甚至神志不清，气急，喉中痰鸣，痰中带血，手足抽动，口唇干燥，舌苔焦黄。常用手法加：
①退六腑、清天河水各500次，清心经、清肝经各300次；
②按揉曲池1分钟，推涌泉300次。 |

续表

肺炎按摩疗法二	1. 按揉掌小横纹200次，清肺经300次。
	2. 清肝经300次，逆运内八卦100次。
	3. 点揉天突、膻中、丰隆穴各1分钟。
	4. 随症加减： （1）头痛、鼻塞加揉阳池50次。 （2）高热不退，挤捏天突至剑突及两侧和大椎至第一腰椎及两侧，至皮下轻度瘀血为止。

急性支气管炎

急性支气管炎是病毒或细菌等病原体感染所致的支气管黏膜炎症，是婴幼儿时期的常见病、多发病，往往继发于上呼吸道感染之后，也常为肺炎的早期表现。本病多同时累及气管、支气管，故正确命名应为急性气管支气管炎，临床以咳嗽伴（或不伴）有支气管分泌物增多为特征。

急性感染性支气管炎往往先有急性上呼吸道感染的症状，如鼻塞、不适、寒战、低热、背部和肌肉疼痛以及咽喉痛等。

剧烈咳嗽的出现通常是支气管炎出现的信号，开始时干咳无痰，但几小时或几天后会出现少量黏痰；稍后出现较多的黏液或黏液脓性痰，明显的脓痰提示多重细菌感染，有些病人有烧灼样胸骨后痛，咳嗽时加重。

严重并发症通常仅见于有基础慢性呼吸道疾病的病人，这些病人的急性支气管炎可致严重的血气异常（急性呼吸衰竭）。

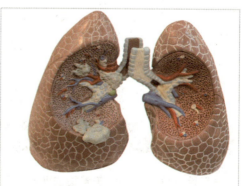

◎急性支气管炎是病毒或细菌等病原体感染所致的支气管黏膜炎症

急性支气管炎的自我按摩疗法

穴位按摩疗法一	1. 治疗原则以宣通肺气、止咳化痰为主，辅以补益脾肾。 2. 常用穴位及部位：中府、云门、膻中、中脘、尺泽、鱼际、肺俞、脾俞、肾俞、丰隆等穴，及背部正中。 3. 常用手法：按揉法、摩法、分法、擦法、捏脊法等。 4. 操作方法： （1）基本操作：患者取仰卧位，医生坐于其右侧，先在中府、云门穴处施以指摩法各2～3分钟，继而在膻中穴施以指摩法2～3分钟。继以上体位，用掌根按摩中脘穴2～3分钟。然后用双手拇指沿肋间隙做自上而下，由中间向两侧的分法，如此反复2～3遍，以拇指按揉尺泽、丰隆穴各1～2分钟。患者取俯卧位，医生坐于其体侧，食、中两指分开，以其指端罗纹面分别置于肺俞、脾俞、肾俞等穴上做双指揉法，每穴各1～2分钟，最后在背部膀胱经、督脉施以小鱼际擦法，以热为度。 （2）辨证治疗：对病久体弱者可加背部捏脊法3～5遍，按揉足三里穴1～2分钟；对咳喘甚者可加双指按揉定喘穴（大椎穴旁开0.5寸）和指揉鱼际穴各1～2分钟。
穴位按摩疗法二	以下方法，可每日早、晚各1次： （1）推摩胸廓，以左手全掌推摩右侧胸廓，做自上而下，由中间向外侧的推摩，反之以右手全掌推摩左侧胸廓；左右各2～3分钟。 （2）揉摩中脘，以全掌置于上腹中脘部，顺时针揉摩2～3分钟。 （3）按揉中府，以鱼际部位置于中府穴上按揉1分钟，左手操作右侧穴位，右手操作左侧穴位。 （4）呼吸训练，任何体位均可，关键是全身肌肉要放松，形态自然，思想集中，要做到"深吸慢呼"，即缓慢地深吸气而后再缓慢地呼气。一呼一吸为1次，每次可做30～50次。

慢性支气管炎

慢性支气管炎是由于感染或非感染因素引起气管、支气管黏膜及其周围组织的慢性非特异性炎症，其病理特点是支气管腺体增生、黏液分泌增多。

【按摩部位及取穴】中府、肺俞、膻中、尺泽、列缺。

【按摩手法】按、揉、推、摩、搓。

慢性支气管炎的病因极为复杂，迄今尚有许多因素不够明了。

第六章 呼吸系统疾病的自我按摩疗法

慢性支气管炎的按摩疗法

预备式	取坐位，腰微挺直，双脚平放，与肩同宽，右手掌心与左手背重叠，轻轻放在小腹部，双目平视、微闭，呼吸调匀，全身放松，静坐1~2分钟。
搓涌泉穴	左(右)下肢平放在对侧膝上，用右(左)手掌心按在涌泉穴上，反复搓擦0.5~1分钟，以足心发热为佳。双下肢交替进行。
	功效：补肾纳气、醒脑安神。
按揉丰隆穴	左(右)下肢放在对侧膝上，用右(左)手中指指腹放在丰隆穴上，拇指附在对侧，适当用力按揉0.5~1分钟，以酸胀为佳。双下肢交替进行。
	功效：健脾除湿、化痰止咳。
按揉中府穴	左(右)手拇指指腹放在对侧中府穴上，适当用力按揉0.5~1分钟，以酸胀为佳。
	功效：补气益肺、宣肺止咳。
按揉肺俞穴	用左(右)上肢绕过肩后，将中指指腹放在同侧肺俞穴上，适当点揉0.5~1分钟，以酸胀为佳。
	功效：宣肺化痰、降气止咳。
掌揉膻中穴	右手手掌放在膻中穴，适当用力按揉0.5~1分钟。
	功效：理气散瘀、宽胸利膈。
揉按尺泽穴	左(右)手拇指放在对侧尺泽穴上，其余四指环抱肘后，适当用力揉按0.5~1分钟，以酸胀为佳。双手交替进行。
	功效：顺气化痰、通络止咳。
揉按列缺穴	左(右)手拇指指腹按在对侧列缺穴上，其余四指附在腕对侧，适当用力揉按0.5~1分钟。两手交替进行。
	功效：宣肺止咳、镇静止痛。
团摩上腹	左手掌心叠放在右手背上，右手掌心放在上腹部，适当用力做顺时针环形摩动0.5~1分钟。以上腹部发热为佳。
	功效：宽胸理气、健脾和胃。
分推肋下	双手四指并拢，分别放在同侧剑突旁，沿季肋分推1~3分钟。
	功效：疏肝和胃、降气止咳。
按揉脾俞穴、胃俞穴	双手握拳，将拳背第二、三掌指关节放于脾俞穴、胃俞穴上，适当用力揉按0.5~1分钟。
	功效：健脾和胃、调理气血。

续表

揉按肾俞穴	将两手拇指分别按在同侧肾俞穴上,其余四指附在腰部,适当用力揉按0.5～1分钟。
	功效:温肾纳气止咳。

以上方法每日早晚各做1次。同时还应戒烟,戒酒,少食辛辣、肥腻之品,保持心情舒畅,适当参加体育锻炼。急性发作期要及时进行抗感染治疗。

按摩办法:每天早起后,在左手掌心涂上3～4滴风油精,按摩(顺时针方向)咽喉部位20～30次。2～3个月后,病情可大为好转,1年后基本康复。

肺气肿

肺气肿是指终末细支气管远端(呼吸细支气管、肺泡管、肺泡囊和肺泡)的气道弹性减退、过度膨胀、充气和肺容积增大,或同时伴有气道壁破坏的病理状态。

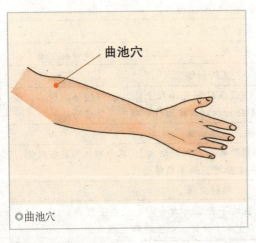

◎曲池穴

【按摩部位及取穴】合谷、曲池、尺泽、太阳。

【按摩手法】推、按、揉、拿。

肺气肿按其发病原因有如下几种类型:老年性肺气肿、代偿性肺气肿、间质性肺气肿、灶性肺气肿、旁间隔性肺气肿、阻塞性肺气肿。

肺气肿的临床表现症状视肺气肿程度而定。早期可无症状,或仅在劳动、运动时感到气短,逐渐难以胜任原来的工作。随着肺气肿进展,呼吸困难程度也随之加重,以至稍一活动甚或完全休息时仍感气短,此外尚可感到乏力并伴有体重下降、食欲减退、上腹胀满等。

典型肺气肿者胸廓前后径增大,呈桶状胸,呼吸运动减弱,语音震颤减弱,叩诊过清音,心脏浊音界缩小,肝浊音界下移,呼吸音减低,有时可听到干、湿啰音,心率增快,心音低远,肺动脉第二心音亢进。

肺气肿多发于老年人，患者多有吸烟史和慢性支气管炎病史。如果我们想远离肺气肿、慢性支气管炎和肺心病的困扰，除了避免不良嗜好之外，还可以应用自我按摩疗法自我调理，达到有病治病、无病强身的作用。

治疗肺气肿的七种自我按摩手法

手法	操作说明
抹前额、推侧头、揉风池	患者取坐位，用双手的四指从前额中线开始，向两侧抹去，抹至太阳穴处改用五指紧贴头皮，沿头两侧由前向后推，推到后颈部，在风池穴处用食、中指按揉。重复操作约5分钟。此手法能够缓解患者常常出现的头晕、嗜睡、咳嗽等症状，同时能够增强机体免疫力。
揉合谷穴、曲池穴	合谷穴的简便取法：以一手的拇指指骨关节横纹，放在另一手拇、食指之间的指蹼缘上，当拇指尖下是穴。 曲池穴位于肘横纹外侧端，屈肘，当肘横纹与肱骨外上髁连线中点。 用手的拇指按揉对侧的合谷穴和曲池穴，指压下去以感觉酸胀为佳。每穴按揉2分钟。然后交换手继续按揉。每天做3次。此二穴是促使人体强壮的要穴，能够有效提高免疫力，提升整体精神状态，促进受损组织的修复。
揉尺泽穴	尺泽穴位于肘横纹中，肱二头肌腱桡侧凹陷处。 用拇指按揉对侧胳膊的尺泽穴，以按压有酸胀感为佳，操作同按揉合谷穴、曲池穴。尺泽穴具有补肺气、滋肺阴的作用，是治疗肺病的特效穴位。与合谷穴、曲池穴不同，尺泽穴的补益作用更为专一。
按揉小腹	双手重叠，稍微用力按压于脐下的小腹部，然后顺时针方向和缓地按揉，每次按揉10分钟，每天2次。注意千万不要过于用力，也不要憋气，以免出现喘憋，甚至加重病情。小腹部有人体补气强身健体的重要穴位——气海穴和关元穴，轻柔和缓地按揉小腹部可以有效地刺激两穴，达到补气平喘、增进食欲的作用。
毛巾擦背、擦颈、擦腰	洗澡中或洗澡后，用一条湿润的长毛巾，先擦后颈部，再斜着擦后背，最后横擦腰部，每个部位擦1分钟，擦到皮肤发红微热为佳。目的是刺激背部的定喘穴、肺俞穴、肾俞穴等强壮穴，以宽胸理气、补肾平喘止咳。临床证实，此做法能够在一定程度上促进肺泡的回缩，增加血液中的含氧量，有效提高生活质量。

续表

拿胸肌	先用右手轻揉地拿捏左侧胳肢窝前面的胸肌，拿捏20次后换左手拿右侧胸肌，两侧对称。也可同时两手拿捏对侧胸肌。此手法能够刺激肋间协助呼吸动作的肌肉，增强这些肌肉的功能，有助于呼吸运动。
横擦前胸部	患者取坐位，用手掌平贴在两锁骨下缘，并左右平擦上胸部，擦约1分钟后向下移一掌，继续平擦，直至擦到下肋缘。将整个前胸均匀地擦热，以前胸皮肤微微发红为度，每天3次。这个手法能有效地增加胸腔内肺组织的血液供应，能够明显地提高血液中的氧含量；同时促进肺泡的恢复及提高肺功能，横擦前胸部的作用相当于吸氧。

治疗肺气肿的穴位按摩疗法

头部按摩疗法	头部按摩：患者取坐位，用双手四指从前额中央开始，分别向两侧推擦，推至太阳穴处。 然后，在太阳穴处反手，四指在后，掌心在前，四指紧贴头皮，沿头部两侧由前向后推，推至后颈部风池穴（项部，枕骨之下，胸锁乳突肌与斜方肌上端之间的凹陷处），并用食指按揉风池穴约1～2分钟。 反复操作5遍，每日2次。此法能缓解患者的头晕、头痛、嗜睡等症状，同时还能增强机体免疫力，预防感冒和老年性慢性支气管炎复发。
手部按摩疗法	点穴：用右手拇指依次按揉左手的合谷穴（手背，第一、二掌骨间，第二掌骨桡侧的中点处，或两手拇、食指交叉，拇指尖下即是）、尺泽穴（肘横纹中，肱二头肌腱桡侧凹陷处）和曲池穴（肘横纹外侧端，屈肘时，尺泽穴与肱骨外上髁连线中点），以局部感觉酸胀为宜，每穴按揉1～2分钟。 然后换手，用左手拇指依次按揉右手合谷穴、尺泽穴和曲池穴。每日3次，早、中、晚各1次。合谷和曲池二穴具有强身作用，能够提高机体免疫力，促进肺部受损组织的修复。而尺泽穴属肺经上的穴位，能补肺气、滋肺阴，其补益作用较合谷穴、曲池穴更为专一，是治疗肺病的特效穴。
腰背按摩疗法	擦腰背：暴露腰背部，用一条长毛巾，先擦后颈部，再斜着擦后背，最后横擦腰部，每个部位约1分钟，擦至皮肤发红微热为宜，每日1次。 操作时要注意保暖，体质差者，可在洗澡时进行，用湿毛巾擦。这样可刺激背部经穴，宽胸理气、补益肺肾、平喘止咳。有研究表明，此法可在一定程度上促进肺泡回缩，增加血液含氧量，改善气喘、发绀症状。

续表

胸部按摩疗法	擦前胸：患者取坐位，双手掌平贴在两锁骨下缘，然后左右平擦，约1分钟后，向下平移一掌，继续平擦，直至擦到下肋缘。擦至整个前胸皮肤微微发红，有温热感为止，每天2次。 此法可有效增加胸腔肺组织内的血流量，提高血液中的氧含量，并促进肺泡的回缩，改善肺功能。因此，擦前胸的作用相当于吸氧。 拿胸肌：先用右手轻轻拿捏左侧胳肢窝前面的胸肌，拿捏30次后，换左手拿捏右侧胸肌30次，也可两手同时拿捏两侧胸肌。此法能够刺激协助呼吸的肌肉，增强这些肌肉的收缩和舒张功能，改善呼吸运动。

过敏性鼻炎

过敏性鼻炎又称变应性鼻炎，是鼻腔黏膜的变应性疾病，并可引起多种并发症。

【按摩部位及取穴】攒竹、角孙、风池、大椎。

【按摩手法】按、揉、摩、叩。

另有一型由非特异性的刺激所诱发、无特异性变应原参加、不是免疫反应过程，但临床表现与上述变应性鼻炎相似，称血管运动性鼻炎，或称神经反射性鼻炎，刺激可来自体外（物理、化学方面），或来自体内（内分泌、精神方面），故也被看作变应性鼻炎。

过敏性鼻炎主要表现为，当人体接触致敏物质后，即可突然出现发作性的鼻内刺痒、打喷嚏、流鼻涕、鼻塞等症状。

过敏性鼻炎的自我按摩疗法

开天门	按摩方法：用两手指尖自鼻翼两侧开始，沿两鼻骨两侧向上推至攒竹穴处，再沿眉毛向外侧推至眉外端后，再向外下推至太阳穴。做20～30次。
推胫骨	取穴：坐位，胫骨两侧，以内侧为主。 推按方法：用双手（拇指推按胫骨内侧，另四指推按外侧），30～50次。 患者可根据病情轻重来决定每天做操的次数，一般为1～4次，可有效改善过敏性鼻炎的症状。

续表

按摩血海穴及阴市穴	取穴	坐位，屈膝，髌骨内侧上缘2寸及外侧上缘3寸。
	推按方法	用两手拇指按压血海穴，另四指按压阴市穴，50次左右。
按摩神阙穴	取穴	脐周围。
	按摩方法	用掌根或者拇指进行揉按，手法轻柔，不要过度用力，50次左右。
按摩风池穴	取穴	项后两侧，发际下端，凹陷处。
	按摩方法	用两手指尖按摩风池穴50次左右。
叩击大椎穴	取穴	在第七颈椎棘突处（颈椎下最突出处）。
	叩击方法	将五指并拢捶击大椎穴50次左右。
叩击胸前	取穴	胸骨两侧。
	叩击方法	将五指并拢捶击胸骨两侧，自上向下叩击50次左右。
按摩攒竹穴	取穴	在眉毛的内侧端。
按摩角孙穴前后	取穴	双耳的耳尖端的发际处前后。
	按摩方法	用两手指尖按摩角孙穴前后50次左右。

急性鼻炎

急性鼻炎是鼻黏膜的急性炎症，常伴有急性鼻咽炎。后者是鼻咽部黏膜的急性炎症，是上呼吸道感染的一部分，俗称"伤风"或"感冒"。

【按摩部位及取穴】足部反射区；人中、迎香等。

【按摩手法】刮法、拇指推法、叩击法等。

急性鼻炎常发生于气候变化不定的季节，为病毒经飞沫传播所致。受凉、过度疲劳、营养不良、烟酒过度等各种能引起机体抵抗力下降的原因都可诱发本病。病毒进入机体还可以使原来存在于鼻部和鼻咽部的细菌活跃、繁殖而引起细菌继发感染。急性鼻炎具有发病率高，有传染性等特点，也易引起急性鼻窦炎、中耳炎、肺炎等并发病，自然病程约7～10天。

急性鼻炎，在临床表现为初期时有鼻内干燥、烧灼和痒感，继有打喷嚏、流大量清鼻涕、鼻塞、嗅觉减退等症；全身症状为发热，咽干，四肢倦怠，全身不适；同时，鼻腔黏膜弥漫性红肿，流大量水样或黏液性分泌物（后期可为脓性分泌物）。

急性鼻炎在治疗上应遵循以下原则：卧床休息，注意保暖，大量饮水，同时要做到对症治疗。

急性鼻炎的按摩疗法

足部按摩疗法	1. 足底按摩法 　　足底部反射区：额窦、头部（大脑）、脑垂体、小脑及脑干、鼻、肺及支气管、腹腔神经丛、甲状腺、甲状旁腺、肾上腺、肾、输尿管、膀胱、失眠点、生殖腺。 　　手法：拇指指端点法、食指指间关节点法、按法、食指关节刮法、拇指推法、擦法、拳面叩击法等。 2. 足背部按摩法 　　足背部反射区：上颌、下颌、扁桃体、喉与气管、胸部淋巴结（胸腺）、上身淋巴结、下身淋巴结。 　　手法：拇指指端点法、食指指间关节点法、食指推法、拇指推法等。 3. 按摩迎香穴、上迎香穴和内迎香穴，每日每穴30次，也有治疗作用。
其他按摩疗法	1. 鼻功 　　两手拇指微曲，其他四指轻握拳，用拇指背沿鼻梁骨两侧上下反复用力各擦10次（上擦到眼下部，下擦到鼻孔侧）。 　　冬天或发病重，可增至30次。擦鼻时，两手可以同向一起擦，也可以一上一下推擦。 2. 点按人中 　　用食指尖轻掐按在人中穴，以顺时针方向揉转50次，再以逆时针方向揉转50次，然后再用食指用力向下点按20次。 3. 点按迎香穴 　　用食指和拇指尖点按鼻侧的迎香穴50次，同时用鼻腔随着点按的节奏做深而急促的呼吸。

需要注意的是，上述疗法可不分次序先后进行。其中第一种如能持之以恒，疗效最佳。在按摩时，一般每天至少早、午、晚各进行1次。早晨以刚起床时进行为佳，中午可以在午休时进行，晚上以睡觉前进行为佳。

为了预防急性鼻炎，在平时应注意体育锻炼，增强体质，勿过度劳累或暴冷暴热，避免与传染病者接触等。鼻部有病变者，如鼻中隔偏曲、鼻息肉等，应及早治疗。另外，在感冒流行期要做好预防。在冬春寒冷季节或感冒流行期间，外出须戴口罩，避免公众集会，尽量少去公共场所，对发病者要做好隔离。对污染的室内，可以蒸白醋进行空气消毒。

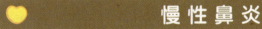

慢性鼻炎

慢性鼻炎是鼻腔黏膜和黏膜下层的慢性炎症，主要表现为鼻黏膜的慢性充血肿胀。若发展为鼻黏膜和鼻甲骨的增生肥厚，称慢性肥厚性鼻炎。

【按摩部位及取穴】颈肩、背部等；迎香、太阳、中府等。

【按摩手法】揉、捏、推、拿、按、擦等。

慢性鼻炎的主要症状有鼻塞、流涕，遇冷空气刺激时加重，鼻腔分泌物为脓性黏液，鼻腔分泌物增多，可伴有嗅觉减退，咽喉干燥，有的患者会因鼻塞而发生头痛、头晕等症状。慢性鼻炎多涕，常为黏液性或黏脓性，偶呈脓性，脓性者多于继发性感染后出现。

其中，慢性鼻炎引发的鼻塞可分为间歇性鼻塞和交替性鼻塞。间歇性鼻塞一般表现为白天劳动或运动时减轻，夜间静坐或寒冷时加重；交替性鼻塞为侧卧时位于下侧的鼻腔常阻塞加重，转卧另一侧后，刚才位于上侧没有鼻塞或鼻塞较轻的鼻腔转到下侧后又出现鼻塞或鼻塞加重。

中医学认为慢性鼻炎主要与肺的功能有关，因为"鼻为肺之窍"，鼻的各种功能正常，主要依赖肺气的作用。患者可以通过按摩对慢性鼻炎进行治疗。

慢性鼻炎的一般按摩疗法

揉捏鼻部	穴位定位：迎香穴鼻唇沟中，平鼻翼外缘中点处；上迎香穴位于鼻唇沟上端尽头。
	手法：用手指在鼻部两侧自上而下反复揉捏鼻部5分钟，然后轻轻点按迎香和上迎香各1分钟。
推按经穴	穴位定位：印堂位于两眉中间，太阳穴在外眼角与眉梢连线中点，中府穴位于胸前正中线旁开6寸，平第一肋间隙；尺泽位于肘横纹上，肱二头肌腱桡侧；合谷在一二掌骨间，平第二掌骨中点处；风池位于颈后侧胸锁乳突肌和斜方肌相交处凹陷中。
	手法：拇指交替推印堂50次，然后用手的大鱼际从前额分别推抹到两侧太阳穴处1分钟，接着按揉手太阴肺经的中府、尺泽、合谷各1分钟，最后按揉风池1分钟。

第六章 呼吸系统疾病的自我按摩疗法

续表

揉擦背部	用手掌在上背来回摩擦按揉，感觉到皮肤透热时为度。
提拿肩颈	穴位定位：肩井穴位于两手交叉搭肩，中指尖下处；肺俞穴在第三胸椎棘突下旁开1.5寸。 手法：用手掌抓捏颈后正中的督脉经穴，以及背部正中线两侧的经穴，自上而下，反复4~6次；再从颈部向两侧肩部做提拿动作；重新提揉肩井穴，做3分钟，按揉肺俞穴1分钟。

小儿鼻塞按摩疗法

常用手法	（1）患儿取坐位或仰卧，家长以双手拇指指腹，从印堂穴开始，向上直推至发际，反复操作15~30次。 （2）以双手拇指从印堂穴沿上眼眶分推至双侧太阳穴处，反复操作15~20次，然后按揉太阳穴1分钟。 （3）以拇指指腹点揉双侧迎香穴各1~3分钟。 （4）以食指指腹在鼻两侧快速推擦，以局部产生灼热感为度。 （5）按揉双侧合谷穴各1~3分钟。
随症加减	（1）风寒型：症见鼻塞严重，流涕色白清稀，恶寒发热，无汗，头身疼痛，舌质淡红，苔薄白。 常用手法加推三关300次，清肺经100次；按揉曲池穴1分钟；以掌根直推脊柱两侧的肌肉组织，以透热为度；点揉大椎穴1~3分钟。 （2）风热型：症见鼻塞不利，嗅觉失灵，口鼻气热，流涕色黄而稠，发热恶风，有汗口渴，时有咳嗽，舌质红，苔薄黄。 常用手法加清肺经200次，清天河水300次；按揉风府、曲池穴各1分钟；提拿肩井穴部位5~10次，手法刺激应稍轻；热重可蘸酒平擦背部1~3分钟。 （3）胆热型：鼻塞，鼻涕黄浊黏稠，有臭味，嗅觉差，头痛，伴心烦不安，头晕耳鸣，口苦胁痛，舌质红，苔黄。 常用手法加清肝经300次，清肺经300次；清天河水300次，揉总筋100次；按揉太冲、三阴交穴各1分钟；推擦涌泉20次。 （4）脾气虚弱型：症见鼻塞不利，鼻涕量多，或稀或黏，嗅觉迟钝，头部发沉，伴疲倦乏力，食欲不振，腹胀便溏，面色萎黄，舌质淡，苔白腻。 常用手法加补脾经300次，揉板门300次；摩中脐2~5分钟；按揉足三里穴1~3分钟；按揉脾俞、胃俞各1分钟。 （5）肺气虚寒型：症见鼻塞时轻时重，鼻涕色白量多，无臭味，嗅觉减退，伴气短乏力，形寒肢冷，咳嗽有痰，舌质淡，苔白滑。 常用手法加揉外劳宫300次，推三关300次；摩肚脐2~5分钟；按揉肺俞、脾俞各1分钟；按揉足三里穴1分钟。

慢性鼻炎的其他按摩疗法

穴位按摩疗法一	（1）用双食指的外侧来回地搓鼻梁两侧，上下共搓200下，搓搓到鼻梁有发热的感觉。 （2）用双食指尖揉动鼻孔两侧的迎香穴，共揉动200下。迎香穴位于鼻翼根部正侧方的小凹陷处。 （3）用左手的大拇指和食指上下揉动右手的合谷穴200下，再用右手的大拇指和食指上下揉动左手的合谷穴200下。合谷穴位于拇指与食指分叉的凹陷处。
穴位按摩疗法二	揉迎香、鼻通、印堂穴，捏鼻、擦鼻翼各1～2分钟，每日早晚各1次，有病时每日可增加1～2次。 迎香：位于鼻之两旁、鼻唇沟中，是治鼻塞、不闻香臭之要穴。 鼻通：位于鼻之两侧、鼻唇沟上端尽头。 印堂：位于两眉头连线中点。 揉鼻通和印堂穴可散鼻的局部郁热，以通鼻窍。 另外，捏鼻、擦鼻翼可促进鼻部血液流通，改变局部血液循环，从而达到通鼻窍之效。
其他穴位按摩疗法	（1）揉搓肺俞宣肺法：双拇指分别压、揉两风门、肺俞；侧掌和小鱼际搓以上两穴，以局部温热为度；单拇指分别按压两侧列缺、鱼际、外关。 （2）搓擦大椎清热法：侧掌和小鱼际搓大椎穴2分钟；单拇指分别按压两侧曲池、合谷。 （3）揉拨明堂开通法：单手拇、食指揉、拨鼻中隔与鼻部交界处及其两侧，在揉的基础上左右晃拨。 （4）揉压鼻根通气法：单手拇、食指或双手中指指腹揉鼻根部，食指按压巨髎、四白。 （5）搓擦鼻旁温通法：用双手小鱼际分别上下搓擦鼻翼两侧，亦可多指搓擦。 （6）按压腧穴通窍法：用单指指腹，反复按压腭骨入发际线与眉中线；两手拇、食指分别按压双头维、双风池，相对用力，双手食指指腹分别按揉两侧口禾髎。
反射区反应点按摩疗法	按摩选穴：经穴和经外奇穴如少商、二间、合谷、偏历、大骨空等。 反射区：肺、鼻、肾、输尿管、膀胱、额窦、扁桃体、头颈淋巴结、甲状旁腺等。 反应点：鼻出血点、止痒点、后头点、感冒点、咽喉点、咳喘点、脊柱点等。 全息穴：头穴、颈肩穴、肾穴等。 手法：按揉、点按上述选穴各50～300次。反应强烈处多按，反之少按。每天按摩1次，1个月为1个疗程。用按摩手法治疗慢性鼻炎必须持之以恒，不要间断。

第六章 呼吸系统疾病的自我按摩疗法

慢性咽炎

慢性咽炎是指慢性感染所引起的弥漫性咽部病变，多发生于成年人，常伴有其他上呼吸道疾病，急性咽炎反复发作、鼻炎、鼻窦炎的脓液刺激咽部，或鼻塞而张口呼吸，均可导致慢性咽炎的发生。

【按摩部位及取穴】廉泉、翳风、下关、合谷、鱼际、少商。

【按摩手法】点、按、拿、捏、揉。

慢性咽炎与吸烟有一定的关系，治疗应先从戒烟开始。除了吸烟之外，慢性咽炎的发作与饮酒、辛辣食物等也有直接的关系。慢性咽炎以咽部不适、发干、异物感或轻度疼痛、干咳、恶心，咽部充血呈暗红色，咽后壁可见淋巴滤泡等为主要临床表现。慢性咽炎患者因咽部分泌物增多，常有清嗓动作，易吐白色痰液。

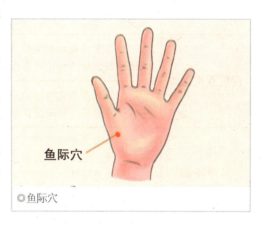

◎鱼际穴

慢性咽炎一般按摩疗法

按摩面颊两侧部	此节重点是对颜面两颊部肌肉和两下颌部肌肉进行按摩。
	做法：两手掌分别放在两侧面颊部，食指、中指、环指（无名指）、小指贴在面颊部，指尖朝向两耳朵，拇指在下颌角处。然后，两手做上下直线式按摩20下，再做旋转式按摩20下。
按摩颈部	重点对颈部肌肉，主要对两侧颈部的胸锁乳突肌、颏舌骨肌进行按摩。有人在唱歌前和唱歌中，因这部分肌肉紧张，产生头向前伸出的现象。
	做法：将一手掌（左手或右手）放在颈前，拇指与食指分开，手的虎口对准喉结，拇指按住一侧颈肌，其他四指按住另一侧颈肌，手指轻轻捏动20下，再做小旋转式按摩20下。然后换手，按前法再做一遍。

续表

左右摇头运动	左右摇头可以使颈部肌肉伸长，缓解肌肉的紧张度，牵引声带运动，活动颈椎关节。
	做法：身体取坐位，两腿分开，两手放在膝盖上。头部缓慢地先向左摆动，使下颌尽量接近左肩部。然后头部再缓慢向右摆，使下颌尽量接近右肩部，如此左右摆动头部，共做10次。
按摩喉结部	按摩喉结上侧方的喉上神经部位（喉上神经是使声带运动的神经）和在喉结下侧方的环甲肌所在部位（环甲肌是使声带拉长和变紧张的肌肉）。
	做法：用左手的大拇指和食指，在喉结的两侧上下做小旋转式按摩，每次做20次，然后换右手再做20次。
前后点头运动	此节重点是活动颈椎关节，同时带动肌肉的伸缩运动，舒展喉返神经，增进神经兴奋性的传导。
	做法：头部先缓慢地向后上方抬，待颈部伸直后，再缓慢地向前下方低压。须缓慢，来回做10次。
按摩颈前凹陷部	此节重点是按摩颈前凹陷部。此处名胸骨上凹，凹内有舌下神经行走。它是人体经络中任脉天突穴的位置，任脉循行头颈中线，跨越声带区。
	做法：用右手食指及中指并成剑指状，指尖压在颈前凹陷部，即胸骨上凹处，抵住气管前壁，做轻柔轮转运动，按摩20次。
按摩颈后部	此节重点是按摩颈后部发际，此处为针灸学中重要经穴哑门和天柱所在之处，都是治疗声嘶的经穴。
	做法：两手掌伸向颈后部，四指并拢，分别附着在后颈部发际边缘处，然后用两手的食指对此处做旋转式按摩20次。
按摩鼻两侧	鼻两侧为面部敏感区，此处的血管、神经都很丰富，有好几条重要经络在此处交叉或连接，如手阳明大肠经、足太阳膀胱经。迎香穴在此部位。
	做法：两手掌伸直张开，手指向上，平行置于鼻部两侧，以食指贴近鼻部两侧沟中。然后两手同时滑动，从眼内眦处向下按摩，至鼻孔外侧迎香穴，两食指尖在迎香穴上做旋转式按摩，此为1次，按此顺序按摩10次。

慢性咽炎的其他按摩疗法

穴位按摩疗法一	临床医生在实践中发现,采用穴位按摩法治疗慢性咽炎,效果比较理想,具体方法为: (1)用中指端点揉廉泉(舌骨体上缘的中点处)、翳风(耳垂后下缘凹陷处)、下关穴(面部耳前方,当颧弓与下颌切迹所形成的凹陷处,合口有孔,张口即闭)各100次。 (2)用力拿捏大鱼际(手掌内大拇指根部肌肉丰实处)、少商(大拇指外侧距指甲角0.1寸处)、合谷穴(虎口上)各20～30次。 (3)用双手大鱼际按揉太阳穴50次。 (4)拿捏太溪(足内侧,内踝高点与跟腱之间凹陷中)、太冲穴(足背第一、二趾缝间向上1.5寸处)各30～50次。 (5)用拇指螺纹面推下桥弓(耳后翳风至锁骨上窝中成一直线)左右各10次。 (6)用力拿捏风池穴(后发际颈椎两侧凹陷处)10次。 (7)按揉廉泉穴(位于下巴顶端再往里2厘米):用拇指指面按揉100次,手法轻柔,有酸胀感为佳。 注:上述疗法每天按摩1次,10次为1个疗程,一般1～3个疗程可获显效。
穴位按摩疗法二	令患者解开衣领正坐,仰头伸颈。术者以手蘸盐水提拧推擦患者颈部两侧之胸锁乳突肌,动作要快,约反复30～50次,至皮肤呈紫红色为止,应随时以盐水扑打施术部位,以免损伤皮肤。一般1次即可减轻症状,可视病情连用3～5次。 顺着经脉方向,以大拇指、手掌等轻揉、轻压以下穴位:肾俞、肝俞、腰俞、命门、志室、涌泉等穴,每次选2～3个穴位,可由他人按摩,也可自我按摩。 具体方法有以下三点: (1)按揉廉泉穴(位于下巴顶端再往里2厘米):用拇指指面按揉100次,手法轻柔,有酸胀感为佳。 (2)按揉人迎穴(位于喉结两侧旁开2厘米):用食指与拇指同时按揉两侧人迎穴100次,手法轻柔,有酸胀感为佳。 (3)按揉天突穴(胸骨上窝凹陷处):用中指指端按揉100次,手法轻柔。 注:为配合治疗,患者在平时要戒烟禁酒,忌辛辣食物,起居有规律,这也是治疗慢性咽炎的重中之重。

续表

小儿按摩 疗法	治疗小儿慢性咽炎，按摩的常用手法有： （1）患儿取坐位或仰卧，家长以拇、食二指指腹按揉喉结旁1寸处，自上向下反复操作1～3分钟。 （2）以拇指掐揉廉泉穴1分钟，同时嘱患儿做吞咽动作。 （3）患儿取坐位或俯卧，家长以一手扶其前额，用另一手拇、食指点揉风池穴1分钟，然后以拇、食、中三指挤捏大椎穴处，以局部红紫为度。 （4）点按少商、尺泽穴10～15秒。
足部按摩 疗法	（1）足底按摩法 足底部反射区：额窦、头部（大脑）、脑垂体、小脑及脑干、鼻、肺及支气管、腹腔神经丛、甲状腺、甲状旁腺、肾上腺、肾、输尿管、膀胱、失眠点、生殖腺。 手法：拇指指端点法、食指指间关节点法、按法、食指关节刮法、拇指推法、擦法、拳面叩击法等。 （2）足外侧按摩法 足外侧反射区：生殖腺。 手法：食指外侧缘刮法、拇指推法、叩击法等。 （3）足背部按摩法 足背部反射区：上颌、下颌、扁桃体、喉与气管、胸部淋巴结（胸腺）、上身淋巴结、下身淋巴结。 手法：拇指指端点法、食指指间关节点法、食指推法、拇指推法等。

第七章

消化系统疾病的自我按摩疗法

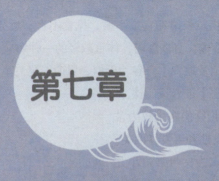

●随着生活节奏的加快，社会压力的增大，胃病已经成为一种常见病、多发病。人们或是因为压力大，或是因为忙于应酬，或是因为不健康的饮食习惯，让消化系统承受着巨大的压力，并最终给个人的健康蒙上了阴影。可一些病人对打嗝、烧心、厌食症等并不在意，以为只是一时的小问题，但正是这些小问题导致了大疾病。

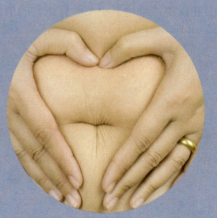

厌食症

厌食症是指较长时期食欲不振，见食不贪，过分节食，甚至拒食，从而导致患者精神疲倦，身体虚弱，体重减轻的一种病症。

【按摩部位及取穴】合谷、天枢、胃俞、足三里、丰隆。

【按摩手法】推、按、揉。

厌食症在儿科疾病中较为常见，可分为原发性和继发性两类。原发性厌食症多为父母强迫小儿进食，或对小儿过分溺爱，使其养成挑食、偏食等不良习惯而引起；继发性厌食症可发生于多种疾病或精神抑郁症。

厌食症多发生在小儿、青春期男女以及想要保持苗条身材的女性身上。

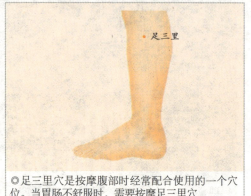

◎足三里穴是按摩腹部时经常配合使用的一个穴位。当胃肠不舒服时，需要按摩足三里穴

生活不规律、睡眠欠充足、过度疲劳、便秘、身体不适等，也是引起厌食的原因。小儿厌食症与小儿自身的体质有较大的关系，小儿时期"脾常不足"，饮食不能自调，食物不知饥饱。一些家长片面强调给小儿高营养的滋补食物，超越了小儿肠胃正常的消化能力；以及乱投杂食，或恣意投其所好，养成偏食习惯，都可导致厌食症。此外，孩子体内微量元素锌的缺乏，也容易导致小儿食欲减退。

青春期厌食症及神经性厌食症多与患者自身的心理、情绪有关。患者多有过度追求身体苗条的心理，所以对身材的要求和对自己的期望，使得他们非常注意

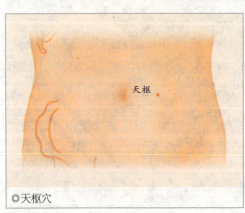

◎天枢穴

饮食和体重，唯恐进食就会发胖，所以会少吃或不吃食物，或者吃进去再设法吐出来。

厌食症的自我按摩疗法

乳食积滞	（1）取坐位，用拇指桡侧端清脾经、大肠各100次，推四横纹100次；再用拇指指腹面推六腑100次；最后用拇指指腹端揉板门2分钟，揉合谷穴1分钟，运水入土50次。
	（2）取仰卧位，用掌摩法摩腹3分钟；再用拇指指腹端揉天枢穴2分钟。
	（3）取俯卧位，用双手拇指、食指自下而上捏脊5遍，再用一指禅推法推两侧脾俞、胃俞穴各1分钟。
痰湿困脾	（1）取坐位，用拇指桡侧端补脾经、补肾经各100次，推四横纹100次；再用食指、中指指腹面清天河水100次，用两拇指指腹端分推大横纹50次；最后用中指指腹端按外劳宫50次，揉一窝风50次。
	（2）取仰卧位，用拇、食指捏神阙穴1分钟，以脐周皮肤微红为度；再用拇指指端持续按压足三里、丰隆穴各2分钟。
	（3）取俯卧位，用双手拇、食指自下而上捏脊5遍。
脾胃虚弱	（1）取坐位，用拇指桡侧端补脾经、补大肠、补肾经、补胃经各100次，推四横纹100次；再用中指指腹端揉一窝风、合谷、外劳宫各1分钟；最后用示（食）指、中指指面推三关100次。
	（2）取仰卧位，用掌揉法揉腹5分钟，重点在中脘、丹田穴；再用拇指指腹端按揉足三里穴2分钟。
	（3）取俯卧位，用双手拇指、示（食）指捏脊5遍；再用禅推法推两侧脾俞、胃俞、大肠俞穴各1分钟，并用指擦法横擦以上腧穴，以皮肤微红、微热为度。

恶心呕吐

呕吐是临床常见的一个症状，常并发于某些疾患之中。历代医家以有物有声为呕，有物无声为吐，有声无物为干呕，实际上呕和吐多同时出现，故一般统称呕吐。

【按摩部位及取穴】冲阳、太白、内庭、厉兑、隐白。

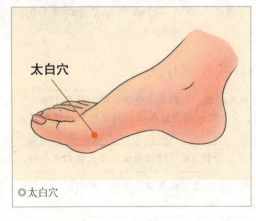
◎太白穴

【按摩手法】推、抹、捏、拿、按、拍。

呕吐是由于胃失和降,气逆于上所引起,本证可概括分为虚实两类。实证是邪气犯胃,浊气上逆所致,治以祛邪化浊,和胃降逆;虚证是胃阳不振或胃阴不足,失其和降而成,治以温中健脾或滋养胃阴为主。但须指出,如果是胃中有痈脓、痰饮、食滞等而引起的呕吐,有时又属人体正气排除胃内有害物质之应有现象,不必遽止。

呕吐可见于许多疾病,如急性胃炎、胃神经官能症、贲门痉挛、幽门痉挛或梗阻,胰腺炎、胆囊炎等。

中医认为,脾与胃相表里,在正常情况下,胃主受纳,脾主运化,脾胃之气,一升一降,保持气机通畅,水谷精微得以运化输布。所以无论何种原因引起胃气不降,反而上逆,均可导致呕吐的发生。

恶心呕吐的按摩疗法

推抹上腹降逆法	开三门,运三脘;单手掌推胸腹正中任脉一线,从天突推至关元(注意推至脐下时转换手掌方向)。
按压缺盆止呕法	双拇指指腹自内向外同时按压两侧锁骨下缘,取屋翳穴时用力由轻渐重,然后用双拇指指腹同时按压缺盆穴,用力适度。
捏拿上腹和胃法	双手多指辗转拿上腹部。
拍击前臂静定法	单手并列四指拍击患者前臂屈肌面,反复多次;双拇指同时取间使、大陵。
握拿背肌平肝法	侧掌揉肝俞至三焦俞一段;叠掌揉肝俞、胆俞;两手握拿背肌。
推按足弓健脾法	患者屈膝外展,足弓暴露,按摩者单掌推、双拇指交替压、侧指敲击、空拳扣打足弓脾经路线;双手多指拿胫骨缘并上下滑按。

妊娠呕吐,中医又称妊娠恶阻。有些孕妇呈持续性或剧烈呕吐,甚至不能进饮食、全身乏力、明显消瘦、小便少、皮肤黏膜干燥、眼球凹陷等,必须及时治疗,以免影响母体健康和胎儿发育,足部按摩疗法对此症见效甚快。

足部按摩基本方法:

(1)用拇指按揉足部冲阳、太白穴各10分钟,每日1~3次;按揉足部内庭穴10分钟左右。

(2)轻轻按揉足部胃、肝脏、生殖腺、甲状腺反射区各3~5分钟;揉足腹腔神经丛、肾脏、输尿管、膀胱、肾上腺反射区各3分钟,每日1~2次;按压足部厉兑、隐白两穴10~25分钟。

烧 心

烧心是一种位于上腹部或下胸部的烧灼样的疼痛感,同时伴有反酸症状的一种消化系统疾病。

【按摩部位及取穴】中脘、厉兑、太渊。

【按摩手法】按、压、摩、揉。

作为消化系统最常见的症状之一,烧心主要由胃内容物反流到食管内,刺激食管黏膜所致。具体说来,是当食管下端括约肌功能障碍或食管蠕动功能异常时,酸性的胃内容物会反流到食管内,从而产生烧心症状。

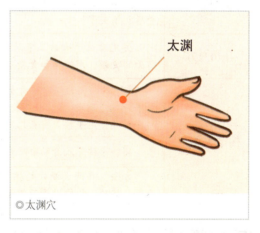

◎太渊穴

烧心多发生在饭后。卧位或前躬位以及饱餐、饮酒和服用某些药物可诱发或促使烧心症状加重。在烧心的同时还会嗳气,在嗳气中带有酸味之物又称"吞酸"。嗳气是一种生理反应,是将胃中空气或瓦斯气体由口中排出,因此不必过分担心,但如果长时间嗳气,而且感到痛、臭,有溃疡之嫌,应立即医治,通过饮水、服用抑酸药物可使烧心症状减轻。

为什么会发生烧心？对多数人来说，最常见的原因是由于进食过快或过多。但是，有些人即使非常注意饮食也经常有烧心出现，还有一些人在进食某些特定的食物后，如酒、辣椒等会发生烧心现象，这些食物会使食管下段括约肌松弛或胃酸分泌增多，以上这两种原因都能引起烧心。

对于多数人，尤其是年轻人来说，烧心的症状虽然可以很严重，但是并不经常发生，很少反复发作。然而对很多老年人来说，由于消化系统功能的减退，即使他们非常小心，烧心这种症状也会常常伴随着他们。天气变冷，饭菜稍凉，进食不好消化的食物，都能导致老年人烧心。

通过按摩，可以较好地治疗烧心、嗳气。

治烧心的穴位及指压疗法

压中脘穴	以指压胸骨和肚脐连接线中央的中脘穴，颇具效果。一边吐气，一边用拇指在此处用力强压6秒钟，重复5次时，胸部的难受感就消失了。
压厉兑穴	厉兑穴位于脚第三根趾头的第一关节和第二关节之间，使用前面的要领，用拇指和食指用力向下压，如此重复3次即可。
按摩太渊穴	取穴：两侧太渊穴。看手腕，环绕着手腕有几条明显的横纹，从手腕向手肘的方向数过来，取第二条横纹，取它与大拇指对应的那一端，用手按着有点儿凹陷的地方，即为太渊穴。
	药物：按摩或者贴白参片。
	方法：在两太渊穴处按摩，直到反酸消失为止，或者直接把白参片捣碎，把它贴于两侧太渊穴处。

打 嗝

打嗝即呃逆，指气体从胃中上逆，喉间频频作声，声音急而短促，它是一个生理上的常见现象，由横膈膜痉挛收缩引起。

【按摩部位及取穴】内关、天突、翳风。

【按摩手法】捏、按、揉。

前面说过，呃逆是一个生理上的常见现象，是因为横膈膜痉挛收缩而引起的。其实横膈膜不是分隔胸腔和腹腔的一块膜,而是一大块肌肉。它每次平稳收缩,我们的肺部便吸入一口气;由于它由脑部呼吸中枢控制,会有规律地活动,所以我们的呼吸才可以完全自主运作,我们也不需要时常记着怎样呼吸。打嗝时,膈肌会不由自主地收缩,空气被迅速吸进肺内,两条声带之中的裂隙骤然收窄,因而引起奇怪的声响。我们并不清楚横膈肌为什么会失控地自行收缩。虽然大部分打嗝现象都是短暂性的,但也有些人会持续地打嗝。

打嗝常常是由于饮食过饱引起的。此外,引起打嗝的原因还有很多,包括胃、食管功能或器质性改变。也有人会由外界物质导致的生化、物理刺激引起。比如:进入胃内的空气过多而自口腔溢出,精神神经因素(如迷走神经兴奋、幽门痉挛)、饮食习惯不良(如进食、饮水过急)、吞咽动作过多(如口涎过多或过少时)等,而胃肠神经官能症、胃肠道慢性疾病引起胃蠕动减弱所致的呃逆,不仅发病率频繁,且治疗时不易改善。发生打嗝时不要心焦气躁,若因过饱过急饮食造成者,数分钟内可自动缓解,因慢性病导致者在解痉、加强胃动力治疗后也无大碍。不过不要在打嗝时服冷饮,也不要做剧烈运动。

手部、耳部、头部按摩治疗打嗝的方法

手部按摩疗法	取穴:横膈膜反射区、内关穴。 按摩方法: (1)用拇指指腹推按横膈膜反射区或用手多次搓手背的横膈膜。推按时,掌根或拇指要紧贴皮肤,用力要稳,速度宜缓慢而均匀。 (2)打嗝时,用拇指指腹重力按压内关穴5~10分钟,如果依旧打嗝不止,可用牙签刺激或艾灸内关穴6~15次,打嗝自会停止。
耳部按摩疗法	取穴:耳垂点。 按摩方法:用双手的拇指和食指紧紧捏住左右耳垂,两手同时用力将耳垂向下拉,力度以耳垂根受到刺激为宜,动作要缓慢,以免拉伤耳垂。将此动作重复多次后,就可使打嗝停止。

续表

头部按摩疗法	取穴：天突穴。 按摩方法：打嗝时，将右手拇指放置于天突穴处，然后由轻渐重、由重到轻地揉按该穴 0.5～1 分钟，便可止嗝。 点压两侧翳风穴：术者站在患者后面，双手食指按压患者两侧翳风穴，同时患者屏住呼吸 30 秒，然后深呼吸，此时呃逆已止。

腹　胀

腹胀就是腹部膨隆。正常情况下小儿饭后会有腹部膨胀，饥饿时会腹部空瘪。如果腹部持续膨胀不瘪，且腹壁有张力，即可认为是腹胀。

【按摩部位及取穴】合谷、肩井、建里、足三里、太冲。

【按摩手法】拿、点、揉、按。

引起腹部膨隆的原因包括：消化道内积有大量气体或液体，腹腔内积有过多气体或液体，腹内有较大囊性肿物或实性肿物，以及腹肌无力等。

腹胀的按摩疗法

穴位按摩疗法	（1）拿合谷：取坐位，用一手的食、拇二指捏紧合谷穴（虎口的最高点），用力捏拿数十次。
	（2）拿肩井：患者取坐位，他人用双手提拿肩部肌肉丰满处，约数十次。
	（3）点建里穴：取仰卧位，他人用中指抵住建里穴（脐上 3 寸），用力按压，并同时用上臂发力，进行颤抖，约半分钟。
	（4）揉足三里、太冲穴：取坐位，用拇指掐揉足三里（外膝眼下 3 寸）、太冲穴（足背最高点下方）。
一般按摩疗法	（1）在脐周围用手掌做同心圆轻柔按摩，先由内向外，再由外向内，每次 5～10 分钟，一日 2～3 次。
	（2）摩腹，患者取仰卧位，双手掌重叠，以肚脐为圆心，在中腹、下腹部沿顺时针方向摩动，以腹内产生热感为宜，约 2 分钟。

慢性胃炎

慢性胃炎是指不同病因引起的各种慢性胃黏膜炎性病变，是一种常见病，其发病率在各种胃病中居首位。

【按摩部位及取穴】中脘、内关、足三里。

【按摩手法】揉、按、推、扳。

慢性胃炎常有一定程度的萎缩（黏膜丧失功能）和化生，常累及贲门，伴有 G 细胞丧失和胃泌素分泌减少，也可累及胃体，伴有泌酸腺的丧失，导致胃酸、胃蛋白酶和内源性因子的减少。急性胃炎后，胃黏膜病变持久不愈或反复发作，均可形成慢性胃炎。

一些人长期服用对胃黏膜有强烈刺激的饮食及药物，如浓茶、烈酒、辛辣或水杨酸盐类药物，或进食时不充分咀嚼，粗糙食物反复损伤胃黏膜，或过度吸烟，烟草酸直接作用于胃黏膜，也容易导致慢性胃炎。

另外，研究发现，慢性胃炎患者因幽门括约肌功能失调，常引起胆汁反流，可能也是一个重要的致病因素。消化性溃疡患者几乎均伴有慢性胃窦炎，可能与幽门括约肌功能失调有关。烟草中的尼古丁能使幽门括约肌松弛，故长期吸烟者可助长胆汁反流，从而造成胃窦炎。

归纳起来，慢性胃炎的产生，通常与以下原因相关。

（1）精神因素。过度的精神刺激、忧郁以及其他精神因素反复作用于大脑皮质，造成大脑皮质功能失调，导致胃壁血管的痉挛性收缩，使胃黏膜发生炎症或溃疡。

（2）细菌及其毒素的作用。由于鼻、口腔、咽喉等部位感染病灶的细菌或毒素不断地被吞入胃内，或胃内缺乏胃酸，细菌易在胃内繁殖，长期作用，最终引起慢性胃炎。

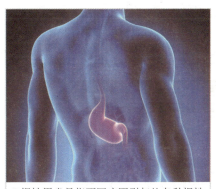

◎慢性胃炎是指不同病因引起的各种慢性胃黏膜炎性病变

（3）长期服用对胃有刺激的药物、食物及进食粗糙食物或吸烟等。这些因素反复作用于胃黏膜，使其充血水肿，引发炎症。

（4）胃黏膜长期瘀血缺氧。如充血性心力衰竭或门脉高压症的病人，胃黏膜长期处于瘀血、缺氧状态，引起营养障碍导致胃炎。

（5）急性胃炎如治疗不当，迁延不愈可转变为慢性胃炎。

（6）胃酸缺乏，细菌容易在胃内繁殖，也可造成慢性胃炎。

（7）营养缺乏，内分泌功能障碍、免疫功能异常，可引起慢性胃炎。

相比起来，老年人更容易患上慢性胃炎。因为老年人会由于年龄增加而出现牙列缺损，导致食物咀嚼不充分或者未咀嚼便吞下入胃。同时，老年人味觉下降，食道、胃黏膜逐渐萎缩，蠕动力差，喜吃刺激性食物或长期饮浓茶、酒等，容易引发炎症。再加上老年人多有慢性病，会服用多种药物，从而产生药物性胃炎，甚至导致胃黏膜糜烂及胃出血。

总之，随着年龄的增长，免疫力在不断下降，胃黏膜会不断退化萎缩，胃分泌功能亦随之减少，因此胃炎也是人体老化的一个象征。

慢性胃炎的自我按摩疗法

按摩穴位	中脘、梁门、下脘穴。
按摩方法	患者站立位或者仰卧位，用自己的掌心或四指指腹的重力按揉中脘穴部位，位置在心口窝和肚脐连线的中央，直到该部位的皮肤感到温热为止。
	用拇指的指腹按压梁门穴部位，位置在患者腹部的两侧，用力不要过大，该部位的皮肤感到酸胀时即可停止。
	用拇指指腹重力按压自己的下脘穴，位置在腹部中下方，直到腹部下方有酸胀感即可。

胃溃疡

胃溃疡病在中医上属于"胃脘痛""肝胃气痛""心痛""吞酸"等范畴。民间通常称之为"心口痛""胃气痛""胃痛""饥饱痨"等。

【按摩部位及取穴】三焦俞、膈俞、脾俞、大椎、肩井、命门。

【按摩手法】按、揉、压、捻转。

胃溃疡的常见症状为上腹部疼痛，位于剑突（心窝）下或上腹部中线周围，呈烧灼性、啃咬性或饥饿性钝痛、胀痛或隐痛，但有时也仅局限于胸腔下部。疼痛发生后会持续半小时到三小时，一阵阵的疼痛时发时消，经过历时数周的间歇性疼痛后，会出现一段短暂的无痛期。

胃溃疡的临床表现，以反复发作的节律性上腹痛为特点，在胃肠局部有圆形、椭圆形慢性溃疡。常伴有嗳气、反酸、灼热、嘈杂等感觉，甚至还有恶心、呕吐、呕血、便血等症。

胃溃疡的自我按摩疗法

消除腹胀按摩疗法	按摩穴位：三焦俞、膈俞、肝俞、胃俞、脾俞、大椎、肩井、命门、肾俞各穴。 按摩方法：按摩者将双手掌重叠，然后分别对病人的膈俞和三焦俞穴进行按揉，也可用双掌根或双拇指交替按压病人的膈俞至三焦俞穴一段的膀胱经内侧线。 用单手掌根部用力按揉病人的肝俞、脾俞和胃俞穴，并依赖腕关节做手掌晃拨动作，以刺激这三个穴位。 用双手拇指和食指沿病人的督脉路线，自上而下反复提拿其大椎和命门穴。 用食指、拇指、中指和掌根分别捏拿病人双侧的肩井穴至肾俞穴之间的腰背肌，同时可做适当的捻转动作。
消除疼痛按摩疗法	按摩穴位：中脘、气海、天枢、足三里各穴。 按摩方法：让病人仰卧，按摩者坐在病人身体的右侧，先用轻快的一指禅推法或大鱼际揉法，自病人的剑突下至中脘向左沿着肋弓推按，往返按摩5～10遍，然后按揉其中脘、气海、天枢等穴，同时配合按揉病人的足三里穴，最后用手掌轻拍病人的胃脘部3～5分钟。
止呕按摩疗法	按摩穴位：内关、手三里、肩井、合谷及两胁部。 按摩方法：让病人坐在椅子上，按摩者分别对其内关、手三里、肩井、合谷等穴进行用力地按揉，然后用双手揉搓病人的肩臂和两胁，以使其局部的经络通畅。

胃痉挛

胃痉挛就是胃部肌肉抽搐，主要表现为上腹痛、呕吐等。它是一种症状，不是疾病。

【按摩部位及取穴】梁丘穴。

【按摩手法】指压。

胃痉挛的发生与胃病本身有关，如溃疡、胃炎、胆汁反流、饮食因素、受寒等。由于胃痉挛本身只是一种症状，不是疾病，所以当胃痉挛发生时，病人需要在对症基础上解痉、止痛、止呕。

胃痉挛最常见的原因是食物的刺激，如冷热与辛辣刺激。精神因素对胃痉挛也有很大影响，有的人一生气就胃疼。同时，胃痉挛还与食物不卫生或细菌感染有关。

当有人出现胃痉挛的时候，要紧的是让人平静下来，最好在床上平躺着，再用一点儿热水焐在胃部。平躺的目的是放松，利用生物机体的自身作用，让痉挛慢慢消失，临床上叫作解痉挛。通过穴位及刺激方法，也可以较好地治疗胃痉挛。

胃痉挛的自我按摩疗法

穴位	梁丘穴在膝盖骨附近。脚用力伸直，膝盖骨的外侧（小脚趾方向）会出现细长肌肉的凹陷，朝着大腿用力压这个凹陷的上方，会有震动感，这就是梁丘穴。
方法	以指压刺激此穴，朝大腿方向加压时，震动较强，可用大拇指用力地压。微弱的刺激无法止住突然发生的心窝疼痛，应对这种状况的要诀是用会痛的力量用力加压。每次压20秒，休息5秒再继续。如此重复几次，疼痛便会渐渐消退。

慢性肝炎

慢性肝炎多由急性乙型肝炎、急性丙型肝炎久治不愈，病程超过半年，而转为慢性肝炎的。也有较多慢性肝炎病人感染肝炎病毒后，因起病隐匿，发现时已经成为慢性肝炎。

【按摩部位及取穴】大椎、内关、外关、足三里。

【按摩手法】按、压、揉、捏。

慢性肝炎多是从急性病毒性肝炎转变而来，机体自身免疫功能紊乱、长期应用损害肝脏的药物及机体对药物过敏、酗酒，以及某种酶的缺乏、代谢紊乱等，均可导致本病的发生。

慢性肝炎的自我按摩疗法

低烧按摩疗法	（1）捏大椎穴：取坐位，头略前倾，拇指和食指相对用力，捏起大椎穴处皮肤，做间断捏揉动作，此法能疏通经络、祛风散寒，扶正祛邪。
	（2）掐内、外关穴：以一手拇、食指相对分别按压内关、外关穴位，用力均匀，持续5分钟，使局部有酸重感，有时可向指端放射。此法能通经脉，调血气，气调则低烧止。
肝肿大、疼痛按摩疗法	（1）按压足三里穴：以拇指或食指端部按压双侧足三里穴。指端附着皮肤不动，由轻渐重，连续均匀地用力按压，此法能疏肝理气，通经止痛，强身定神。
	（2）揉肝炎穴：下肢膝关节屈曲外展，拇指伸直，其余四指紧握踝部助力，拇指指腹于内踝上2寸之肝炎穴处进行圆形揉动。此法可疏通经络，补虚泻实，行气止痛。

慢性痢疾

痢疾是由痢疾杆菌引起的肠道传染病，临床主要以腹痛、里急后重、泻下脓血便、便次频为主要特征。痢疾凡病程超过2个月者，便称为慢性痢疾，多数是因轻型痢疾，治疗不彻底或患有营养不良、佝偻病、贫血、寄生虫等病，体质较弱所致。

【按摩部位及取穴】曲池、手三里、合谷、中脘、大巨、天枢、三阴交、筑宾、阳陵泉。

【按摩手法】按、揉、推、摩、压。

这种类型的患者多无高热，有时可出现腹痛、腹泻、呕吐和低热，大便每日3～5次，可有正常便与黏液便和脓血便交替出现。慢性痢疾患者因长期营养不良，抵抗力差，易合并其他细菌感染，如肺炎、结核等。本病一年四季均可发生，但以夏秋季多见。

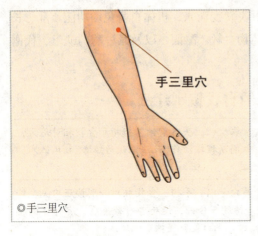
◎手三里穴

痢疾的传染途径是粪便、手、口，即痢疾病人排出的大便中存在着大量的痢疾杆菌，既可以通过污染水源引起大流行，也可以通过苍蝇、蟑螂等污染食物，还可以通过病人用过的餐具、玩具、工具等传染给健康人。无论是通过什么途径，只要痢疾杆菌进入人体消化道，就有可能在肠道内大量繁殖，经数小时至7天左右的潜伏期引起痢疾。

痢疾因进入人体的痢疾杆菌菌型不同、数量多少及每个人的抵抗力不同，所以，症状也各不相同，临床上主要将痢疾分为急性、慢性两种。

痢疾的临床症状主要表现为发热（体温一般在38～39度）、腹痛、腹泻，初为糊状或稀水样便，逐渐转为黏液或脓血便、里急后重及腹部压痛。临床表现轻重不一，中毒性痢疾的症状是起病急、发展快、突然高热，体温常达40度以上，会出现精神萎靡、面色苍白、休克等症状。

小儿慢性痢疾按摩疗法

小儿慢性痢疾按摩疗法一

1. 常用手法

（1）患儿仰卧，家长用掌心对准中脘穴，顺时针摩动1分钟。

（2）患儿仰卧，家长双掌相叠，掌心对准脐部，轻轻按压并施振颤法1分钟，然后双掌突然提起，如此一按一松，反复操作5～10遍。

（3）患儿俯卧位，按揉脾俞、胃俞、大肠俞穴各1分钟。

（4）按揉天枢、足三里穴各1分钟。

2. 随症加减

（1）湿热痢：是痢疾最多见者，症见腹部疼痛，里急后重，下痢脓血，发热，口渴不欲饮，小便短赤，纳呆，舌质红，苔黄腻。常用手法加：第一，清大肠、退六腑各300次，清小肠200次，推下七节骨300次；第二，按揉阳陵泉、三阴交穴各20次。

（2）寒湿痢：症见下痢黏滞白冻，畏寒喜暖，四肢欠温，腹痛肠鸣，肢体酸痛，食少神疲、舌质淡，苔薄白。常用手法加：第一，补脾经300次，补大肠100次；第二，按揉上巨虚、曲池、合谷穴各1分钟。

续表

小儿慢性痢疾按摩疗法二	1. 常用手法 （1）摩腹：患儿仰卧，家长单掌置其脐下做顺、逆时针摩腹2~5分钟。 （2）推背：患儿俯卧，家长单掌以掌根从患儿腰骶部向上直推至背部，以透热为度。 （3）点穴：按揉足三里穴3分钟，按揉脾俞、胃俞、大肠俞、天枢穴各1分钟。
	2. 随症加减 （1）高热者推天河水500次，退六腑300次。 （2）昏迷抽风者掐人中、掐小天心、掐十王穴，交替操作直至清醒。 （3）久病体虚者揉止痢穴10次，揉二人上马30次，补脾经300次。

按摩后的生活调理：

（1）要隔离患儿至大便正常后1周。对于患儿的碗、杯、筷等用具要进行消毒，衣服和被褥要勤洗勤晒。家长也要经常洗手，以防止传染。

（2）室内要保持安静、凉爽，以便给病儿提供良好的休息条件。

（3）要给病儿多喝水，最好是糖盐水、果汁等。对呕吐、腹泻严重的病儿应输液。

慢性痢疾自我按摩疗法：

（1）用按摩棒按揉曲池、手三里、合谷穴，注意按压时力度要适中，每穴每次各5分钟。用单手手掌推摩下腹部，顺时针、逆时针方向各10圈，至感觉温热为宜。

（2）用双手拇指指腹按揉中脘、大巨、天枢穴，注意按压时力度要稍轻，每穴每次各2分钟。用拇指指腹按压三阴交、筑宾、阳陵泉，注意按压时用力要稍重，每穴每次各1分钟，至感觉酸胀为宜。

慢性结肠炎

慢性结肠炎又称慢性非特异性溃疡性结肠炎，病变主要累及直肠和乙状结肠，也可涉及降结肠和整个结肠，病理改变常局限于黏膜和黏膜下层。

【按摩部位及取穴】合谷、三间、后溪、少府、四缝、中魁、涌泉。

【按摩手法】揉、推、敲、按。

慢性结肠炎的自我按摩疗法

推腹法	用掌或拳头由胸部往下腹方向推,按下去的力度合适就行,有痛或包块的感觉时,稍微用力点儿,以能适应为准。
揉腹法	两手重叠,以肚脐为中心,先按顺时针方向按揉腹部100下,再按逆时针方向按揉腹部100下。每天早、晚各按揉1次。 肚脐周围有肓俞、神阙、气海、关元、中脘等要穴。 揉腹可使气血通畅,强健腹肌,增强胃肠功能,促进食物消化与吸收,从而起到防治腹泻、便秘、腹痛等病症的作用。
手部按摩	(1)穴位选择 可揉按合谷、三间、后溪、少府、四缝、中魁、便秘点、安眠点等。 (2)反射区选配 按摩升结肠、横结肠、降结肠、乙状结肠、直肠、腹腔神经丛、小肠、十二指肠、胃脾大肠区、肾上腺等反射区,重点按摩乙状结肠、直肠、腹腔神经丛反射区。 治疗期间,应注意饮食调养及休息,避免情绪过度紧张及外感风寒,忌食生冷及刺激性食物。另外,本病需与痢疾(细菌性或阿米巴性)相鉴别,属后者应以药物治疗为主,辅以手部按摩。
敲打、按摩足三里穴和涌泉穴	先用保健锤对足三里穴和涌泉穴进行敲打,每个穴位各敲打150下;然后用拇指分别按压2个穴位各100下,每天早晚各按压1次。

十二指肠溃疡

十二指肠溃疡是一种常见的消化道疾病。一般认为,它是由于大脑皮质接受外界的不良刺激后,导致胃和十二指肠壁血管和肌肉发生痉挛,使胃肠壁细胞营养发生障碍与胃肠黏膜的抵抗力降低,致使胃肠黏膜易受胃液消化,从而形成溃疡。

【按摩部位及取穴】中脘、内关、建里、足三里、阴陵泉。

【按摩手法】按、揉、点、压、摩。

十二指肠溃疡的主要临床表现为上腹部疼痛,可表现为钝痛、灼痛、胀痛或剧痛,也可表现为仅在饥饿时隐痛不适。临床上约有2/3的疼痛呈节律性:

早餐后1~3小时开始出现上腹痛,如不服药或进食则要持续至午餐后才缓解;食后2~4小时又痛,也须进餐来缓解。约半数患者有午夜痛,病人常可痛醒。节律性疼痛大多会持续几周,随后缓解数月,可反复发生。

十二指肠溃疡的按摩疗法

揉摩上腹部	取仰卧位,腹部自然放松,呼吸均匀。将左右手掌交叉重叠,放于上腹部剑突下,做顺时针揉摩,由上到下,由内到外,力量要均匀,按摩3~5分钟,每日1~2次,2~3周为1个疗程。
提拿任脉	取坐位或仰卧位,双手置于上腹部剑突下,沿剑突经肚脐到中极,循任脉循行路线,抓紧皮肤自上而下,一松一紧提拿,重复操作10次。每日1次,2~3周为1个疗程。
背腧	取俯卧位,按摩者在背部脊柱两侧膀胱经循行线上自上而下施以手法,至脾俞、肾俞等背腧穴处,力度加重。操作约2分钟,每日1次,2~3周为1个疗程。
按揉中脘穴、建里穴	用拇指揉按腹部中脘穴、建里穴,力度由轻到重,以穴位局部有酸胀感为度。每穴1~2分钟,每日1次,10日为1个疗程。
点按足三里穴、阴陵泉穴	用拇指分别点按下肢部的足三里、阴陵泉、胃俞、肝俞各半分钟。然后揉按各穴,用力由轻到重,以穴位局部有酸胀感为度。每穴1~2分钟,每日或隔日1次,10日为1个疗程。

胃脘痛

胃脘痛,即胃溃疡、十二指肠溃疡、慢性胃炎等病症的统称,痛时嗳气、反酸、恶心、呕吐等。

【按摩部位及取穴】膈俞、三焦俞、大椎、胃俞。

【按摩手法】按、揉、擦、捏、拿。

胃脘痛的快速按摩法:

(1)患者平躺在床上,腹部放松。

(2)两手拇指分别置于两肋下,其他四指置于两侧及腹部,以适当的力量向中间挤压100次。

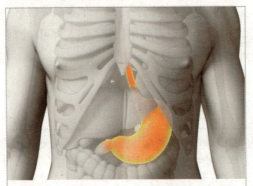

◎胃脘痛，即胃溃疡、十二指肠溃疡、慢性胃炎等病症的统称

（3）将右手掌放于上腹部（中脘穴），再压上左手，按顺时针方向按摩100次。每日睡前和起床前各按摩1次。

按摩完毕后，病人便可听到肠鸣音，产生矢气下行并排出（放屁），即达到了治疗效果。疗程以胃脘痛消失为标准。

胃脘痛的按摩疗法

按揉背腰镇痛法	在单掌推背部膀胱经路线的基础上，叠掌揉、双掌根或双拇指交替按压膈俞至三焦俞一段膀胱经内侧线，注意局部重点取穴。
晃拨腧穴行气法	单掌根着力，依靠腕关节做手掌晃动动作，带动掌根晃拨，分别刺激肝俞、脾俞、胃俞、三焦俞等穴，手下压力要适度，晃拨频率要均匀。
提拿捏脊健运法	双手拇、食指沿督脉路线自上而下反复提拿（大椎穴至命门穴一段），施术10次。
捏拿背腰肌理气法	在肩胛内移的基础上，拇、食指捏拿骶棘肌上段（肩胛间区段，轻拿轻放），亦可加用中指做捻转动作。
搓擦胃俞温中法	单掌根或小鱼际肌快搓两侧胃俞穴，搓后缓缓揉动，使热感渗透。
擦摩上腹散寒法	用单掌反复擦上腹部，频率要快，以温热为度。
推揉腹部和中法	两拇指开三门、运三脘；单掌或双掌于左胁肋部快速推抚，称之为推胃法；掌推腹部任脉路线；掌根轮状顺时针推脘腹；叠掌揉上腹部，以左上腹为主。
按揉腹部消积法	双拇指交替按压腹部任脉及两侧胃经路线，双掌重叠、自上而下揉以上部位；双掌扣脐轮状揉腹部。

胃肠道功能紊乱

胃肠道功能紊乱，是胃肠综合征的总称，起病大多缓慢，病程常经年累月，呈持续性或反复发作。

【按摩部位及取穴】缺盆、膻中、中脘、气海、章门、内关、涌泉、膈俞、足三里、梁门。

【按摩手法】揉、按、拿、拍。

胃肠功能紊乱临床表现以胃肠道症状为主，可局限于咽、食管或胃，但以肠道症状最常见，也可同时伴有神经官能症的其他常见症状。多有精神因素的背景，以胃肠道运动功能紊乱为主，而在病理解剖方面无器质性病变基础，因此不包括其他系统疾病引起的胃肠道功能紊乱。

胃肠功能紊乱的临床表现具体体现在胃肠道吸收及进食和排泄等方面的不正常，常伴有失眠、焦虑、注意力涣散、健忘、神经过敏、头痛等其他功能性症状。

胃肠道功能紊乱相当常见，其中典型的临床特点为病情常随情绪变化而波动，症状可因精神治疗"如暗示疗法"而暂时消退，提示有本症的可能性。

胃肠神经官能症起病缓慢，病程多缠绵日久，症状复杂，呈持续性或反复性发作，病情轻重可因暗示而增减，临床表现以胃肠道症状为主，多伴有心悸、气短、胸闷、面红、失眠、焦虑、注意力涣散、健忘、神经过敏、手足多汗、多尿、头痛等自主神经不平衡的表现。

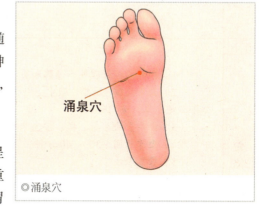

◎涌泉穴

胃肠道功能紊乱的自我按摩疗法

一般按摩疗法

（1）摩腹法

患者取仰卧位，双膝曲。两手掌相叠，置于腹部，以肚脐为中心，在中、下腹部沿顺时针方向摩动约5分钟，以腹部有温热感为宜。用力宜先轻后重，然后扩大范围，摩动全腹部约2分钟。

（2）擦腰骶法

患者取坐位，腰部前屈。双手五指并拢，掌面紧贴腰眼，用力擦向骶部，如此连续反复进行约1分钟，使皮肤微热，有热感为宜。

以上两种调治胃肠神经官能症的自我按摩方法每日做1～2次，连续治疗24天后，可根据病情隔日治疗一次，直至症状消失。

在按摩时，这两种方法可同时进行，同时按摩者可在按摩治疗过程中进行心理暗示，这样既节省时间，又疗效显著。

另外，可以通过精神疗法进行治疗。精神疗法治疗的主要目的是解除患者的思想顾虑，调整好心态，医者要善于抓主要矛盾，通过耐心细致的解释，让病人了解疾病的性质、起病原因以及良好的愈后等，以解除病人的思想顾虑，树立对疾病的正确认识，提高治愈的信心，从而发挥其主观能动性，可使病情早日痊愈。

穴位按摩疗法

（1）治则：疏肝理气、健脾和胃、降逆止呕。

（2）主要穴位：缺盆、膻中、中脘、气海、章门、内关、涌泉、膈俞、公孙、足三里、梁门等穴。

（3）主要手法：推、揉、按、拿、拍打等。

（4）操作时间：30～40分钟。

（5）基本手法：

仰卧位：患者仰卧位，按摩者立于其侧，单手掌推胸腹部正中任脉线，从天突推至关元穴（注意推至脐下转换手掌方向）。双掌开三门，运三脘。双掌重叠揉和多指拿腹部（从上至下），揉拿任脉及两侧。拇指点揉缺盆、膻中、中脘、气海、章门、内关、足三里、梁门等穴。

俯卧位：患者俯卧位，按摩者立于其侧。双掌推揉背部膀胱经路线（从上至下），多指拿脊柱两侧肌肉。拇指点揉背部膀胱经路线上的穴位（从上至下）。拇指点揉公孙、涌泉等穴。双手空掌交替拍打腰背部，结束手法。可根据病人需要灵活掌握，不要一成不变。

习惯性便秘

习惯性便秘是指长期的、慢性功能性便秘,多发于老年人。同时,也有人认为习惯性便秘不仅仅限于功能性便秘,它也包括结肠性便秘与直肠性便秘。

【按摩部位及取穴】天突、中极、关元、天枢、合谷、足三里。

【按摩手法】按、摩、点、压。

习惯性便秘主要是生活、饮食和排便习惯的改变,以及心理因素等原因导致的,如果不纠正这些起因,治疗效果往往较差。药物治疗只是临时之举,长期依赖泻药只会逐渐加重便秘程度,生活调摄才是根本治疗。

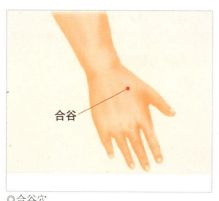

◎合谷穴

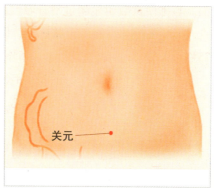

◎关元穴

防治习惯性便秘的按摩方法

一般按摩法	方法:早上起床,空腹在空气新鲜处双腿盘坐,双手握拳于胸前,深吸两口气,憋住,吸第三口气时,舌根抵住咽喉,有口水向下吞下,双手抱拳于胸骨柄(天突穴处),向下刮至小腹(中极穴处),协助吞气,然后再用双掌大鱼际分别从双侧足阳明胃经不容穴始,向下刮至气冲穴止,刮至皮肤略红为度,算吞气1次。 每日练习,3个月为1个疗程,如效果不佳继续第二个疗程,疗程间不休息。 同时,患者可以在每晚睡觉前,用手掌顺肚脐环周按摩,也可以较好地治疗习惯性便秘。

续表

穴位按摩法	通过指压点穴加按摩，可以较好地治疗习惯性便秘，具体手法如下： （1）按摩关元、天枢穴：患者取仰卧位，全身放松，用掌根顺时针方向缓慢揉小腹5分钟，拇指用力按压关元、左右天枢穴各1分钟，令局部有酸胀感，然后双手叠加，置于小腹行掌震法1分钟，最后双手掌沿脐部向下抚摩结束。 （2）按摩合谷、足三里穴：合谷在五指并齐，拇指与食指间最高点；足三里位置，坐位，掌心平放膝盖正中，五指自然分开，小指尖对着的位置即是。

慢性腹泻

慢性腹泻指病程在2个月以上的腹泻或间歇期在2～4周内的复发性腹泻。当排便次数明显超过平日习惯的频率，粪质稀薄，每日排粪量超过200克，或含未消化食物乃至脓血时，即为腹泻。通常情况下，人的粪便中含有75%～80%的水分，若是超过85%，就可以判断为腹泻。

【按摩部位及取穴】三间、合谷、足三里。

【按摩手法】按、摩、推、揉。

慢性腹泻的按摩疗法

寒湿伤脾	（1）取仰卧位，家人先用拇指指腹端按揉足三里、阴陵泉、三阴交穴各1分钟；再用掌推法从中脘推至关元穴，反复进行3分钟，并用掌摩法逆时针摩腹3分钟；最后，家人用拇指指腹端按揉上巨虚、下巨虚、曲池穴各1分钟。
	（2）取俯卧法，家人先以掌从尾骶部沿脊柱向上推擦，反复进行5遍，以微热、微红为度；再用拇指指腹端按揉背部脾俞、胃俞、大肠俞、长强穴各1分钟；最后沿脊柱两旁用擦法约5分钟，以透热为度。
饮食所伤	（1）取仰卧法，家人先用拇指指腹端按揉足三里、阴陵泉、三阴交穴各1分钟；再用掌推法从中脘推至关元穴，反复进行3分钟；最后用掌摩法顺时针摩腹3分钟。
	（2）取俯卧位，家人用拇指与食指提捏其尾骶部肌肉，一紧一松，逐渐向上至大椎穴，重复5遍，再用拇指指腹端按揉脾俞、胃俞、大肠俞穴各1分钟。

第八章

骨骼与肌肉疾病的自我按摩疗法

●骨骼类疾病与肌肉类疾病同人们日常的调理、运动等有密切关系。在自我按摩保健的同时,人们也需要在日常生活中避免让身体受到伤害,并从饮食上进行调理,提高身体机能,增强抵抗力。

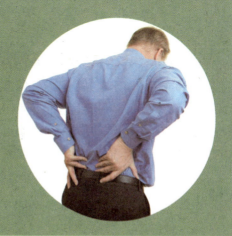

膝关节炎

膝关节骨性关节炎，又称增生性关节炎、肥大性关节炎、退行性关节炎、骨关节病等，它是一种以关节软骨退行性改变为核心，累及骨质并包括滑囊、关节囊及关节其他结构的全方位、多层次、不同程度的慢性无菌性炎症。

【按摩部位及取穴】膝关节、髌骨、股四头肌等部位；血海、梁丘、犊鼻、膝眼、委中、阴陵泉、阳陵泉、三阴交、足三里等穴。

【按摩手法】揉、捏、弹、擦等。

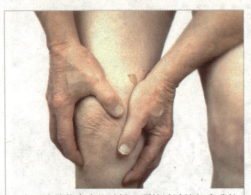
◎出现膝关节疼痛的时候，不妨试试膝部自我按摩，一定会给你带来意想不到的效果

由于膝关节是人体较大而复杂的屈曲关节，在承受几乎全部体重的同时还要担负起腿部的各种运动任务，所以膝关节对我们来说尤为重要。如果不注意保护膝关节，很容易损伤，恢复不好就会有转为慢性病的可能。

膝关节炎可为单发性或双侧性，女性多见，而且往往是体重超标者易发膝关节炎。

一般来说，人在步入中年后，若坐起立行时觉得膝部酸痛不适，走了一会儿便症状消失，就是膝关节炎的早期表现。后期虽活动亦不能缓解疼痛，且上下楼梯或下蹲与坐起站立都有些困难，需手在膝盖上撑助才行。多走之后膝关节会有些肿，或肿得厉害，穿刺还可以抽出一些淡黄色液体。由于滑膜与关节囊病变而增厚，活动时可有响声，如果关节内有游离体形成，可影响关节活动，并不时有"关节绞锁"现象。最后会导致膝关节畸形，例如膝关节屈曲挛缩，O形腿或X形腿，甚至要拄着拐杖才能行走。

膝关节推拿点穴法

点揉痛点	用手指按压，找到膝关节周围的压痛点，用拇指、食指的指腹在压痛点进行点揉，压痛点多位于膝关节内外侧、髌骨上下及膝后窝处。膝后窝处可以用食、中指点揉。 按揉每个痛点时更注意力度，先由轻至重点揉20次，再由重至轻点揉20次。此手法可以促进痛点炎症吸收，松解粘连，适用于各种慢性膝关节疾病。
点揉穴位	点揉膝关节周围的一些特定穴，每个穴位点揉1分钟，以酸胀为佳。关节水肿时，点揉以下穴位的疗效较好： ①血海穴、梁丘穴 位置：下肢绷紧，膝关节上侧肌肉最高处，内为血海、外为梁丘。 作用：刺激此二穴可有效增加股四头肌的血液供应，配合股四头肌锻炼，可以防止肌肉萎缩，尤其对改善膝关节骨性关节炎的抬腿无力、屈伸困难效果显著。 ②犊鼻穴、膝眼穴、委中穴 位置：屈膝，在膝部，髌骨与髌韧带外侧凹陷处为犊鼻穴，内侧凹陷处为膝眼穴。委中穴位于横纹中点，股二头肌腱与半腱肌肌腱的中间。 作用：刺激此三穴可增加关节内血液供应和润滑液的分泌，防止因摩擦造成的疼痛。 ③阴陵泉穴、阳陵泉穴 位置：阴陵泉穴位于小腿的内侧，膝下高骨后侧凹陷处。阳陵泉穴位于膝盖斜下方，小腿外侧高骨稍前凹陷处。 作用：刺激此二穴可以疏通下肢经络，改善小腿无力、疼痛等异常感觉。 ④三阴交穴、足三里穴 位置：三阴交穴位于内踝高点上四横指处，足三里穴位于外膝眼下四横指处。 作用：刺激此二穴可以令下肢有力。具有补益肝脾肾，健步强身的作用。
掌揉髌骨	以掌心扣按髌骨，在保持足够压力的情况下，使髌骨产生向内向上的轻微运动，在此基础上，带动髌骨做环转运动2～3分钟。按压时，以髌骨下产生酸胀温热为宜。 此手法适用于膝关节骨质增生、髌骨软化症、膝关节水肿及伸膝装置外伤性粘连、风湿类风湿性关节炎等。
按摩四头肌	以拇指和其余四指相对拿捏股四头肌（即膝盖上丰厚的肌肉）约1～2分钟，以微微酸胀为度。此手法可有效增加股四头肌内的血液供应，特别适用于膝关节骨性关节炎的患者，股四头肌内侧头萎缩，膝关节不能伸直者。

续表

按摩关节内外侧肌腱	用双手除拇指外其余四指触摸膝关节后窝内的两侧，可以摸到两侧有两根"大筋"，此即是大小腿主要肌腱穿行处。 大多膝关节病患者由于膝关节不能充分伸直而引起这些肌腱挛缩，久之腿就会无法伸直。用双手四指经常弹拨这两处"大筋"，可以起到舒筋通络的作用，松解挛缩，恢复肌腱原来的长度。这样，膝关节渐渐就能伸直了。
拿揉小腿肚	用手掌轻揉地拿揉小腿肚。每侧各1分钟，以小腿肚微微发热为佳。此手法的作用是松解患者小腿肚痉挛的肌肉，增加小腿后侧肌群的血液供应。

膝关节炎的按摩疗法

膝关节炎的自我按摩疗法	（1）按摩大腿与小腿。先用双手握住左大腿根部，使用适当的力量从大腿根部向下按擦至脚踝处，再从脚踝处往上按擦到大腿根部。一下一上为1次，反复30～60次。然后按摩右下肢，方法相同（女性先按摩右腿）。此法可防治下肢痿痹、腰脊痛、水肿等病症。 （2）按摩委中。委中位于下肢腘窝正中。伸直膝关节，双手掌贴紧同侧委中穴韧带位置，用重力来回摩擦50～80次。此法对腰背痛、腹痛、下肢痿痹等有效。 （3）按摩足三里。将两手掌根部紧贴同侧下肢膝眼足三里穴位，一上一下用力按摩100～150次，使足三里处有发热感，每天早晚各做1次。 （4）取坐位，两手掌心紧按膝盖骨，先同时向内旋转按揉20次，然后再向外同法操作。可强健腿膝，舒筋活络。 （5）用虚拳捶击足三里100次以上，使足三里处有发热感。
膝关节炎的其他按摩疗法	（1）推按脚部。患者仰卧，按摩者左手掐患肢脚趾，用右手掌跟推脚面筋，由轻到重，从脚趾向上推至脚踝处，反复推6～9次。 （2）推按腿部。患者仰卧（推后面时俯卧），把腿分成四面，即前、后、内、外，再分大腿（从膝盖至腿根部）与小腿（从脚踝至膝盖），按照前、内、外、后顺序从上往下用掌根推6次。先推大腿，后推小腿。然后再用两手心相对，从大腿根先内外，后前后，往下搓揉至脚踝处，各3遍。

第八章 骨骼与肌肉疾病的自我按摩疗法

续表

膝关节炎的其他按摩疗法	（3）点揉穴位。患者仰卧，小腿屈曲，术者先用刮痧板的一角按住膝眼，向外刮6～9次。先内膝眼，后外膝眼。再点揉梁丘、阳陵泉、膝阳关、委中、承山。然后双手搓热，捂在膝盖上3～5分钟。再顺时针转揉36圈，逆时针24圈，连续3遍。
	（4）患者仰卧，在委中穴拔罐，每次留罐10分钟，起罐后稍停，连续拔3遍。
	（5）患者端坐椅子上，双下肢自然下垂，医生握住膝盖下部，双手在腘窝后摸到筋，然后双手由内向外弹拨6～9次。此手法对腿疼、腿麻、风寒性腿部疾病都有疗效。

慢性膝关节痛

膝关节在全身的关节中体积最大，结构最复杂。膝关节除了承受人体绝大部分重量外，在日常生活中所起的作用也是首屈一指的。近年来，中老年人因运动不当，导致膝关节损伤的病例越来越多。

【按摩部位及取穴】髌骨、膝关节；膝眼、血海、梁丘等穴位。

【按摩手法】按、揉、提拿、推擦等法。

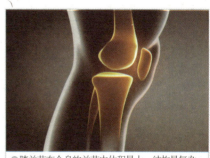
◎膝关节在全身的关节中体积最大，结构最复杂

慢性膝关节痛的防护和自我按摩疗法

预防膝关节疼痛的保健措施	1.股四头肌的静力收缩 即"大腿绷劲"，采取坐位，将大腿的肌肉绷紧，坚持数秒钟后放松，一紧一松，反复练习，每次锻炼5～10分钟，每日2～3次。
	2.空蹬自行车 采取仰卧位，两腿在空中做蹬车动作，模拟蹬自行车，以提高肌肉和韧带的弹性、韧性及关节的灵活性，消除膝部无菌性炎症，避免膝关节周围软组织粘连。每次3～5分钟，每天坚持2～3次。
	3.半蹲转膝法 两脚立正，足根并拢，两膝微屈，两手扶于膝部，使两膝做顺、逆时针方向的回旋动作，每次3～5分钟，每天坚持2～3次。

续表

预防膝关节疼痛的保健措施	4.步行或慢跑 步行和跑步可增强下肢肌力、韧带的韧性,以及膝关节的灵活性与稳定性。 提示:在做以上运动时,一定要循序渐进,活动范围由小到大,强度以不感觉疲劳和不适为度。
膝关节痛的自我按摩方法	1.点按膝周穴位 坐在椅子上,双腿自然伸直,用两手大拇指点按膝眼(髌骨下方部,髌韧带两侧凹中)、血海(大腿内侧之下部,内上髁上2寸)、梁丘(膝盖上2寸两筋间)、鹤顶(髌骨上缘正中凹陷中)等穴位,每个穴位点按约1分钟。
	2.按揉血海穴、梁丘穴 刺激此二穴可有效增加股四头肌的血液供应,配合股四头肌锻炼可以防止肌肉萎缩,对改善膝关节骨性关节炎的抬腿无力、屈伸困难,效果尤其显著。
	3.放松大腿肌肉 坐在椅子上,用拿法、按揉法放松大腿前面的肌肉,从上至下,3~5分钟。
	4.放松小腿肌肉 坐在椅子上,用拿法放松小腿后侧及外侧的肌肉,从上至下,3~5分钟。
	5.按揉髌骨 坐在椅子上,双膝屈曲约90度,双足平放地板上,将手掌心放在膝关节髌骨上,五指微微张开,紧贴于髌骨四周,然后稍用力,均30~50次。
	6.提拿髌骨 坐在椅子上,双腿自然伸直,用五指抓住髌骨,向上提起,一提一放,30~50次。
	7.推擦膝关节 坐在椅子上,双膝屈曲,用两手的掌指面分别附着于大腿两旁,然后稍加用力,沿着大腿两侧向膝关节处推擦,3~5分钟。

类风湿性关节炎

类风湿性关节炎是一种以关节滑膜炎为特征的慢性全身性自身免疫性疾病。滑膜炎反复发作,可导致关节内软骨和骨的破坏与关节功能障碍,甚至残疾。

【按摩部位及取穴】眼睛、腰眼、腹部、脚心等部位,肩井穴、风池穴等穴位。

【按摩手法】刮法、拇指推法、按法、拳面叩击法等。

类风湿性关节炎自我按摩疗法

按摩治疗中枢型类风湿性关节炎	以按摩腰骶、脊柱及两侧膀胱经为主，用按摩疗法。 具体步骤为： （1）患者取俯卧位，上胸部及股部分别垫2～3个枕头，使前胸悬空，两手臂肘关节弯曲放于枕旁，按摩者立于一旁，以一手掌指在患者腰背部沿脊柱及其两侧，反复施以大滚法，同时另一手掌在患者背部随其呼吸动作进行按压，嘱患者深呼吸，呼气时向下按压，吸气时放松，之后以手指指间关节依次点按秩边、居髎、环跳等穴。 （2）然后患者改为坐位，按摩者立其后方，用一手拳擦法施于颈项两侧及肩胛部，同时嘱患者配合做颈部左右旋转及俯仰活动；接上势，按摩者以一手拇指与食、中指相对，于患者的双肩井穴及双风池穴上施以三指拿法3～5次。 （3）然后嘱患者两肘屈曲，抱于后脑枕骨部，两手手指交叉握紧，按摩者立其背后，以膝抵住患者背部，再以两手握住患者两肘，做向后牵引及向前俯的扩胸俯仰动作，同时嘱患者在前俯时呼气、后仰时吸气，如此俯仰各7～8次，后嘱患者上身前俯，双手仍抱于脑后，按摩者立于一旁，以一手握拳，用拳按法依次施于脊柱两旁，最后再施以掌擦和掌搓法，以局部发热微红为宜。
足部按摩治疗类风湿性关节炎	对于各关节肿大日渐显著，周围皮肤温热、潮红，自动或被动运动都引起疼痛的类风湿关节炎，可采用足部按摩治疗法。 （1）足背部按摩法 足背部反射区：上身淋巴结、下身淋巴结。 手法：拇指指端点法、食指指间关节点法等。 （2）足外侧按摩法 足外侧反射区：膝、肘关节、肩（关节）、生殖腺。 手法：食指外侧缘刮法、拇指推法、按法、拳面叩击法等。 （3）足底部按摩法 足底部反射区：头部（大脑）、脑垂体、小脑及脑干、甲状旁腺、脾、肾上腺、肾、输尿管、膀胱、胃、胰、十二指肠、生殖腺。 手法：拇指指端点法、食指指间关节点法、拇指关节刮法、拇指推法、擦法、拳面叩击法等。 （4）足腿部按摩法 足腿部反射区：坐骨神经。 手法：拇指推法。

腰椎间盘突出症

腰椎间盘突出症是腰椎间盘在退行性病变的基础上，受到相应的损伤所引起的病症。人们在日常生活和劳动中的一些积累性损伤，会使腰椎间盘反复承受挤压、屈曲和扭转等负荷，很容易在腰椎间盘受力最大的部位，即纤维环的后部产生裂缝。

【按摩部位及取穴】腰眼、腰骶部等。

【按摩手法】搓、捏、揉、抓等。

随着承重的反复进行，裂缝会逐渐增大，使此处的纤维环变得越来越薄，在此基础上再加上外伤，就可能使纤维环破裂，已变性的髓核组织遂由纤维环的薄弱处或破裂处突出，压迫神经根或马尾神经，引起腰痛和放射性下肢痛，甚至产生神经功能损害的症状。

如果将人比作汽车，人的椎间盘就如同汽车的减震弹簧，它可以减缓人体所受的外力冲击与震荡，承受着相当大的压力。随着年龄的增长或者外伤的影响，"减震弹簧"的弹性会逐渐减弱。20岁以后，腰椎间盘就开始退行性变，腰椎间盘的弹性和抗负荷能力也随之减退，所以才会出现腰椎间盘突出症状。

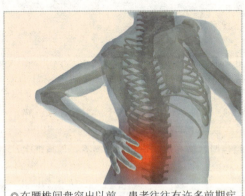

◎在腰椎间盘突出以前，患者往往有许多前期症状，它们的表现通常就是腰疼

在腰椎间盘突出以前，患者往往有许多前期症状，它们的表现通常就是腰疼，有的人一个轻微的小动作如打喷嚏、弯腰等，都可以造成腰扭伤，这是一个信号，说明腰椎马上就会发生蜕变，长期的慢性腰痛也说明腰椎马上就会发生蜕变。

有的病人腰痛时轻时重，有时可能一点儿症状都没有，有时却疼得卧床不起，这种情况提示我们可能要患腰椎间盘突出了。

患了腰椎间盘突出须及时治疗，通过按摩等疗法可以较好地防治此病。

腰椎间盘突出症的按摩疗法

自我按摩疗法	自我按摩容易学习，操作简便，且经济实用，还可作为药物疗法的辅助治疗。如果能经常做做腰部的自我按摩，除了能防治腰痛，还能补肾强身。具体自我按摩方法如下： （1）揉腰眼：腰眼位于第四腰椎棘突下旁开3.5～4寸之凹陷中。两手握拳，用食指掌指关节紧按腰眼做旋转，用力按揉30～50次，以腰酸胀为宜。 （2）擦腰：两手掌根紧贴腰部，用力上下擦动，动作要快速有力，以腰部有温热感为度。 （3）捏拿腰部肌肉：用双手拇指和食指同时从上向下捏拿、提放两侧腰部肌肉，直至骶部。如此自上而下捏拿4次。 （4）颤动腰部肌肉：两手掌根部按压住腰部，做快速上下颤动15～20次。 （5）叩击腰骶部：双手握空心拳，反手背后，以双手拳背着力，有节奏地、交替呈弹性叩击骶部。可先从骶部向上叩击至手法不能及为止(腰部)，再向下叩击至骶部，从上至下，如此往返七八次。此手法要平稳，力量要由轻到重，要有振动感，要有穿透力。
一般按摩疗法	1. 搓捏法 首先把双手搓热，一直搓到双手发烫，放在腰眼的位置，从上向下反复地搓；然后是一个捏脊的动作，用拇指和食指把脊柱正中间的皮肤提起，从与肚脐相对的地方一直捏到尾椎。 2. 抓腰法 抓腰法就是拇指固定在腰部，其余四指的指腹在腰部进行反复的拉动，对于腰肌劳损比较重的病人，这个动作可以迅速缓解症状。 原则上这种刺激不宜过大，应该是有规律地、持之以恒地去做，通常2～3个月后，腰痛症状会有明显的缓解。

急性腰扭伤

在医学上,急性腰扭伤是指腰部肌肉、筋膜、韧带等软组织因外力作用突然受到过度牵拉而引起的急性撕裂伤,常发生于搬抬重物或腰部肌肉强力收缩时。急性腰扭伤多由突然遭受间接外力所致,可使腰骶部肌肉的附着点、骨膜、筋膜和韧带等组织撕裂。

【按摩部位及取穴】腰部、腰骶部。

【按摩手法】揉、按、提拿、抖等。

急性腰扭伤大多发生于搬抬重物时,有的患者主诉听到了清脆的响声。受伤后重者疼痛剧烈,当即不能活动;轻者尚能工作,但休息后或次日疼痛加重,甚至不能起床。

急性腰扭伤的临床症状表现为,检查时见患者腰部僵硬,腰前凸消失,可有脊柱侧弯及骶棘肌痉挛,在损伤部位可找到明显压痛点。具体来说,又主要显现为以下几点:

(1)有腰部扭伤史,多见于青壮年。

(2)腰部一侧或两侧剧烈疼痛,活动受限,不能翻身、坐立和行走,常保持一定强迫姿势,以减少疼痛。

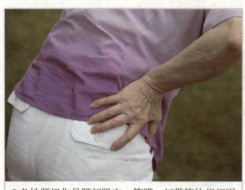
◎急性腰扭伤是腰部肌肉、筋膜、韧带等软组织因外力作用突然受到过度牵拉而引起的急性撕裂伤

(3)腰肌和臀肌痉挛,或可触及条索状硬物,损伤部位有明显压痛点,脊柱生理弧度改变。

(4)外伤后即感腰痛,不能继续用力,疼痛为持续性,活动时加重,休息后也不能消除,咳嗽、大声说话、腹部用力等,均可使疼痛增加。有人在受伤时腰部有响声或有突然断裂感。

(5)腰部僵硬,主动活动困难,翻身困难,骶棘肌或臀大肌紧张,使脊柱侧弯。

（6）损伤部位有压痛点，在棘突两旁骶棘肌处，两侧腰椎横突处或髂脊后有压痛处，多为肌肉或筋膜损伤。在棘突两侧较深处压痛者，多为椎间小关节损伤所致。在骶髂关节部有压痛者，多为骶髂关节损伤。

（7）一般无下肢放射痛，部分患者有下肢牵涉性痛，直腿抬高试验阳性，但加强试验为阴性。鉴别困难时，可做局部痛点普鲁卡因封闭。若痛点减轻或消失，则为牵涉痛，腿痛无改变者为神经根放射痛。

急性腰扭伤的按摩疗法

自我按摩治疗手法	1. 揉法 以右手掌根紧贴在腰部压痛处做旋转按摩，由轻渐重，使力量达深部软组织约5分钟。
	2. 点按 在按摩的基础上，患者用拇指指腹按压腰部痛点，由轻渐重，使力量直达深部组织，按压时需有间歇性放松，使局部恢复血循环，以免加重损伤，即所谓的"压痛点强刺激法"。
	3. 提拿腰部诸肌 用双手拇指和其余四指腹对合用力，提拿方向与肌腹垂直。从腰椎起至腰骶部臀大肌，由上而下、先轻后重、先健侧后患侧地进行，重点要放在腰椎棘突两侧骶棘肌和压痛最明显处，反复提拿约3分钟。
	4. 推揉舒筋法 以掌根或小鱼际肌着力，在腰部病变部位做半环揉压。从上至下，先健侧后患侧，边揉边移动，使腰部皮肤感到微热为宜（约2分钟）。
	5. 震抖 患者原体位不变，双手抓握床头，全身肌肉放松。家人站于患者足后，双手握住患者双踝，用力牵拉震抖，将患者身体抖起呈波浪形，连续做3～5次。 要注意手法轻柔不宜太重，以免加大对腰部的损害。

续表	
其他按摩疗法	1. 患者俯卧,家人立其侧,用两手大拇指或手掌根部沿着脊柱两侧,自上而下螺旋形按揉至腿部,反复做3~5次。
	2. 闪腰者取俯卧姿势,家人用双手掌在脊柱两旁,从上往下,边揉边压,至臀部向下按摩到大腿下面、小腿后面的肌群,按摩几次后,再在最痛的部位用大拇指按摩、推揉几次。

在治疗期间,应注意保暖与休息,重者需休息2~3周,扭伤初期宜睡硬板床。

肩周炎

肩周炎,中医称之为"漏肩风""冻结肩""五十肩"等,是以肩关节疼痛为主,先呈阵发性酸痛,继而发生运动障碍的一种常见病、多发病,是一种以肩关节疼痛和活动不便为主要症状的常见病症。

【按摩部位及取穴】肩关节、上臂等。

【按摩手法】按、揉、捏等。

在医学上,肩周炎的全称为肩关节周围炎,是肩关节周围肌肉、韧带、肌腱、滑囊、关节囊等软组织损伤、退变而引起的关节囊和关节周围软组织的一种慢性无菌性炎症。它的临床表现为起病缓慢,病程较长,病程一般在1年以内,较长者可达到1~2年。

肩周炎的常发年龄为50岁左右,其中女性的发病率略高于男性,体力劳动者也容易发病。患有肩周炎的患者,会感到有冷气进入肩部,也有患者能感觉到有凉气从肩关节内部向外冒出,所以肩周炎被形象地称为"漏肩风"。

肩周炎的自我按摩疗法如下:

如果肩周炎患者关节活动障碍仅累及一侧,那么,可以用健侧上肢对患侧进行自我按摩。患者在进行自我按摩以前,一般可先进行患侧肩关节的局部热敷。自我按摩宜每日进行1次,坚持1~2个月,会有较好的效果。

自我按摩的步骤及方法为：

（1）用健侧的拇指或手掌，自上而下按揉患侧肩关节的前部及外侧，时间为3～5分钟，在局部痛点处可以用拇指用力点按1分钟。

（2）用健侧手的第2～4指的指腹，按揉肩关节后部的各个部位，时间为3～5分钟。按揉过程中发现有局部痛点，可以用手指点按1分钟。

（3）用健侧的手指揉捏患侧上肢的上臂肌肉，由下至上揉捏至肩部，时间大约3～5分钟。

还可在患肩外展时，用上述方法进行按摩，一边按摩一边进行肩关节各方向的活动。

（4）用手掌从肩部到上臂，自上而下地揉3～5分钟，对于肩后部按摩不到的地方，可以用拍法进行。

腰肌劳损

腰肌劳损是一种常见的腰部疾病，是指腰部一侧或两侧或正中等处发生疼痛的疾病。腰肌劳损既是多种疾病的一个症状，也是一种独立的疾病。有人称腰肌劳损为虚劳性腰痛或腰背肌筋膜炎等，主要病症表现为腰背肌肉筋膜等软组织纤维化或僵硬的现象。多见于青壮年，常与职业和工作环境及工作压力有极大关系。

【按摩部位及取穴】腹部、腰肌等部位；脾俞、肾俞、志室、大肠俞等。

【按摩手法】揉、按、擦、拍等。

腰肌劳损的主要症状为腰或腰骶部疼痛，反复发作，疼痛可随气候变化或劳累程度而变化，时轻时重，缠绵不愈。腰部可有广泛压痛，脊椎活动多无异常。急性发作时，各种症状均明显加重，并可有肌肉痉挛，脊椎侧弯和功能活动受限。

腰肌劳损的发生与工作有关。一些人习惯性姿势不良，致使腰肌长时间处于紧张状态，或者因为急性损伤治疗未愈，或者冒雨受寒、受湿等原因，均可引起这方面的病症。

腰肌劳损的按摩疗法

<table>
<tr>
<td rowspan="5">补肾健腰穴位按摩疗法</td>
<td>

1. 揉脾俞

位置：脾俞在第十一胸椎棘突下，旁开两指处，大概就是后背腰部上方20厘米左右。

手法：两手中指按在穴位上，用力按揉30～50次；擦至局部有热感。

</td>
</tr>
<tr><td>

2. 揉肾俞

位置：肾俞位于第二腰椎棘突下，旁开两横指处取穴。

手法：两手拇指同时按第十一肋端，双手护腰，中指用力，四指合力拿捏，20～30次。

</td></tr>
<tr><td>

3. 揉志室

位置：志室在肾俞外两指处。

手法：两手同时握拳，食指掌部突起处抵住志室，揉按20～40下，再用指掌擦揉20～40次，直至腰部发热。

</td></tr>
<tr><td>

4. 揉大肠俞

位置：大肠俞在第四腰椎棘突下，旁开两指处，也就是在胯上方腰椎旁两指处。

手法：双手护腰，或者握拳用食指掌指关节按揉20～50次。

</td></tr>
<tr><td>

5. 按揉腰骶穴

位置：腰骶从肾俞到尾骨，左右距腰椎中线五横指范围。

手法：双手五指并拢，掌根向上按住肾俞，双手同时自上而下反复斜擦30～50次，发热为止。

</td></tr>
<tr>
<td>腰肌劳损仰卧按摩疗法</td>
<td>

腰肌劳损是一种慢性损伤性腰痛，多因经常弯腰负重或习惯性姿势不良引起腰部软组织急性损伤后迁移造成，按摩方法如下：

（1）动作要领：仰卧，以掌揉按腹部3分钟，点按神阙、关元各1分钟。

（2）侧卧，以拇指尖在腰痛点按揉3分钟。

（3）坐位，两手摩擦发热后放在肾俞处，反复熨帖30次，揉按腰眼50次。以两拳轮流捶击腰骶处50次，再以两手掌根按揉臀部环跳穴2分钟，接着以中指或食指弹拨腘窝委中穴数次。

（4）以上按摩每日睡前和晨起各做1次。

</td>
</tr>
</table>

第八章 骨骼与肌肉疾病的自我按摩疗法

续表

一般按摩疗法	患者可以根据自身的情况，对相应的身体部位进行按摩来治疗腰肌劳损，具体操作如下： （1）摩腰肌：用双手食、中、无名指指面附着于腰椎两侧肌肤上，以腕关节连同前臂做环形有节律的按摩。按摩时用劲自然，动作缓和协调，每分钟120次左右，做2分钟。 （2）理腰筋：双手叉腰，拇指在后，指面紧压在腰部骶棘肌肌腹上，并沿骶棘肌肌腹行走的方向，用均衡而持续的压力，自上而下，缓缓移动，顺筋而理。反复20次，理腰筋能使筋肉理顺而舒展。 （3）扣腰肌：双手叉腰，拇指在后，拇指指面抵着腰部骶棘肌脊椎缘，然后用力由内向外扣拨，扣拨时可上下移动，反复50次。扣腰肌可缓解腰肌痉挛，有消除腰肌疲劳的作用。
腰肌劳损的其他防治法	要防治慢性腰肌劳损，除应保持良好的姿势、矫正各种畸形、加强体育锻炼、劳动中注意体位及注意劳逸结合外，正确的自我按摩也是一种行之有效的方法。现介绍一套行之有效的腰部自我按摩方法，患者可以通过以下9步有效地防治腰肌劳损： （1）预备式：坐在独凳上，双目平视前方后微微闭合，双脚平放在地板上，与肩同宽或比肩略宽，呼吸调匀，全身放松。 （2）搓擦腰骶部：双手掌分别放在腰部两侧，适当用力，从腰部往骶部做搓擦动作30～50次，以腰部有微热感为佳。 （3）拳揉腰骶：双手握拳，将拳头的掌指关节分别放在腰椎两侧，适当用力从腰部往骶部揉按30～50次。 （4）按摩腰部：两侧双手叉腰，将拇指分别放在腰椎两侧，其余四指附着于腰部外侧，然后适当用力，从腰部向腹部横行按摩30～50次。 （5）拳拍腰骶部：双手握拳，用拳头拍击腰骶部两侧30～50次。 （6）团摩脐四周：将一手的掌心放在肚脐上两寸处，另一手掌面重叠在掌背上，然后适当用力，沿脐四周做环形按摩30～50圈。 （7）揉捏腿肚：将左（右）脚放在右（左）大腿上，双手拇指放在腿肚，其余四指附着于对侧，并从上至下揉捏腿肚30～50遍，双腿交替进行。 （8）对按昆仑与太溪穴：同上一坐姿，用左（右）手的拇指指尖放在右（左）脚内踝关节后侧的凹陷处，中指指尖放于外踝关节后侧凹陷处，然后拇、中指作用力对合动作，对按30～50次，双脚交替进行。 （9）搓擦足心：同上一坐姿，用左（右）手的掌心放在右（左）脚的足心，做前后搓擦动作30～50次，双脚交替进行，以足心发热为佳。 以上9式，坚持早晚各做1次，可以起到补益肝肾、疏利筋骨、通络止痛的作用，并能增强机体免疫功能，对慢性腰肌劳损有良好的防治效果。

足 跟 痛

足跟痛又称脚跟痛,是由于足跟的骨质、关节、滑囊、筋膜等处病变引起的疾病,主要表现为足跟一侧或两侧疼痛,不红不肿,但行走不便。

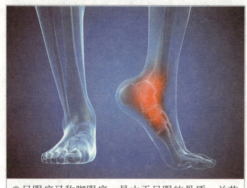

◎足跟痛又称脚跟痛,是由于足跟的骨质、关节等处病变引起的疾病

【按摩部位及取穴】足底、小腿等,合谷、大陵、足跟穴、肝穴、肾穴等。

【按摩手法】叩击、点按、刨擦、揉。

足跟痛临床主要见于跟腱周围炎、跟骨骨刺、跟骨骨膜炎、跟骨下脂肪垫损伤、跟骨骨折、跟骨皮下滑囊炎、跗骨窦软组织劳损、跟骨结核、肿瘤等。

足跟痛按摩防治法

点穴按摩法治双足凉痛	第一步,用一手拇指尖尽力捏压另一手内掌纹尽处掌根部位(稍偏拇指侧),施术手另四指握手背作依托,在患者能接受的情况下尽量用力。 第二步,捏压3分钟后,变为一松一压,有规律、有节奏地点穴36次为1遍,缓解后再继续捏压5分钟。 用此法治病:右足跟痛,点压左手;左足跟痛,点压右手。双足跟痛,可先后点压双手穴位。一般治疗5日后病愈。
足跟痛的按摩疗法	(1)搓跟法:俯卧,患侧屈膝90度,足底向上,按摩者以搓法施于足跟底部,重点在足跟压痛点及其周围,约10分钟,然后辅以掌擦法使足跟温热。

续表

足跟痛的按摩疗法	（2）按摩法：患者取俯卧位，按摩者从患侧小腿腓肠肌起，至跟骨基底部，自上而下以抚摩、揉捏、推按、点压、叩击的手法顺序予以施治，使局部产生热胀与轻松感。重点取金门（外踝凸点右侧中间处）、三阴交（小腿内侧中线，踝骨直上2寸）、太冲（脚背大拇指后1寸边缘）、昆仑（外足踝直上1.5寸）、申脉（外足踝凸点直上处）、照海（内足踝凸点直下处）及中封诸穴。 （3）揉跟腱法：患者取俯卧位，按摩者立于患侧，两手拇、食指从两侧拿起跟腱，然后逐渐放松，同时进行揉按，重复多次。 （4）点按法：按摩者以拇指揉压涌泉穴（足心），点按承山（小腿后面的肌肉与跟腱的交界处）、委中（大小腿弯曲内横纹正中处）、申脉（外足踝凸点直上处）、照海（内足踝凸点直下处）等穴位。 （5）刨擦足跟法：按摩者以两手五指交叉，两掌根分别从两侧夹挤跟骨，缓缓用力揉动跟骨，并左右旋动约3～5次，反复擦揉，直至足跟部感到发热。
足跟痛的手部点穴疗法	（1）首先在双手找到以下穴位： 合谷：别名虎口。合谷穴系手阳明大肠经之原穴，在第一、二掌骨之间，约在第二掌骨靠近拇指侧之中点取穴。 大陵：系手厥阴心包经之输穴、原穴。仰掌，在掌后两筋之间凹陷中，即腕横纹正中取穴。 足跟穴：系新穴。位置在手掌部心包经大陵穴与心包经劳宫穴连线，近腕横纹1/4处。 肝穴：全息对应穴。其位置在无名指近端指间关节横纹的中点处。 肾穴：全息对应穴。其位置在小指远端指间关节横纹的中点处。 足穴：全息对应穴。其位置在手背第二掌骨近侧底部端。 （2）在点穴按摩之前，要把指甲洗净修短，用拇指端偏峰针对上述手部穴位，有节奏地进行点压按摩，手法宜先轻后重再轻揉，以达到略有酸、胀、痛、麻、热、沉等感觉。点压的频率和呼吸次数相同，每穴点压按摩4～5分钟。
足跟痛的其他按摩疗法	（1）温水浴足后，用圆钝的按摩棒或食指关节反复按揉推顶足跟部压痛点，力量由轻到重，以能够忍受为度。患者可渐渐感到足跟部难受感慢慢消失。推顶方向为先向足趾方向推，再向反方向推。 （2）用拇指指腹按揉足心部，并向足趾方向做推法6～8次。先按揉涌泉穴，再依次牵拉各足趾。尽量使脚趾向背伸，这样可以牵拉跖筋膜。或抬起足跟，足趾着地蹲一会儿，也可达到同样效果。

续表

足跟痛的其他按摩疗法	（3）拿揉、提捏小腿肚及跟腱。用拇指和其他四指对合用力，上下反复拿捏小腿肚和跟腱，用拇指和食指对捏并按揉踝尖后跟腱前的内外凹陷处。 （4）还可以找个高尔夫球踩在脚下，取坐位，在脚心与足跟间慢慢滚揉。
足跟痛的疏通点穴疗法	（1）疏通法：患者平坐于地，直膝，双脚及趾慢慢用力，向脚背钩弯，至最大限度并保持30秒钟，然后慢慢放松，连续做5~10次。 （2）点穴法：用一指点、按、揉的手法由轻到重点按足部周围的昆仑（外足踝直上1.5寸处）、解溪（小腿与脚背弯曲缝正中处）、仆参（外踝凸出点左下方凹陷处）、申脉（外踝凸出点直上方）四个穴位。每穴点按3~5分钟。当点按仆参穴时，酸麻胀痛现象更为强烈，此穴位按揉时间可稍长些，约7分钟左右，然后用双手重叠推揉法施治10分钟，疼痛即可减轻。 为使症状完全消失，再利用热疗原理辅助治疗，第2天用45℃~50℃的热水烫洗或热敷足跟，水稍凉时放入患足，浸没足踝关节烫洗，第3天再烫洗1次，本法主要治疗没有红肿发热的足跟痛。
足跟痛治疗操	先用温水洗足，浸泡以后再做，刚开始做时，往往有肌肉酸胀疲劳感，坚持1周左右，反应就会消失而渐见功效。 （1）盘腿坐好，用一手拇指推揉对侧足底，来回数遍。然后侧重在足跟骨的前缘足心部位推揉，最后推点涌泉穴（足心），用拇指尖推、点、按数十次，以有酸胀或麻胀感觉为好。 （2）体位同前，用一手拇、食、中三指拿捏对侧小腿。沿小腿前面和后面的肌肉，由上向下拿捏，小腿后面的肌肉要多捏。最后轻捏承山穴（小腿后面的肌肉与跟腱的交界处）。 （3）体位同前，两手搓动小腿，由上而下做20次，然后用手摇动踝关节。 （4）取仰卧位，下肢膝、踝关节做屈和伸的动作至最大限度，两下肢交替做10次左右。然后两足踝按顺、逆时针方向转动，各做20下。 （5）盘坐位，用力将足向内侧翻转，维持一会儿，然后放松，两足交替做10次。接着将足趾向下钩紧，足心拱起，维持一会儿，然后放松，两足交替，各做5~10次。 （6）立正站好，用两足尖抵地，足跟提起，要求逐渐提高，重复20次。接着使足内翻，用足外缘着地走路，可在原地来回走，至小腿肌肉酸胀为止。

肩关节扭挫伤

肩关节扭挫伤是指肩部受到直接暴力冲击,或因扭转、旋转的间接外力的作用,使肩部产生软组织损伤、韧带撕裂、局部肿胀或活动受限病症。肩关节扭挫伤也被称为肩部伤筋,包括不同机制形成的肱二头肌腱鞘炎、三角肌损伤、冈上肌损伤等。

【按摩部位及取穴】指根、指关节。

【按摩手法】按揉法、掐法、拔伸法、捻法、抹法、推法。

肩关节扭挫伤轻者可自愈,重者部位较深较广,有组织纤维的撕裂,局部瘀肿、皮下青紫、疼痛及压痛,个别病例可并发小的撕脱性骨折。

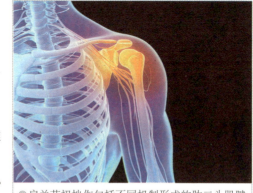
◎肩关节扭挫伤包括不同机制形成的肱二头肌腱鞘炎、三角肌损伤、冈上肌损伤等

肩关节扭挫伤的治疗原则以舒筋活血为主,可通过自我按摩促进肩关节各方向的活动功能。肩、上肢取穴,大多数病人经过1～2次按摩治疗后,病情即可大大缓解或治愈。

肩关节扭挫伤的自我按摩疗法

初期操作	(1) 用拇指按揉肿胀部位6～8分钟,用力由轻逐渐加重。 (2) 用拇、食二指分别掐患指指根部1分钟,以缓解患指疼痛。 (3) 用指间关节拔伸法操作1～2分钟。 (4) 用捻法捻指间关节3～5分钟,用力要轻柔。 (5) 用抹法抹肿胀部位3～5分钟。

续表

后期操作	（1）以拇、食指分别掐患指指根部，约1分钟。 （2）用捻法自患指指根捻至指端3～5分钟。 （3）用指间关节拔伸法拔伸患指1～2分钟。 （4）用拇指推法推损伤部位2～3分钟。 （5）用拇指按揉损伤部位约5分钟。 （6）用抹法抹损伤部位3～5分钟。 注：用拇指按揉损伤部位3～5分钟，用捻法捻患指约5分钟，用抹法抹患指3～5分钟，用指擦法擦患指，以透热为度，可配合热敷法操作。

推拿对指间关节扭挫伤治疗预后较好，但往往需要较长的时间才能痊愈，指间关节的被动运动应在肿痛减轻后进行，手法不宜操之过急。

腕关节损伤

腕关节损伤大多由直接或间接暴力引起，亦有因腕关节长期反复操劳积累或超负荷过度劳累而引起，受直接或间接暴力撞击的必须排除腕骨骨折或尺、桡骨下端骨折。

【按摩部位及取穴】阳溪、阳池、合谷、腕骨等。

【按摩手法】擦、揉、按、捏等。

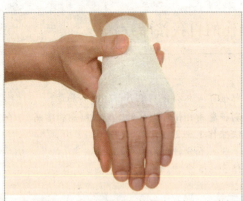

◎腕部损伤大多由直接或间接暴力引起，亦有超负荷过度劳累等原因引起者

人的腕部结构复杂，关节多，骨块多，韧带多，有丰富的血管、肌腱和神经。由于手腕活动度大，常用力，所以损伤的机会也较大。临床上腕关节的急性扭伤可见腕部肿胀疼痛，功能活动障碍，动辄加剧，局部压痛，慢性劳损者肿胀疼痛不明显，仅有乏力或不灵活感觉。

按摩能松解粘连，解除痉挛，促进血肿消散，减轻疼痛，治疗腕关节的软组织损伤与劳损。

腕关节损伤的自我按摩疗法

按摩疗法	一般用以下按摩疗法： （1）取坐位，用拇指指腹端按揉患侧阳溪（腕背横纹桡侧凹陷中）、阳池、合谷、腕骨（手背尺侧，豌豆骨前凹陷中）、养老（尺骨小头桡侧缘凹陷中）穴各1分钟，以有较强的酸胀感为度。 （2）取坐位，一手将患肢手部牵引固定，另一手以掌擦患肢腕部2分钟，以透热为度。 （3）取坐位，放松腕部，用双手拇指按压患腕关节背侧，其余四指握住腕部进行拔伸牵引，在牵引下将腕部旋转摇动4次。 （4）取坐位，家人立于患肢侧，一手固定患侧手臂，另一手置于腕关节周围，用拇指及四指以旋转式向前臂揉捏2分钟。
注意事项	在按摩时，要注意以下四点： （1）治疗手法宜轻柔舒适，勿粗暴用力。 （2）治疗期间患腕部要注意休息，减少手持重物，不宜做手工工作。 （3）避免腕关节受寒刺激，局部宜保暖。 （4）急性扭伤，腕关节肿痛患者，手法用力要轻，慢性期手法用力要加重，活动范围逐渐加大，如配合腕关节摇、扳、拔伸法，以松解粘连，恢复关节功能活动。

踝关节扭伤

现代医学认为，踝关节扭伤多在行走、跑步、跳跃或下楼梯、下坡时，因踝跖屈位，突然向外或向内翻，外侧或内侧副韧带受到强大的张力作用，致使踝关节的稳定性失去平衡与协调，而发生踝关节扭伤。

【按摩部位及取穴】足跖部、足跟部、拇指等，丘墟、太溪、昆仑、申脉、阳陵泉等。

【按摩手法】拔伸、擦、揉等。

踝关节扭伤的按摩疗法

按摩方法一	（1）患者仰卧位，按摩者以拇指点揉丘墟、太溪、昆仑、申脉、阳陵泉等穴，力量由轻到重，每穴操作半分钟。
	（2）按摩者一手固定足部，另一手大鱼际着力，在踝关节周围进行轻柔和缓的揉摩，时间为2～5分钟。
	（3）按摩者一手握住足跖部，另一手握住足跟部、拇指按在伤处，两手稍用力向下牵引，同时进行轻度内翻和外翻，时间为1～3分钟。
	（4）按摩者一手托住足跟，一手握住足跖部，同时用力，在拔伸的同时将踝关节尽量背伸，然后做环转运动，时间为1～3分钟。
	（5）按摩者以拇指和其余四指相对用力，自上向下，反复揉1～3分钟，然后两手掌相对用力，横搓下肢1分钟。
按摩方法二	（1）患者仰卧，按摩者以大鱼际轻擦损伤部，以透热为度。
	（2）以拇指指腹，在损伤的局部用轻柔的按揉法进行治疗，时间为1～3分钟。
	（3）患者取坐位，按摩者一手由外侧握住足跟，用拇指压于韧带所伤之处，另一手握住跖部，用摇法，坚持1分钟。
	（4）按摩者双手握住足部，在拔伸力量下将足跖屈再背屈，同时以拇指向内向下用力按压韧带损伤部位，以患者能耐受为度，如此反复操作5～8次。
	（5）按摩者双手掌相对用力，自膝关节向下，反复搓揉至踝关节周围。以局部发红透热为度，时间为2～5分钟。

在按摩时，应遵循以下几点：

（1）对踝关节扭伤严重者，应到医院拍X射线检查，以排除骨折和脱位，如发现骨折，应立即请医生处理。

（2）在踝关节扭伤的急性期，手法要轻柔和缓，以免加重损伤性出血，同时不要热敷。

（3）在恢复期，手法适当加重，同时可以配合局部热敷，或用活血通络之中药外洗，常能收到比较满意的疗效。

(4)注意损伤的局部应防寒保暖。

在扭伤早期,较重者宜制动,根据病情给予适当固定,1~2周后再解除固定,进行适度的功能锻炼。

坐骨神经痛

坐骨神经痛是指坐骨神经病变,沿坐骨神经通路即腰、臀部、大腿后、小腿后外侧和足外侧发生的疼痛征候群。

【按摩部位及取穴】臀部、大腿和小腿等,承山、承筋、委中、风市等。

【按摩手法】按、揉、拍打、搓法等。

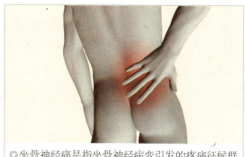

◎坐骨神经痛是指坐骨神经病变引发的疼痛征候群

坐骨神经痛的按摩疗法

自我按摩疗法	(1)患者取健康一侧卧姿,用患侧的手擦、揉患侧腰、臀部,再按揉患侧肾俞穴,然后换患侧卧姿,擦、揉健康一侧腰臀部及按揉肾俞穴。 (2)取健康一侧卧姿,用手擦、捏、揉、拍、啄患侧大腿和小腿后、外侧,反复做几遍。 搓法:用手背部紧连患者皮肤及肢体,上肢放松,手握空拳,以单手或双手交替进行滚动的一种方法,称为搓法。 点法:用指端或屈曲的指间关节突起部分,着力按压某一穴位或疼痛部位,称为点法。 拍法:用虚掌拍打体表,称为拍法。
一穴速治疗法	当坐骨神经痛发生时,在肩后找一个压之特痛的点按10~15分钟,左边痛压右边,右边痛压左边。只要是坐骨神经痛,点到痛止。 取穴方法:以手掌心按肩峰,大指尽处压痛取穴,以痛为穴。

续表

足底按摩疗法	选取肾、输尿管、膀胱、腰椎、髋关节、膝、淋巴结、甲状旁腺反射区，每个反射区分别按摩2～4分钟，每日1～2次。
其他按摩疗法	首先，病人俯卧，施术者站立其旁，用手掌拿揉腰骶部、臀部、下肢后侧数次。 　　随后，用拇指沿坐骨神经的行走路线做拨筋法数次，最后让病人仰卧，下肢屈曲，将髋关节上下摇动数次。

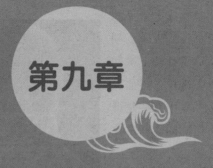

第九章

神经系统疾病的自我按摩疗法

●偏头痛、神经衰弱、晕车以及偏瘫等，都属于神经系统疾病。神经系统对人体来说有着重要的作用，神经系统的好坏决定着一个人的健康程度。神经系统疾病可以发生在任何年龄段，中老年人尤为常见。老年性痴呆、偏瘫、中风等，都给患者及其家人带来了巨大的痛苦。

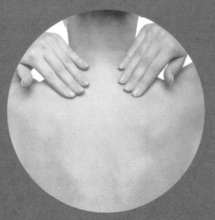

神经性头痛

神经性头痛是临床上常见的病症之一,通常是指局限于头颅上半部,包括眉弓、耳轮上缘和枕外隆突连线以上部位的疼痛。头痛的原因繁多,其中有些是严重的致命疾患,但病因诊断常比较困难。

【按摩部位及取穴】太阳、风池、合谷、印堂等穴。

【按摩手法】揉、拿、抹等。

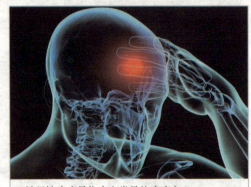
◎神经性头痛是临床上常见的病症之一

神经性头痛的自我按摩疗法

准备动作	患者正坐于椅上,含胸拔背,气息调和。
揉太阳穴	将双手掌根贴于太阳穴,双目自然闭合,做轻缓平和的揉动30次。此法对上述各型头痛均有较好疗效。
拿风池穴	用拇指与食指、中指相对捏住颈后肌肉近发际处,手法采用一上一下、一紧一松式按摩,以颈部感到酸胀为度,次数自定,不强求一律,左右手可以交替进行。本法能改善脑部血液循环,增加脑组织血液供应。
浴全头穴	头部有上星、头维、百会等穴,经常浴头部各穴有健脑之功效。操作时将两手五指分开,由前发际分别向后发际抹动,如十指梳头状,手法轻重由个人自行掌握,一般以局部感到热、舒适、头皮无痛感为度,次数根据病情而定。亦可用木梳代替手指浴头。本法可缓解头部肌肉痉挛、缓解脑部血管痉挛,使疼痛减轻、思维敏捷。

续表

拿合谷穴	合谷位于拇指和食指之间肌肉丰厚处。手法以拿捏、点按此穴有明显酸胀感为度，每次10～15遍，每日2～3次。本法俗称"拿虎口"。如能经常拿捏、点按此穴，具有清利头目、缓解各型头痛之功效。
抹印堂穴	将两手食指屈曲，拇指按在太阳穴上，以食指内侧屈曲面，由正中印堂穴（两眉之间）沿眉毛两侧分抹，双目自然闭合。手法以轻中有重为宜，每次做30遍以上，每日2次为度。本法古称"分阴阳"法，抹后感觉头清目爽，具有清除头晕目眩、减轻头痛之功效。
拿天柱穴	以拇、食两指，在颈后部斜方肌上方的天柱穴做拿捏动作，来回拿动各5～10遍，每日早晚各1次。本法对各种头痛有较好的缓解作用。

偏头痛

偏头痛，指的是头的额、颞、眼眶部局限于一侧的疼痛，可为剧烈的跳痛、胀裂痛等，可持续数小时，甚至一两天。

【按摩部位及取穴】太阳、头维、大敦、风池等。

【按摩手法】揉、划、挫、掐等。

该病常由疲劳、紧张、情绪激动、睡眠欠佳等原因诱发，发作前多有嗜睡、精神不振、视力模糊、怕光或肢体感觉异常等先兆症状。发作时，多伴有恶心、呕吐、腹胀、腹泻、多汗、心率加快等。作为反复发作的一种搏动性头痛，偏头痛属众多头痛类型中的"大户"。

偏头痛发作前常有闪光、视物模糊、肢体麻木等先兆，同时可伴有神经、精神功能障碍，它是一种可逐步恶化的疾病，发病频率通常会越来越高。

偏头痛发生时，约数分钟至

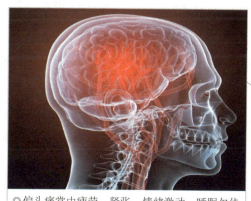

◎偏头痛常由疲劳、紧张、情绪激动、睡眠欠佳等原因诱发

1小时左右出现一侧头部一跳一跳的疼痛,并逐渐加剧,直到出现恶心、呕吐后,感觉才会有所好转,在安静、黑暗环境内或睡眠后头痛缓解,在头痛发生前或发作时可伴有神经、精神功能障碍。

偏头痛的自我按摩疗法

穴位按摩疗法	1. 划侧头 患者取坐位,微屈手指,用4个手指由病侧的头维穴始,到风池穴止,用力划侧头,以侧头有热感为宜,约2分钟。 2. 搓头维 患者取坐位,双手食指分别抵住双头维穴,在0.5厘米的距离内,进行搓动,以局部有热感为宜,约1分钟。 3. 掐大敦 患者取坐位,将一腿搭于另一腿上,用拇指端掐揉大敦(足大趾末节外侧趾背上,当外侧爪甲根与趾关节间),约1分钟。
偏头痛风池穴按摩疗法	1. 自我按摩 首先,将自己的两个大拇指放在风池穴上,其余指放在头部。 其次,用大拇指用力向下压,不放,坚持停留10~20秒的时间,这样重复3次。 最后,用大拇指揉风池穴,时间可以自己掌握,揉一会儿就可以。 2. 他人按摩法 首先,按摩人的拇指放在被按摩人一边的风池穴上,食指和中指放在另一边风池穴上,另外一只手放在被按摩人的头部。放在风池穴上的手指向上用力,放在头顶的手向下用力,坚持停留10~20秒的时间,这样重复3次。 其次,用大拇指、食指与中指揉被按摩人的风池穴。 最后,用大拇指和其余四指从风池穴的位置向下捏,方向是从上到下,可以连续拿捏8次。

头 晕

头晕是一种常见的脑部功能性障碍,也是临床常见的症状之一,主要表现为头昏、头胀、头重脚轻、脑内摇晃、眼花等感觉。

【按摩部位及取穴】百会、风池、天柱、完骨等,及神门、交感、枕、心、

第九章 神经系统疾病的自我按摩疗法

太阳等耳穴。

【按摩手法】按、揉、点。

头晕可由多种原因引起，最常见于发热性疾病、高血压病、脑动脉硬化、颅脑外伤综合征、神经症等。此外，还见于贫血、心律失常、心力衰竭、低血压、药物中毒、尿毒症、哮喘等。抑郁症早期也常有头晕，头晕可单独出现，但常与头痛并发。头晕伴有平衡觉障碍或空间觉定向障碍时，患者会感到外周环境或自身在旋转、移动或摇晃，称为眩晕。

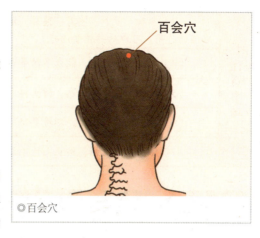
◎百会穴

头晕患者可按揉相应反射区——大脑、小脑、三叉神经、额窦、耳朵、内耳迷路、泌尿系统。

头晕的反射区按摩疗法及注意事项

反射区按摩疗法	（1）小脑反射区（有交叉）：双脚大拇趾腹有两条横纹线，中间都是小脑反射区，刚好与颈项相邻。按摩时要先从外往内扣按后，再由内往外扣按。
	（2）大脑反射区（有交叉）：双脚大拇趾整个趾腹都是，按摩方向是从上面往下按摩。
	（3）三叉神经反射区（有交叉）：双脚大拇趾外侧骨缘下方的肌肉即是，按摩方向是由下往上按摩。
	（4）额窦反射区（有交叉）：在双脚两个脚拇趾末端处，刚好在脚趾甲下方，按摩方向是由下往上按摩。
	（5）内耳迷路反射区：位于双脚脚背的脚小趾下方，脚掌第一骨头边缘处，触摸时有颗粒微凸感觉，找到微凸的小颗粒，用手按住后定点揉按。
	（6）耳朵反射区（有交叉）：在双脚脚底的四五趾与脚掌相交处下方的肌肉即是。按摩时要由上往下扣住后，往内侧按摩。
注意事项	（1）积极参加体育锻炼。体质差者可提高身体素质，体胖者可增强气血运行，加速排泄水湿痰饮。
	（2）饮食宜素净和宜消化，不宜食用烟、酒、浓茶、咖啡、韭菜、辣椒、大蒜等刺激性食物。

续表

注意事项	（3）冬瓜、萝卜、芋艿、慈菇、地栗、赤小豆、薏苡仁具有化痰结、利水湿的作用，可以选作辅食治疗。
	（4）不要过多饮水，注意多种蛋白的摄入，如鱼、虾、蛋、蟹、乳等。
	（5）发作期宜卧床休息，防止起立时跌倒受伤。减少头部转动。
	（6）卧室光线宜幽暗，环境要安静。
	（7）保持心情舒畅，防止七情（喜、怒、忧、思、悲、恐、惊）过度。

面神经麻痹

面神经麻痹俗称"面瘫""歪嘴巴""歪歪嘴""吊线风"，它是以面部表情肌群运动功能障碍为主要特征的一种常见病，具体说来就是脸部表情肌肉瘫痪，常出现额纹消失、眼不能闭合、鼻唇沟变浅、嘴角歪向对侧，并可有同侧舌前2/3的部分味觉减退、听觉过敏或面肌跳动等。

【按摩部位及取穴】印堂、阳白、睛明、四白、迎香、地仓、下关、颊车等。

【按摩手法】一指禅推、按、揉、擦等。

面神经麻痹的病因中，感染性病变占了较大的因素，约42.5%。感染性病变多是由潜伏在面神经感觉神经节内休眠状态的带状疱疹病毒被激活引起。中毒，如酒精中毒、长期接触有毒物等，也会导致面神经麻痹；代谢障碍，如糖尿病、维生素缺乏；血管功能不全；先天性面神经核发育不全等，也会导致面神经麻痹。

面神经麻痹分为中枢型和周围型，又称为中枢性和周围性两种，其中周围性面瘫发病率很高，而最常见者为面神经炎或贝尔麻痹。

面神经麻痹的自我按摩疗法：患者取坐位或仰卧位，用一指禅推法自印堂、阳白、睛明、四白、迎香、下关、颊车、地仓穴做往返治疗，并可用揉法或按法根据先患侧后健侧的顺序，配合擦法治疗。施手法时要注意力度，防止面部破皮。

第九章 神经系统疾病的自我按摩疗法

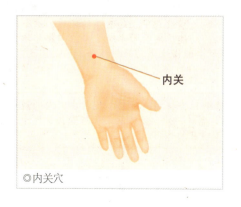
◎内关穴

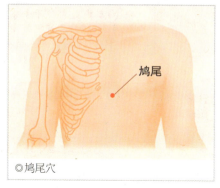
◎鸠尾穴

晕车、晕船、晕飞机

在乘坐车、船、飞机等交通工具时，因经受振动、摇晃的刺激，人体内耳迷路不能很好地适应和调节机体的平衡，使交感神经兴奋性增强，导致神经功能紊乱，易引起眩晕、呕吐等晕车症状。

【按摩部位及取穴】鸠尾穴、内关穴、合谷穴等。

【按摩手法】揪、揉、捏、摩擦法。

晕车、晕船、晕飞机的发生与个人胃肠虚弱及身体素质等原因有关。

在旅途中，乘客由于睡眠不足或疲劳过度易引起胃弱，再加上交通工具的震动使消化能力减低，增加胃的负担。因胃的运动受到抑制，胃的出口紧闭，胃和胃壁的入口松弛，胃内之物无法送抵肠部，反而倒反口腔，从而发生呕吐。

因内耳的平衡器官产生反射作用而晕车、晕船者，塞上耳栓就可以防止。

晕车、晕船自我按摩疗法

鸠尾穴防呕吐	鸠尾穴是治疗晕车晕船且能产生速效的穴位，它位于身体前中心线之上，在最底下的肋骨稍下之处。 方法：只要一边吐气一边按压此处6秒钟，如此重复10次，便能调整胃的功能，不再有欲吐的感觉。
日常穴位按摩疗法	有些人在乘车时会晕车，恶心、呕吐，非常难受，甚至在服药之后还会出现晕车症状。按压内关、合谷和足三里这三个穴位，能及时缓解晕车症状。

续表

日常穴位按摩疗法	（1）内关穴位于手掌内侧手腕处横纹正中上约2寸的地方，这个穴位通"心"，具有调节中枢神经的功能。发生晕车时，可以用拇指掐一下内关穴（内关穴在腕关节掌侧，腕横纹上约两横指和二筋之间），掐3～5分钟，适当加压，直到有一种酸痛的感觉。按压内关穴是治晕车最常用的方法。 （2）合谷穴位于人体的手背部位，拇指、食指合拢，在肌肉的最高处取穴，也就是老百姓常说的"虎口"处。按压此穴位可直接作用于胃肠，有非常好的缓解头晕及恶心呕吐的作用。 （3）足三里位于外膝眼下三寸。 　　须根据个人的耐受程度，按压上述穴位1～5分钟，当自己感觉到有酸胀感时即可停止。有晕车史的人在乘车前除了充分休息以外，像牛奶、豆制品、糖类以及蔬菜等食物，也不宜多吃。
治晕车晕船快速按摩疗法	1.足部按摩疗法 　　在乘车前半小时，用拇指和食指搓揉大拇趾和小趾，力度适中，持续5分钟。同时配合深呼吸，即可防止晕车。 2.手部按摩疗法 　　在乘车前，仔细揉搓两手大拇指3～5分钟，此外，还可以用拇指指腹推揉心脏反射区。 3.耳部按摩疗法 　　用双手拇指和食指夹捏耳郭尖端，向上提揪、揉、捏、摩擦，揉时力度不可太大，以双耳郭充血发红为宜。 4.第二厉兑穴根治晕车晕船症 　　如果每日指压第二厉兑穴，可根治晕车症。 　　穴位：第二厉兑穴位于脚的第二趾趾根外侧2厘米处。 　　方法：只用拇指和食指，一边吐气一边揉约6秒钟，如此重复10次，连续20天不间断，就可以根治晕车晕船症。

肋间神经痛

　　肋间神经痛是指一个或几个肋间部位发生的经常性疼痛，并有发作性加剧的趋势。原发性肋间神经痛极少见，继发性患者多与病毒感染、毒素刺激、机械损伤及异物压迫等有关。其疼痛性质多为刺痛或灼痛，并沿肋间神经分布。

　　【按摩部位及取穴】大椎、肩井、曲池、内关、外关、合谷、缺盆等穴。

　　【按摩手法】推、擦、按、揉。

　　肋间神经痛主要表现为肋间至前胸呈半环形的刺痛或刀割样疼痛，深呼吸、咳嗽、打喷嚏或脊柱活动时，疼痛加重。

肋间神经痛的自我按摩疗法

预备式	取坐位,腰微挺直,双脚平放,与肩同宽,左手掌心与右手背重叠,轻轻放在小腹部位,双目平视,微闭,呼吸调匀,全身放松,静坐1~2分钟。
推擦大椎穴	将右手四指并拢,紧贴在大椎穴上,适当用力,反复推擦0.5~1分钟,至局部发热为佳。 功效:疏风散寒,调理肺气。
揉按肩井穴	将一手中指指腹放在对侧肩部肩井穴上,适当用力揉按0.5~1分钟,双肩交替进行。 功效:放松肌肉,活血通络。
按揉曲池穴	将一手拇指指腹放在对侧曲池穴上,其余四指附在肘后,适当用力按揉0.5~1分钟,双手交替进行。 功效:疏风通络,镇静安神。
合按内关、外关穴	将一手中指和拇指指腹放在对侧的外关穴和内关穴上,两指对合,用力按压0.5~1分钟,双手交替进行。 功效:安神镇静,和胃理气。
掐合谷穴	将一手拇指指尖按在另一手的合谷穴上,其余四指附在掌心,适当用力掐压0.5~1分钟,以有酸胀感为佳。双手交替进行。 功效:理气通腑,解痉止痛。
按揉缺盆穴	缺盆穴位于两锁骨上缘中点凹陷处,按压时可触及动脉搏动。一手半握拳,中指伸直,将中指指腹放在对侧缺盆穴上,适当用力按揉0.5~1分钟,以肩部有酸胀感为佳。两侧交替进行。 功效:通经活络,解痉止痛。
分推胸肋间	双手指张开呈爪状,将指尖附于同侧胸骨旁肋间处,适当用力,从胸前正中线沿肋间向两侧分推0.5~1分钟。 功效:宽胸理气,缓急止痛。
分推肋下	将双手四指并拢,分别放于同侧剑突旁,沿肋骨分推0.5~1分钟。 功效:调中和胃,理气止痛。
掌揉膻中穴	将一手掌掌根紧贴膻中穴,适当用力,做顺时针摩揉0.5~1分钟,以局部发热为佳。 功效:理气散瘀,宽胸利膈。

以上手法每天操作1~2次。在治疗前应明确疼痛的原因,以排除按摩禁忌证。按摩时手法操作宜轻柔,一般可缓解疼痛。对肋间神经痛最好采用综合治疗,除了按摩,还可口服维生素B_1、维生素B_2等。

三叉神经痛

三叉神经痛有时也被称为"脸痛",是一种发生在面部三叉神经分布区内反复发作的阵发性剧烈神经痛,以上颌(第二)支和下颌(第三)支疼痛多见。三叉神经痛是神经外科、神经内科常见病之一。有些人发生三叉神经痛时,容易将其与牙痛混淆。

【按摩部位及取穴】前额、太阳、翳风、颊车、下关等穴。

【按摩手法】按、揉、掐等。

多数三叉神经痛于40岁起病,多发生于中老年人,女性尤多,其发病右侧多于左侧。该病的特点是:在头面部三叉神经分布区域内,发病骤发、骤停、闪电样、刀割样、烧灼样、顽固性、难以忍受的剧烈性疼痛。

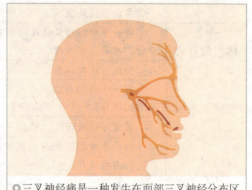

◎三叉神经痛是一种发生在面部三叉神经分布区内反复发作的阵发性剧烈神经痛

在临床上,三叉神经痛分为原发性疼痛和继发性疼痛。其中,原发性疼痛呈阵发性烧灼样或钻刺样疼痛,每次持续数秒或1～2分钟,每日可发作数次;继发性通常由其他疾病引起,疼痛呈持续性,伴有面部感觉障碍或咬肌瘫痪、萎缩。中医认为,该病是由于气血阻滞、肝胃实热上冲或阴虚阳亢、虚火上扰所致。

三叉神经痛的治疗方法很多,这里介绍一种简单方便的疗法——营养治疗。

三叉神经痛患者需要高碳水化合物饮食来供给能量及保护神经功能。脂肪是组成人体组织细胞的一个重要成分,特别是磷脂和固醇等,脑和外周神经组织都含有鞘磷脂,磷脂对动物生长发育很重要,并且也能增加脑的免疫能力。脂肪可多用植物脂肪,以避免胆固醇升高。

膳食制备时,禁食刺激性食物,如洋葱、生葱、大蒜、鲜柿椒、韭菜、

第九章　神经系统疾病的自我按摩疗法

蒜黄等；禁用刺激性调味品，如干辣椒、五香粉、芥末、咖喱粉等；禁饮各种酒类。膳食温度要适宜，不要过冷或过热，以避免化学和物理刺激，引起剧烈反应，若刺激感觉纤维，易引起面部神经感觉减退及三叉神经痛。

三叉神经痛患者的饮食供应方式可给以流质，每日 5～6 餐，应配制高蛋白、高糖液体食物，如牛奶冲藕粉、牛奶冲蛋花、鸡汤蛋花、肉松粥等厚流质，使患者有饱足感。或用高速度捣碎机，将面条、米饭、粥、饺子、炒菜、红烧肉等捣成乳糜状食物，供三叉神经痛患者食用。

三叉神经痛按摩防治法

预备式	坐位，双目微闭平视，放松心情，调匀呼吸，静息 1～2 分钟。
揉按翳风穴	穴位定位：翳风穴位于耳垂后，乳突与下颌骨之间的凹陷处。
	方法：用双手拇指指腹，分别放在同侧翳风穴上，其余四指附在面部两侧，适当用力，揉按 0.5～1 分钟。
	功效：镇静止痛，明目开窍。
揉按颊车穴	穴位定位：颊车穴位于下颌角前方一横指，用力咬牙时，咬肌隆起处。
	方法：用双手拇指分别放在同侧颊车穴上，适当用力，揉按 0.5～1 分钟。
	功效：解痉止痛，消肿除烦。
揉按下关穴	穴位定位：下关穴位于耳屏前一横指，为两颧弓与下颌切迹所形成的凹陷处。
	方法：用双手食指或中指分别放在同侧下关穴上，适当用力揉按 0.5～1 分钟。
	功效：疏风清热，解痉止痛。
掌揉太阳穴	穴位定位：太阳穴位于目外眦角斜上 1 寸处。
	方法：用双手掌掌心，紧贴在同侧太阳穴上，适当用力，揉按 0.5～1 分钟，以局部发热为佳。
	功效：温经散寒，活血止痛。
分推前额	以两手四指并拢，紧贴前额正中，拇指分别紧贴于后，沿两眉毛适当用力向外推至鬓发处，反复推 10～15 次。
	功效：活血通络，清脑镇痛。

续表

揉按风池穴	穴位定位	风池穴位于颈项后、枕骨下、发际线上、大筋外侧凹陷处。
	方法	以两手拇指指腹分别放在同侧风池穴上,其余四指附于头部两侧。适当用力,由轻渐重,揉按0.5～1分钟。
	功效	疏风清热,开窍镇痛。
推印堂穴	穴位定位	印堂穴位于两眉正中,正对鼻尖处。
	方法	以一手拇指指腹放于印堂穴上,其余四指附于对侧目外,适当用力自印堂向上推至发际处,反复推20～30次。
	功效	祛风开窍,安神宁志。
掐合谷穴	穴位定位	合谷穴位于第二掌骨中点外侧,即手指并拢时的虎口根部;也可用另一只手拇指的第一个关节横纹正对虎口边,拇指屈曲按下,指尖所指处就是合谷穴。
	方法	用一手拇指指尖放在合谷穴上,其余四指置于掌心,适当用力,由轻渐重,掐揉0.5～1分钟。
	功效	疏风解表,开窍镇痛。
合按内、外关穴	穴位定位	外关穴位于手背腕横纹正中直上2寸,尺桡骨之间;内关穴位于手掌侧腕横纹正中,直上2寸,两筋间。
	方法	用一手中指和拇指指尖,放在对侧外关穴和内关穴,对合,用力按压0.5～1分钟,双手交替进行。
	功效	和胃理气,安神镇痛。

以上手法每日做2～3遍,手法以穴位有酸胀感为度。自我按摩对原发者效果较好,对继发性较差。平时注意休息,保持情绪稳定,忌饮酒,少食辛辣食品。

脑动脉硬化

脑动脉硬化是全身动脉硬化的一部分,同时也是急性脑血循环障碍,尤其是脑缺血发作的主要发病基础,是各种因素导致的脑动脉管壁变性和硬化的总称。

【按摩部位及取穴】印堂、太阳、风池、肩井等穴。

【按摩手法】点按、推拿、压等。

医学上所说的脑动脉粥样硬化(大、中动脉)、小动脉硬化、微小动脉的玻璃样变,都称为脑动脉硬化。脑动脉粥样硬化主要侵犯管径500μm以上的脑部大、中动脉,并与高血压密切相关。以往认为,小动脉主要承担和调节血管阻力，高血压主要引起小动脉硬化。近来发现，正常时脑主要动脉占整个脑血管阻力的20%～30%，慢性高血压时可达50%，长期高血压必然导致脑部主要动脉壁粥样硬化损害。一般说来，该病男性多见，男女比例为2∶1，女性患病多在绝经期后，此时雌激素减少，血高密度脂蛋白也减少，迨至70岁以后甚至比男性发病还多。

按摩可以对脑动脉硬化进行较好的防治，中医穴位按摩治疗脑动脉硬化症的具体操作手法如下：

（1）患者坐位：先以双手拇指分推印堂至太阳穴，揉眉弓。然后五指分开，沿头正中线分搓，使者有热感。再以两手捏拿风池、肩井穴。

（2）患者仰卧：先以指揉推法作用于胸腹正中线、乳头直下及腋中线，往返4～6遍。再以一手按压中脘，一手按压关元，一起一伏，交替缓慢按压数次。

（3）分别点按足三里、三阴交、脾俞及肾穴各半分钟。

震颤性麻痹

震颤性麻痹是一种缓慢进行性疾病，多发生在50～80岁，俗称"抖抖病"，医学上称为帕金森氏综合征，是以肌张力增强和震颤为特征的锥体外系病变。

【按摩部位及取穴】足部反射区。

【按摩手法】擦、推、揉、叩、点。

震颤麻痹发病年龄多在40岁以上，男多于女。其基本症状包括震颤、肌强直、运动减少或运动消失以及位置和平衡紊乱；继发或伴发症状有发音障碍、痴呆、抑郁症、口涎过多等。

震颤性麻痹的临床表现为震颤、肌强直、运动减少、姿势及步态不稳、起步及止步困难、假面具样面容等。

◎震颤性麻痹的发生与纹状体黑质多巴胺系统损害有关

震颤性麻痹的发生与纹状体黑质多巴胺系统损害有关，最主要的是原因不明性（特发性）帕金森病，其他如甲型脑炎后，动脉硬化，及一氧化碳、锰、汞中毒等，均可产生类似震颤性麻痹症状或病理改变，这些情况统称为帕金森综合征。

中医认为，震颤麻痹症多为心肝血虚，筋脉失养所致。通过进行按摩，可以对震颤性麻痹进行一定的防治。

现代中医治疗震颤麻痹，最早见于1955年用针灸治疗的临床报道，但此后一直未引起重视。从20世纪70年代中期起，应用中医中药的个案报道陆续出现。治疗以滋阴息风、益气活血及养血舒筋为主。

震颤性麻痹的自我按摩疗法

常用反射区	（1）足底部反射区：头部（大脑）、脑垂体、小脑及脑干、三叉神经、颈项、肺及支气管、甲状腺、甲状旁腺、腹腔神经丛、肝、胆囊、心、脾、肾上腺、肾、输尿管、膀胱、生殖腺。
	（2）足内侧反射区：颈椎、胸椎、腰椎、骶骨、内髋关节。
	（3）足外侧反射区：肩胛骨、肩（关节）、肘关节、膝、外髋关节、生殖腺。
	（4）足背部反射区：上身淋巴结、下身淋巴结、内耳迷路。
反射区按摩	（1）足底部反射区：拇指指端点法、食指指间关节点法、拇指关节刮法、钳法、按法、食指关节刮法、拇指推法、擦法、拳面叩击法等。
	（2）足内侧反射区：食指外侧缘刮法、按法、拇指指端点法、拇指推法。
	（3）足外侧反射区：食指外侧缘刮法、按法、拇指指端点法、拇指推法、叩击法等。
	（4）足背部反射区：拇指指端点法、食指指间关节点法、食指推法、拇指推法等。
穴位按摩的具体方法	（1）患者取坐位，术者用拇指峰或指腹推乔空穴，每侧自上至下推20次左右，一般推至乔空穴处肌组织松软为度，一侧推好后，再推另一侧，不可同时推两侧乔空穴。
	（2）用两手拇指指腹，自印堂开始沿两侧眉毛分推到太阳穴，往返操作数次，同时把分法的起始部沿额的正中线逐渐向上移动到发际。再用拇指偏峰在头两侧足少阳胆经的循行部位，从前上方向后下方推动，每侧操作10余次，在完成一侧操作后，再治疗另一侧。
	（3）从头顶到枕后部，自前向后用五指拿法，到枕后风池穴改用三指拿法，沿颈椎两侧向下，直至第七颈椎，重复操作3～5遍。再沿锁骨下横擦前胸部，并逐渐向下移至第十二肋，往返操作，以前胸治疗部位透热为度。再横擦肩背部，向前并逐渐向下移至腰部；再重复横擦前胸部，然后再横擦后背部。

续表

| 穴位按摩的具体方法 | （4）病人取坐位，身体略向前倾，并用两肘支撑在大腿上。术者面对患者站立，从大椎直擦到腰骶部；再直擦上肢内外侧，自腕擦至肩腋部，以微热为度。再拿上肢内、外侧，自肩、腋部向下拿至腕部，重复2～3次；再捻、抹手指，搓上肢，往复2～3次。然后大幅度摇肩关节，再重复头、面、项部的操作。最后用掌根震击百会，拳背震击大椎及腰阳关。
上肢震颤较甚者，可点、拿两侧肩前及曲池，再按、拿极泉。
下肢震颤较重者，可点两侧血海及照海穴，再横擦骶部。
全身肌肉强直较甚者，可在推乔空后加揉、拿乔空，并直擦背部督脉分布区，再横擦肾俞、命门。 |

第十章

皮肤科疾病的自我按摩疗法

●皮肤病对个人的影响不仅是生理上的，还是心理上的。一些人正是因为粉刺、脓疱、湿疹等皮肤病，背上了沉重的心理负担，不敢与人交往，形成了孤僻的性格。无论是哪一种皮肤病，都可以通过按摩进行治疗和缓解，让患者重获健康。

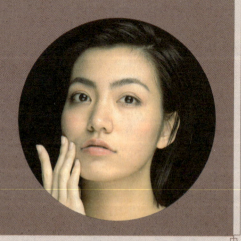

第十章 皮肤科疾病的自我按摩疗法

牛 皮 癣

牛皮癣，医学上称为银屑病，是一种常见的慢性皮肤病。牛皮癣是公众对这种皮肤病的俗称，一些古代医籍中也称之为松皮癣。

【按摩部位及取穴】皮损部位；太溪、三阴交、殷门等穴。

【按摩手法】推、擦、捏揉等。

牛皮癣病的主因是活性氧，它是肌体代谢的有害产物，掺杂在血液细胞间质中，导致肌体内环境污染，血液纯质的改变，出现血热、血燥、血瘀，蕴积滞阻过多，导致瘟毒发于肌肤。长年反复发作，病程迁延日久，耗血伤精，肌肤失养，枯燥瘙痒，伤神失眠，摧残身体。

精神因素也容易成为牛皮癣的诱因。一些人会由于过度劳累、家庭纠纷、亲人亡故、经济问题等导致精神过度紧张，情绪抑郁，由此引起一系列心理反应，导致内分泌紊乱，免疫功能下降，从而促进了牛皮癣的发生与发展。

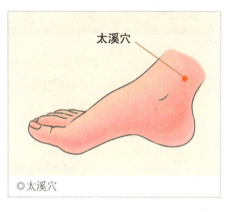
◎太溪穴

牛皮癣辅助治疗按摩方法

穴位按摩疗法	（1）用手掌或毛刷沿患者足阳明胃经，由上而下，沿经络推擦10遍，并在足三里穴按揉半分钟，以酸胀为度。 （2）用手指从患者腕至指端，沿手阳明大肠经、手少阳三焦经、手太阳小肠经做按揉摩擦5～10遍。用毛刷垂直地刷牛皮癣患者腕外侧5遍。 （3）在患者足阳明胃经的足部由下而上轻快地擦，并揉患者太溪、三阴交、殷门诸穴各1分钟，按揉肾俞、命门1分钟，均以酸胀为度，擦涌泉至热为佳。

续表

皮损部位按摩疗法	（1）用手掌先由皮损四周向中心推按21次，再由皮损中心向四周推按21次。 （2）拇指与四指相对，捏拿皮损患处组织5～7遍，经过一段时间的治疗后，可将牛皮癣局部皮肤揪起，以此增加其弹性及松弛度。 （3）手握虚拳，拳心向下，轻轻叩打皮损部位1分钟，使其舒适放松。 对于面积大的牛皮癣，可用手掌按摩皮损局部1分钟，以感觉舒适放松为宜，切勿过于用力，以免损伤患处，引发病灶改变或扩张。

红斑狼疮

红斑狼疮是一个累及身体多系统、多器官，临床表现复杂，病程迁延反复的自身免疫性疾病，多发于生育年龄段的女性。

【按摩部位及取穴】关元、章门、涌泉等穴。

【按摩手法】叩、按、揉等。

红斑狼疮的穴位按摩疗法

关元穴	关元或称为下丹田，又被人视之为精室。在此处按摩，亦能补元气、调冲任、暖肾阳，故遗精、遗尿、阳痿、尿频、尿闭、经闭、腹痛、脱肛、崩漏等证均可治之。它是任脉上的要穴，位置在腹正中线耻骨上2寸，脐下3寸处。
	按摩时，取坐位，用中指罗纹面在穴上揉按，力度由轻到重，以产生胀、痛感为止，时间2分钟，此为揉法。或伸直中指，用拇指、食指夹住中指，以腕、肘的摆动带动中指叩击关元穴，冲击力逐渐增大，次数约200次。
中极穴	中极为足三阴经与任脉交会之穴，在本穴施术，有通调冲任、清利膀胱之作用。常用于治疗遗精、遗尿、阳痿、疝气、尿闭、尿频、淋证、小腹痛、带下、崩漏等病。中极穴位置在腹正中线耻骨联合上1寸处，即关元穴下与耻骨联合处中间。
	按摩时，取仰卧位或坐位均可。用指下按穴位，角度与体表呈45度角，指尖指向尾骨，按至酸痛时加揉动，速度要求缓慢，时间2分钟，此为按揉法。或用指罗纹面在中极穴上环行摩动，速度要快，以温热为度，时间3分钟。

第十章 皮肤科疾病的自我按摩疗法

续表

太溪穴	原穴在治疗内脏方面疾病时具有重要作用，而太溪就是足少阴肾经的原穴。从针灸临床来看，一些与肾和肾经相关之病，如阳痿、遗精、咽喉干痛、齿痛、耳聋、消渴、气喘、腰脊疼痛、小便频数、咯血、失眠、月经不调等病症，常取此穴治疗。
	一般认为，在此穴施术有益肾滋阴、通调冲任、清泻虚热之作用。故按摩太溪不但可治性功能障碍病症，在预防肾气不足、精液亏少、房事后阴茎痛等方面亦有一定的疗效。太溪穴的位置在内踝与跟腱之间的凹陷中，可平齐内踝尖取之。
膈俞穴	膈俞是足太阳膀胱经上的穴位，其穴性为和血理气、祛瘀开膈，一般用来治疗呕吐、噎膈、饮食不下、气喘、咳嗽、吐血、潮热、盗汗诸症。也有人基于"精血同源，可互相转化"的认识，常用本穴治疗精少、精亏等病症。 从肾病保健角度论，不但精少、精亏者可参考，即便肾衰呕吐、饮食不下、肾虚不能纳气而气喘诸症亦可取资参考。膈俞穴在第七胸椎之下，自背正中线旁开各1.5寸处。
	按摩时，取坐位，用手持叩击锤，用锤叩击膈俞，力度先轻后重，每侧击打20次。此法非操作熟习者，须他人代劳，否则势难准击。
涌泉穴	涌泉位于足底心，在足掌的前1/3处，屈趾时凹陷处即是。此为足少阴肾经之要穴，被人称之为"长寿穴"，因为经常按摩此穴有增精益髓、补肾壮阳、强筋壮骨之作用。故肾虚而有腰膝酸软、步履艰难、记忆衰减、性功能不振以及发脱耳聋、齿痛咽干等未老先衰症状者，可常按摩此穴。
	按摩时，盘腿而坐，足心向上，用双手分别按摩或屈指点压双侧涌泉穴，力度以按压该穴有酸胀感觉为好。每次做50～100下，长期坚持，补肾强身效果较好。不能双盘腿坐的人，可采用单盘腿，逐一按摩或指压两足心。
章门穴	章门是八会穴中的脏会，故虽属足厥阴肝经之穴，而肾病亦可用之。章门穴为理气疏肝、和胃定痛之要穴，一般用于呕吐、泄泻、腹胀、肠鸣、腰背胁肋痛等症，但也可用于阳痿、滑精、虚劳的治疗。本穴位于腋中线，第十一浮肋游离端之下际处。
	按摩时，取坐位，用中指在章门穴上做环形转动，动时不要带动皮肤，以微酸胀为度，时间3分钟，此为摩法。或用双手拇指压在两穴上，用力相对挤压，力度以酸痛为度，时间1分钟。

带状疱疹

带状疱疹中医称为"丹毒"或"缠腰火丹",是由病毒引起的疱疹性皮肤病,病毒可长期潜伏人体中,当免疫功能降低,抗病能力减弱时,常由其他疾病诱发出来。

【按摩部位及取穴】太冲、蠡沟、中都、期门、足临泣、大敦、三阴交、阴陵泉、血海、内庭、外关、手三里、灵台等穴位。

◎三阴交、血海穴

【按摩手法】推、拍等。

带状疱疹在发病期间,往往让患者疼痛难忍,即使是薄薄的衣服或轻轻地抚摸都会感到痛彻钻心。带状疱疹在发病前,会有局部皮肤灼热和刺痛,同时出现皮疹,并呈密集的小米粒或绿豆大的水疱,疱壁发亮、红晕,水疱沿神经分布。

带状疱疹的主要特点为:年幼年长都会发病,以成人多见且症状较重;四季皆能发病,以春秋季和潮湿天居多;人体任何部位都可能出现疱疹,以躯干及面部最常见;发病就伴有疼痛,疱疹结痂后部分患者还会延续疼痛;水疱和皮损多沿某一周围神经分布,排列成带状,发生于身体一侧,不超过躯体中线。

带状疱疹还分为不同的类型:眼疱疹、耳疱疹、内脏疱疹、疱疹性脑膜炎、无疱疹型带状疱疹等。这些疱疹既有特殊性,又对人体有严重的危害性,有些可致失明、耳聋,甚至死亡。

带状疱疹会造成一定的病变。皮肤的病变主要在表皮,水疱位于表皮的深层,在疱内及边缘处可见明显肿胀的气球状表皮细胞。在变性的细胞核中可见嗜酸性核内包涵体。与皮疹相应的神经节内也有病变,表现为脊髓后柱节段性脊髓灰质炎,神经节和神经后根有剧烈炎症反应。真皮内的感觉神经纤维在皮疹出现后不久,也会出现明显变性。

第十章 皮肤科疾病的自我按摩疗法

带状疱疹的按摩疗法

一般按摩疗法	（1）患者取仰卧位，术者位于其侧，双掌分推下胸及上腹部百余次。
	（2）患者取右侧卧位，术者位于其后。先在疼痛区域自后而前掌推百余次，再进行环状掌推百余次，然后用全掌进行轻揉法，最后以掌轻拍左肋胁部百余次，共施术10余分钟。
	（3）患者取俯卧位，在脊柱两侧及两胁部进行双掌分推并掌下推各50次，再自上而下、由轻渐重地在脊柱两侧进行掌揉约5分钟，肘压胸夹脊穴5分钟，最后轻拍背部百余次。
穴位按摩疗法	点太冲、蠡沟、中都、期门、足临泣、大敦、三阴交、阴陵泉、血海、内庭、外关、手三里、灵台等穴位。

白癜风

白癜风是一种常见多发的色素性皮肤病，以局部或泛发性色素脱失形成白斑为特征，是一种获得性局限性或泛发性皮肤色素脱失症。

【按摩部位及取穴】耳郭、耳朵、耳屏等。

【按摩手法】按、揉、捏、拧等。

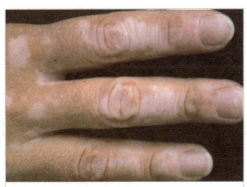

◎白癜风是一种常见多发的色素性皮肤病

白癜风是因后天性皮肤色素脱失而发生的局限性白色斑片，使得局部皮肤呈白斑样，医学上通常把这种病变叫色素脱失。这种疾病世界各地均有发生，男女发病无显著差别。

白癜风的临床症状表现为：部分色素不均的皮肤逐渐产生白斑，然后逐渐弥漫和蔓延。

白癜风的自我按摩疗法

白斑部位按摩疗法	首先,用手掌先由白斑四周向中心推按21次,再由白斑中心向四周推按21次。 其次,拇指与四指相对,捏拿白斑患处组织5~7遍。经过一段时间的治疗后,可将白癜风局部皮肤揪起,以此增加其弹性及松弛度。 最后,手握虚拳,拳心向下轻轻叩打白斑部位一分钟,使其舒适放松。 需要注意的是,对于面积大的白癜风,可用手掌按揉白斑局部1分钟,以感觉舒适放松为宜,切勿过于用力,以免损伤患处,引发病灶改变或扩张。
按摩耳朵治疗法	(1)捏耳郭。掌心面对耳郭,顺时针揉动20次后,改为逆时针20次;然后换另一个耳郭,依法进行。早晚各做3次,揉动时用力不要过猛,以双耳郭充血发红为好。 (2)松耳郭。掌心面对耳郭,向内耳方向轻轻按下,然后轻轻松手,反复进行,初时每次3~5分钟,以后可增加到5~10分钟,早晚各2次。 (3)拧耳朵。食指轻轻插入外耳孔,来回转动各20次,用力要均匀,速度不宜过快,严防损伤皮肤。不要双耳同时进行,一般先左后右进行。 (4)捏耳屏。耳屏亦称小耳朵。以拇指、食指不断挤压,放松耳屏,左右耳屏同时进行,每次20~30次,揉时不要用力过猛,以双耳屏发红充血为主。 以上四个耳部按摩方法,还需要患者有坚强的毅力坚持做下来,这是很重要的。

腋 臭

腋臭,即"狐臭",往往给人带来很多的不便,因为狐臭的刺鼻气味使人感到特别的厌烦,闻到这种气味的人大多掩鼻远离。这样就会给狐臭患者造成很大的心理负担并有自卑感,从而影响工作、学习以及交际。

【按摩部位及取穴】腋下、肩、肾、肝、脾、肺、神门、肾上腺、内分泌、皮质下、脑点、枕等。

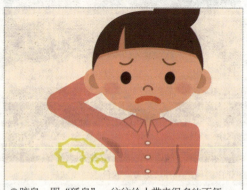

◎腋臭,即"狐臭",往往给人带来很多的不便

第十章 皮肤科疾病的自我按摩疗法

【按摩手法】按、揉。

狐臭原因为何？一般而言，汗腺有两种，一种是外分泌腺，又名小汗腺，分布于全身，分泌物为 99% 的水分和 0.5% 的盐分。另一种为顶浆腺，又名大汗腺，位于皮肤真皮层，开口于毛根部，只分布在腋下或阴部和眉毛，会分泌较浓稠的液体，含有油脂、蛋白质及铁分子。汗液本身无臭味，只是其中含有易为细菌分解的油性物质（如脂肪酸等），由于腋窝温暖潮湿且不透风，常有大量葡萄球菌等微生物滋生，当大汗腺分泌的汗液排泄到皮肤表面后，容易被微生物分解，从而发出难闻的臭味。

要想防治腋臭的发生，应注意个人卫生，勤洗澡，保持干燥，经常用一些有抗菌作用的花露水或爽身粉，这样就可以减轻臭味，或者闻不到臭味。

腋臭的按摩防治法

穴位按摩疗法	（1）双侧耳穴：腋下、肩、肾、肝、脾、肺、神门、肾上腺、内分泌、皮质下、脑点、枕，以肩、肺、脾、内分泌、脑点为重点。
	（2）双侧手穴：腋窝、肩、肾、肝、脾、肺、头顶点、后头点。
	（3）体穴：双曲池、双曲泉；大X形，两手、两脚背压痛取四个"高升点"，压穴时间与疗程不限；捏脊（从下而上，每天捏1~2次，每次5~7遍）。
按揉极泉穴	中医学认为，极泉穴属于手心经经脉的穴位，位于人体的两腋窝正中，在腋窝下的两条筋脉之间，腋动脉的搏动之处。长期按揉此穴位，腋臭可得到治疗。
腋下按摩疗法	（1）正坐，手平伸，举掌向上，屈肘，掌心向着自己的头部。
	（2）用一只手的中指指尖按压另一侧腋窝正中的陷凹处，有特别酸痛的感觉。
	（3）用同样的方法按压另一侧的穴位。
	（4）先左后右，每天早晚各按1次，每次揉1~3分钟。

腋臭患者治疗后须忌饮酒，勿食辛辣、刺激性食物，多食水果蔬菜。腋臭患者治疗后，一般不影响正常的生活和工作。在治疗后的前两日内，双上肢尽量自然下垂，避免上臂高抬、高举、用力和大幅度活动。

皮肤瘙痒

皮肤瘙痒属于神经精神性皮肤病，是一种皮肤神经官能症疾患。临床上将只有皮肤瘙痒而无原发性皮肤损害者称之为瘙痒症，中医将其归入"痒风"的范畴。

【按摩部位及取穴】曲池穴、足部反射区等。

【按摩手法】点法、拇指关节刮法、按法、食指关节刮法、双指关节刮法、拳刮法、拇指推法、擦法、拳面叩击法等。

皮肤瘙痒好发于老年及成年人，多见于冬季，可分为全身性和局限性两类。

全身性皮肤瘙痒症的临床表现为，患者周身皆可发痒，部位不定，常为阵发性的，多以夜间为重；局限性皮肤瘙痒症的临床表现为，瘙痒感仅局限于某一部位，以肛门、外阴为多见。

在局限性皮肤瘙痒中，肛门瘙痒症多见于中年男性，瘙痒感局限于肛门及周围皮肤；阴囊瘙痒症亦多见于中年男性。局部皮肤浸润、肥厚、苔藓样变及继发湿疹化，瘙痒剧烈；外阴瘙痒症多见于中年女性，痒感主要在大小阴唇、阴阜、阴蒂及阴道黏膜，患处浸润肥厚、苔藓样变，呈灰白色，黏膜处红肿、糜烂。

另外，皮肤瘙痒也可分为普通型和过敏型。可全身发生，尤以面、背和四肢为多。普通型皮肤瘙痒一般是皮肤太干燥造成的，可以口服鱼肝油丸、多种维生素片等，使用西药必须经过专业医生的诊断、指导，不可盲目自行用药，尤其是含激素类的药物。

概括说来，皮肤瘙痒的常见症状表现为：剧烈瘙痒，可见于全身或局限于肛门、阴囊或外阴

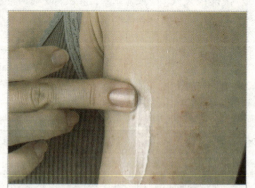

◎皮肤瘙痒是指无原发皮疹，但有瘙痒的一种皮肤病，中医称之为风瘙痒

部。为阵发性、痒感剧烈，常在夜间加重，影响睡眠。患者常因瘙痒难耐，抓挠过度而发生抓痕、血瘀，日久可出现湿疹化、苔藓样变及色素沉着等症状。

皮肤瘙痒症的病因尚不明了，多认为与某些疾病有关，如糖尿病、肝病、肾病等；同时还与一些外界因素刺激有关，如寒冷、温热、化纤织物等。

皮肤瘙痒症患者忌过多饮食辛辣、鱼腥、酒类等，以免皮肤瘙痒加剧。不断搔抓不仅可使皮肤增厚，而且皮质变厚后反过来又会加重皮肤瘙痒，因此会形成愈抓愈痒、愈痒愈抓的恶性循环。此外，患者不宜烫洗患处，因为烫洗的方法只能起到暂时的作用，不仅没有治疗效果，而且会使病情加重。

皮肤瘙痒症多见于60岁以上的老人，在秋冬季节，不少老年人夜晚脱衣上床时，身上的皮肤就会痒起来，且越挠越痒，越痒越挠，如此恶性循环，直至皮肤被抓破或掐痛，才能稍稍止痒。

中医认为，皮肤瘙痒是由身体里面的内燥引起的，治疗皮肤瘙痒，祛除内燥才是关键。既然有了燥，就要用"润法去之"。只有机体保持滋润，皮肤才能滋润、富有弹性。

皮肤瘙痒的按摩疗法

足部按摩疗法	1. 足底按摩法 足底部反射区：头部（大脑）、脑垂体、小脑及脑干、肺及支气管、肝、心、肾上腺、肾、输尿管、膀胱、盲肠（阑尾）、回盲瓣、升结肠、横结肠、降结肠、乙状结肠及直肠、小肠、肛门、生殖腺。 手法：拇指指端点法、食指指间关节点法、拇指关节刮法、按法、食指关节刮法、双指关节刮法、拳刮法、拇指推法、擦法、拳面叩击法等。
	2. 足内侧按摩法 足内侧反射区：直肠及肛门、尿道及阴道。 手法：食指外侧缘刮法、按法、拇指推法、叩击法等。
	3. 足外侧按摩法 足外侧反射区：生殖腺。 手法：食指外侧缘刮法、按法、拇指推法。

	续表
穴位按摩疗法	每天睡前和晨起时各做1次： （1）两手拇指同时按揉同侧三阴交穴，顺、逆时针方向各20次。 （2）两拇指同时按揉同侧足三里穴，顺、逆时针方向各20次。 （3）两拇指同时按揉对侧血海穴，顺、逆时针方向各20次。 （4）拇指按揉对侧曲池穴，顺、逆时针方向各20次。 （5）两食指尖同时掐揉同侧耳朵肺穴，顺、逆时针方向各20次。

神经性皮炎

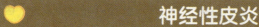

神经性皮炎又称慢性单纯性苔藓，是以阵发性皮肤瘙痒和皮肤苔藓化为特征的慢性皮肤病。神经性皮炎与中医的"牛皮癣""摄领疮"等相类似，因风湿蕴肤，经气不畅所致。

【按摩部位及取穴】印堂、眉弓、太阳、两颞部、印堂、神庭、百会、络却、角孙、风池、风府等。

【按摩手法】推、揉等。

神经性皮炎好发于颈部、四肢、腰骶，是以对称性皮肤粗糙肥厚，剧烈瘙痒为主要表现的皮肤性疾病。作为一种常见多发性皮肤病，多见于青年和成年人，儿童一般不发病。夏季多发或季节性不明显。

神经性皮炎常迁延日久，反复发作，会给患者带来极大的痛苦。

神经性皮炎患者，要注意以下事项：

第一，有面部皮炎、异位性皮炎等皮肤病患者，应避免接触单纯疱疹病人。

第二，发病后及时隔离，卧床休息、多饮水，多吃营养丰富、易消化的食物。

第三，全身及局部治疗可与单纯疱疹治疗相同。

祛风止痒按摩法

宁心安神镇静法	患者仰卧于治疗床上，术者坐于床头前的方凳上，面向患者，以双手拇指推印堂、眉弓，揉太阳，双掌按两颞部，拇指揉头部督脉、膀胱经、胆经路线，拇指揉压印堂、神庭、百会、络却、角孙、风池、风府，双手多指抓拿头顶及两颞部。
疏经通络点穴法	患者姿势同上，术者以拇指揉按患者上肢肺经、大肠经、心经路线，拇指揉压中府、云门、曲池、尺泽、合谷、神门，拇指揉按患者下肢胃经、肝经路线，揉压风市、百虫窝、足三里、太冲等穴。

第十章 皮肤科疾病的自我按摩疗法

斑 秃

斑秃俗称"鬼剃头",这是一种骤然发生的局限性斑片状的脱发性毛发病。若整个头皮毛发全部脱落,称全秃;若全身所有毛发均脱落者,称普秃。其病变处头皮正常,无炎症及自觉症状。

【按摩部位及取穴】头部、耳部,肾穴、肺穴、内分泌穴等。

【按摩手法】点、按、揉、叩等。

斑秃与个体的免疫力失调、压力突然加大有一定关系。中医认为,该病与气血双虚、肝肾不足、血瘀毛窍有关。发为血之余,气虚则血难生,毛根不得养,故发落成片;肝藏血,肾藏精,精血不足则发无生长之源;阻塞血路,新血不能养发,故头发脱落。

斑秃病程缓慢,可自行缓解和复发。

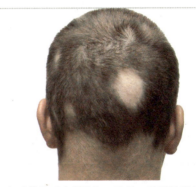

◎斑秃俗称"鬼剃头",这是一种骤然发生的局限性斑片状的脱发性毛发病

斑秃、脱发的按摩疗法

头部按摩疗法	头部分布督脉、膀胱经、胆经、三焦经,按摩时操作方法如下: (1)从前发际到后发际的纵线按摩。 (2)以三经在头部前发际的四个穴起手,做横线走行式按摩。 (3)头部循经按摩结束后,可以进行叩击法,沿经脉叩击头部。要用力、快速而且短暂,刚中带柔,速度要均匀而且要有节奏。这个手法能够起到疏通经脉和调和气血的作用,能够改善头部血液循环,对斑秃患者效果非常明显。 在点、按、揉、叩击时,动作要轻柔、灵活、流畅、不浮不躁,力轻而富有弹性,轻落至重后轻起,反复施力,做到补能益气生血,泻能活血化瘀。

耳部按摩疗法	取穴：肾穴（对耳轮下脚下方后部），肺穴（耳甲14区），内分泌穴（耳甲腔的前下部），肾上腺（耳屏游离缘下部尖端）。
	手法：首先，采用揉、搓、捏、点法，以拇指、食指揉捏耳郭至发红，以拇指为基，食指点揉以上四穴，力量以轻不觉痛为宜，顺序是由下至上。其次，以食指、中指夹于耳根部，上下搓动5次，力要轻，至皮肤发红。疏通耳部经络有利于疏通头部经络，促进头部血液循环，以助头发生长。按摩后可连续梳理头发20～50次，促进血液循环，止脱生发。
穴位按摩疗法一	穴位：百会穴。百脉交会之穴，可通畅百脉，调和气血，扩张局部血管，从而改善局部血液循环。
	手法：采用按法，以拇指指腹作用于百会穴，力度适中，以患者不觉晕为宜，用力时不是用指力，而是呼气、沉肩、肩发力于臂而贯于指。
穴位按摩疗法二	穴位：风府穴。
	手法：采用点法、揉法，以拇指指端沿顺时针点揉、旋转5次，力度适中，在点和揉时应向上用力才能见效，点法着力点较小，刺激性强，配揉法可刚中带柔，取长补短。以患者感觉酸胀不痛为准。
穴位按摩疗法三	穴位：太阳穴。
	手法：太阳穴较敏感，采用点法、揉法，力度要轻缓，以中指指端点太阳穴，由轻至重后轻，旋转揉动5次，动作持续，着力深透。此法可祛散风寒，解除头脑紧张感，缓解头部血液循环障碍。
穴位按摩疗法四	穴位：四神聪穴。
	手法：采用点法、按法。以双手拇指指腹进行点按，先点按左、右神聪，后点按前后神聪。祛风邪、活气血，健脑宁神。

湿　疹

　　湿疹是一种反复发作，瘙痒剧烈，呈对称性、多变性的皮肤病，是一种由多种内外因素引起的表皮及真皮浅层的炎症性皮肤病。一般认为，湿疹与变态反应有一定关系，并以其皮损多形、易于渗出、病程缓慢、复发倾向为

第十章 皮肤科疾病的自我按摩疗法

特征。

【按摩部位及取穴】肩井、肺俞、三焦俞、肾俞、大肠俞、上髎、次髎、中髎、下髎,腹部的巨阙、期门、天枢、肓俞、大巨、关元等。

【按摩手法】按、揉等。

湿疹的临床特征表现为,发痒且皮肤发红,或颗粒状发疹,严重时会红肿、溃烂或发烧。如果无法忍受发痒而用力抓的话,会伤害皮肤而出血、化脓,从而更趋恶化。因此在临床上,湿疹也表现为对称性、渗出性、瘙痒性、多形性和复发性等特点,并因这些特点易转变为慢性。湿疹可发生于任何年龄、任何部位、任何季节,但常在冬季复发或加剧,有渗出倾向,慢性病程,易反复发作。

如果在药物治疗的基础上,配以穴位按摩,其疗效十分显著,多数病症能彻底康复,不再复发。

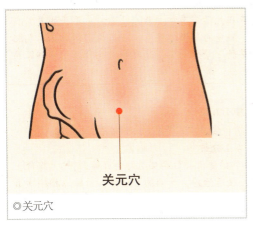
◎关元穴

湿疹的自我按摩疗法

躯干部按摩疗法

按压肩部的肩井穴,背部的肺俞、三焦俞、肾俞、大肠俞、上髎、次髎、中髎、下髎穴各30~50次,以产生胀痛为宜。

按摩腹部的巨阙、期门、中脘、肓俞、天枢、大巨、关元穴各30~50次,力度轻柔,以免伤及脏器。

由于多数湿疹都是由于体内有火,导致血热,再加饮食不当而造成的,所以无论在何处出疹,背部和腹部的相关穴位都是治疗的重点,要反复推压按揉。

如果湿疹发生在面部,就配合百会、天柱穴进行治疗;如果湿疹出现在手部,就配合阳池穴进行治疗;如果湿疹出现在足部,就配合太溪穴进行治疗。按摩时力度要稍重(腹部穴位轻柔),反复刺激,效果会很明显。

续表

注意事项	作为一种皮肤疾病，患者应在生活中多加注意，才能避免湿疹的复发。尽可能追寻病因，隔绝致敏源，避免再刺激；注意皮肤卫生，勿用热水或肥皂清洗皮肤，不用刺激性止痒药物；禁食酒类、辛辣刺激性食品及鱼虾等易致敏和不易消化的食物；劳逸结合，避免过度疲劳和精神紧张。
婴儿湿疹按摩疗法	1. 常用手法步骤如下： （1）清肺经300次，清大肠100次。 （2）患儿仰卧，家长以拇指和食、中二指对称撮拿百虫穴5次。 （3）按揉曲池、足三里穴各1分钟。 （4）患儿俯卧，家长以小鱼际揉法沿脊柱两侧从肺俞开始向下，沿脾俞、胃俞、三焦俞、肾俞到八髎穴，往返治疗，时间约5分钟，同时以指按揉上述穴位。
	2. 随症加减： （1）湿热型：全身皮肤散见疱疹，患处灼热瘙痒，伴心烦口渴，精神倦怠，大便不畅，小便短赤，舌质红，苔黄腻。 常用手法加清小肠300次，退六腑100次；按揉阴陵泉、三阴交穴各1分钟。 （2）伤乳食型：皮肤散见皮疹，局部有痒感，伴见厌食，肚腹胀痛，大便酸臭，或溏或秘，舌苔厚腻。 常用手法加按揉中脘穴1分钟，揉板门200次，运内八卦200次，推下七节骨100次。

痤　疮

痤疮俗称"青春痘"，多发生于油性皮肤者。正常人的皮脂均通过皮腺孔排出体外，一旦孔道被堵，就会阻碍皮脂排泄，病菌趁机而入，便导致局部炎症。

【按摩部位及取穴】肺俞、胃俞、小肠俞、三焦俞等。

【按摩手法】按、揉等。

也有人将痤疮叫作粉刺、毛囊炎。除儿童外，人群中约有80%~90%的人患有本病或曾经患过本病（包括轻症在内）。

"膏粱厚味，足生大疔"，中医认为本病与膳食结构有关，如嗜食甘肥、燥灸之品，肠胃湿热，蕴久成毒，热毒上攻，溢于肌表，发而为病。青年人内分泌功能亢盛，尤其是雌激素分泌亢进，或因情绪受刺激而产生过多的雄激素等，与痤疮也有一定相关。

第十章 皮肤科疾病的自我按摩疗法

因肠胃功能失调引起痤疮的按摩法：

（1）用手掌或毛刷沿足部足阳明胃经，由上而下沿经络推擦10遍，并在足三里穴按揉半分钟，以胀为度。

（2）用手指从腕至指端，沿手大肠经、手三焦经、手小肠经做按揉摩擦5至10遍。用毛刷垂直地刷外侧5遍。

（3）在足太阳膀胱经经线做自上而下的擦法。按揉该经上的肺俞、胃俞、小肠俞、三焦俞。

扁平疣

扁平疣是一种病毒性皮肤病，好发于面部、手背部等暴露部位，容易传染。

【按摩部位及取穴】列缺、肾俞、鱼际、天泉、丰隆、少商等穴。

【按摩手法】按、揉。

扁平疣的临床表现，或为分散分布、质地柔软、顶部光滑、粟粒至绿豆大、淡褐色，或为高出皮肤表面的扁平状丘疹。发病时间越长，扁平疣越容易形成严重的色素沉着，且容易诱发其他严重后果。

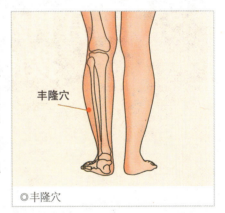

◎丰隆穴

扁平疣的穴位按摩疗法

列缺	合谷相对食指下的凹陷处。治疗小儿遗尿，偏头痛，外感风寒引起的偏头痛。
肾俞	治疗腰痛的要穴。坐立时，肘尖和膀胱经相交的位置。
鱼际	治疗咳嗽，喘促，心外烦热，小儿疳积。
天泉	腋下横纹两寸。治疗胸痛、心悸等。
丰隆	下巨虚旁边。外踝上8寸旁开一指，是化痰要穴，可化无形之痰和有形之痰。

第十一章

五官科疾病的自我按摩疗法

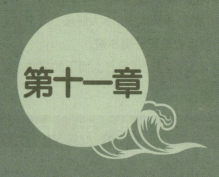

● 眉清目秀、炯炯有神、唇红齿白、声若洪钟等都是形容五官的好成语。如果五官生了病，再好的个人形象也难以展现出来。如果一个人有口臭，即使有再好的口才，人们也不愿意与他交谈；一个人喉咙肿痛，即使有再好的口才，表达出来也会失色不少。总之，五官科疾病虽然只是头部的疾病，但关乎整个身体。

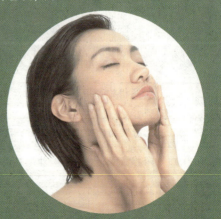

第十一章　五官科疾病的自我按摩疗法

耳　鸣

耳鸣是指人们在没有任何外界刺激条件下所产生的异常声音感觉，常常是耳聋的先兆，因听觉功能紊乱而引起。由耳部病变引起的常与耳聋或眩晕同时存在；由其他因素引起的，则可不伴有耳聋或眩晕。

【按摩部位及取穴】耳门、听会穴、下关穴等。

【按摩手法】按、揉、搓、摩、扣等。

当耳鸣耳聋同时存在时，耳鸣耳聋可分为器质性耳鸣耳聋和功能性耳鸣耳聋两大类。器质性耳鸣耳聋又分为传音性、感音性和混合性三类。此外，耳鸣耳聋又有先天性耳鸣耳聋、药物性耳鸣耳聋、噪音性耳鸣耳聋、突发性耳鸣耳聋、外感性耳鸣耳聋、肾虚性耳鸣耳聋之分。

由于耳鸣是发生于听觉系统的一种错觉，所以是一种症状而不是疾病。有些人常感到耳朵里有一些特殊的声音，如嗡嗡、嘶嘶或尖锐的哨声等，但周围却找不到相应的声源。耳鸣使人心烦意乱、坐卧不安，严重者可影响正常的生活和工作。

耳鸣的按摩疗法

老年人耳鸣自我按摩疗法

老年人容易发生耳鸣。对于出现耳鸣的老年人该怎么办呢？下面介绍一种简单易行的防治耳鸣的方法，即自我按摩治疗耳鸣法，此法简单易行，对耳鸣症状较轻的老年人有较好的疗效：

（1）屏气法：安定静坐，紧紧闭嘴，以两指捏紧鼻孔，怒睁双目，呼气冲击耳窍，至感觉到轰轰有声为止。每日做数次，连做2天即能见效。

（2）搓掌法：屏息坐定，搓摩掌心50次，趁掌心热时紧按双侧耳门，如此做6次，连做2～3个月。治疗时，要保持心情清静，方可收效。

（3）摩、扣耳门法：先用大拇指以顺时针方向按摩耳门12下，再以逆时针方向按摩耳门12下，然后用食指和中指并拢扣耳门两下，大拇指按一下，两扣一按为一次，连续12次，每天早晚各做1次。

自助穴位按摩疗法	（1）听会穴按摩法 位置：耳垂前的凹陷处，左右各一。 方法：用拇指指尖对穴位进行垂直按压，每次5秒钟，直到症状缓和为止。只可刺激耳鸣一侧的听会穴。 （2）下关穴按摩法 位置：位于耳前两指的位置，即张大口时的隆起、闭上口时的凹陷处。 方法：用中指稍微加力按揉至酸胀，每次持续30秒钟，反复多次。

口　臭

口臭，就是人口中散发出来的令别人厌烦、使自己尴尬的难闻的口气。口臭会使人不敢与人近距离交往，从而产生自卑心理，影响正常的人际交往，情感交流。

【按摩部位及取穴】足部反射区、承浆穴、内庭穴等。

【按摩手法】按、揉等。

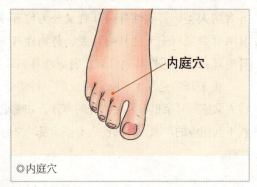
◎内庭穴

治疗口臭的按摩方法

足部按摩法	（1）取坐位，一手托着足背，用另一手的食指关节角按揉足底肾、输尿管、膀胱反射区3～4遍。再按揉双脚脚掌第一跖趾关节后方约一横指幅宽的胃反射区，及在此后方的十二指肠反射区，各操作5～6次。 （2）体位同上。向脚趾方向按摩右脚脚掌第四、第五跖骨间的肝反射区3～4次。 （3）因牙病引起的口臭，按摩双脚脚背足大趾趾间关节横纹前方与后方的横带状区域，即上颌与下颌反射区。操作时用拇指指端施力，由内向外按摩3～4次。 （4）若伴有口干、牙床肿痛、腹胀、大便干结者，充分按揉足二趾趾面，并按揉足部内庭、冲阳、公孙、厉兑穴各1分钟，再从小腿向足趾方向推足背及其两侧各30次。

穴位按摩法	口腔和牙齿是消化系统的延伸,能够反映胃部和整个消化系统的状况。牙龈疾病和口臭都是脾脏—胰腺—胃脏器网络内火过盛(感染或发炎)所致。积食、潮湿、黏液的堆积等,都是内火过盛的可能原因。情感压力也可能导致免疫机能下降,造成口腔和消化道内部的细菌或真菌感染,从而导致口臭。按摩方法如下: (1)按压唇下一指宽处的承浆穴,时间约1分钟,可刺激唾液及消化酶的分泌。 (2)左手拇指及食指按压右脚第二、第三脚趾之间的内庭穴,时间3~5分钟,然后左右交换。

口腔溃疡

口腔溃疡,又称为"口疮",是发生在口腔黏膜上的浅表性溃疡,大小可从米粒至黄豆大小、呈圆形或卵圆形,溃疡面为凹、周围充血。它以周期性、反复发作为特点,可自愈,可发生在口腔黏膜的任何部位。

【按摩部位及取穴】腹部、中脘、涌泉、足三里等穴。

【按摩手法】按、揉、擦、掐等。

受到冷、热食物的摩擦与刺激后,疼痛会加剧。一般人认为,此时应该

儿童口腔溃疡的按摩疗法

按摩方法	(1)患儿取仰卧位,家长以食、中指点按中脘穴并按揉1分钟。 (2)患儿取仰卧位,家长以掌根顺、逆时针摩腹各3分钟。 (3)患儿取俯卧位,家长以拇、食、中指捏拿心俞、脾俞、胃俞穴处肌肉各10~15次。 (4)以掌直擦脊柱及脊柱两侧处的肌肉组织,反复操作,以透热为度。
随症加减	(1)心脾积热型。症见唇、舌、颊内或齿龈等处,散见灰白色的溃烂点,周围鲜红,患儿烦躁不安,面赤唇红,流涎,不愿进食,大便干结,小便短赤,舌尖红,苔薄黄。 常用手法加清心经300次,清脾经100次;清大肠300次,退六腑300次;自命门穴向下推或擦七节骨,以透热为度。 (2)胃热阴虚型。症见口舌生疮已有数日或迁延不愈,口臭流涎,口干口渴,食欲不振,大便干,小便短赤,舌质红,苔黄而干。 常用手法加清天河水300次,清胃经300次;清大肠100次,退六腑100次;以指推涌泉300次;以拇指按揉并弹拨足三里穴1~3分钟。

续表

随症加减	（3）阴虚火旺型。症见患儿口腔溃疡反复发作，身体虚弱，两颧发红，体形瘦小，口干而饮水不多，大便干，小便黄，舌质红，苔少或光剥无苔。常用手法加清天河水300次，清小肠100次；以掌横擦肩背、腰、骶部，以透热为度；揉涌泉300次。

尽量少触碰溃疡处。其实，可借助对溃疡处周边组织轻度的自我按摩，促进患处的血液循环，加快痊愈。

对口腔溃疡患者来说，自我按摩时要借助牙刷背来进行。具体操作时，动作要轻，第一次按摩时，溃疡可能有些疼痛，但逐渐就能适应，按摩几次，溃疡面就会有明显的好转。

口腔溃疡患者，在生活上也要进行特别的调理：

（1）对患本病的患者要加强护理，勤喂温开水，进食流食。

（2）在给患者进行口腔护理前，应先洗净双手，防止其继发感染。

（3）要注意患者的口腔卫生，在吃饭前后和睡觉前，要让患者用温盐水漱口。

（4）对于口腔炎症严重者，要及时请医生诊治。

喉咙痛

喉咙痛是由轻度感染或局部刺激引起的，表现在咽喉部的疼痛、粗糙和刺痛。绝大部分人的喉咙痛都缘于感冒或扁桃腺炎等小毛病，如果喉咙痛特别厉害，严重到发烧而且吞咽有困难，或者时间特别久，持续超过两三个星期以上，可能是某些严重疾病的征兆。

【按摩部位及取穴】喉咙、天突、廉泉、尺泽等穴。

【按摩手法】点、揉、压等。

喉咙痛的原因有多个方面，包括全身病毒感染、腮腺炎、咽炎、咽喉炎或扁桃体炎。另外，如果外感使鼻道受病毒感染，也可引起喉咙痛。

喉咙痛的按摩疗法

捏揉喉咙	用手捏喉咙每一寸地方。天突穴位于喉结下的凹陷处，廉泉穴则位于喉结上方的凹陷处，以大拇指进行点揉，可起到养阴生津、润肺化痰的作用。

指压穴位	按压尺泽穴和上尺泽穴。尺泽穴在肘横纹中,当肱二头肌腱桡侧凹陷处。反复用手指按压此穴,每天2次。尺泽穴上方1.5寸处,用手强压会感到疼痛处,就是上尺泽穴。

中医认为,长期烟酒过度,肺阴虚生内热,或肾阴虚生火,或风热、热毒等,也能导致咽喉疼痛。除按摩疗法外,也可配饮甘草桔梗茶内服,取甘草2钱、桔梗3钱,共煮水半小时即可饮用。假使喉咙痛是由病毒感染引起的,则抗生素无用武之地。但含酚的口含片或许有些疗效,酚可以杀死表层的病菌。同样地,使用含酚的喉咙喷液也能缓和不适,然而其效果不会持久。

此外,气候干燥、喝水少、过度疲劳或某些物质过敏,也可以导致一时性或永久性的咽喉疼痛。

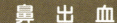

鼻 出 血

很多人都遭遇过鼻出血。当头部因受到撞击或鼻子因受到打击流血时,是局部血管受伤所致,不必过分担心。如果是突然出血,则不可忽视。因为这种突然性的鼻出血,有可能是因为心脏病、高血压、动脉硬化等病因引起的出血。

【按摩部位及取穴】鼻孔;风池、迎香等穴。

【按摩手法】按、揉、掐、擦等。

一般常见的成人鼻出血,大都是因"上火"而引起,但也有因感情变化、气候变化等环境变化和营养状态变化而出血者,这种情形常见于青年男女。女性在月经期间或妊娠期,也有可能突然出血。

鼻出血的自我按摩疗法

按摩方法一	(1)患儿取半卧位或坐位,家长以拇指和食指捏住双侧鼻孔,让患儿暂时以口呼吸。时间为1~3分钟。 (2)以拇指、食指指尖按压在鼻孔两边的迎香穴上,先按后揉1~2分钟,以局部有酸胀感为度。 (3)以两拇指按压在风池穴上,用力按1分钟,揉15~20次。

续表

<table>
<tr><td rowspan="2">按摩方法二</td><td>

1. 常用手法

（1）患儿取仰卧或坐位，家长以拇指指腹按压患儿双侧迎香穴各1～3分钟。

（2）以拇指峰用力掐人中穴1～3分钟。

（3）以食指掐上星穴1分钟。

（4）以拇指按揉双侧合谷穴各1～3分钟。

</td></tr>
<tr><td>

2. 随症加减

（1）风热犯肺型

症见鼻出血或涕中带血，口干咽痛，咳嗽少痰，发热恶风，头身疼痛，舌质红，苔薄黄。

常用手法加清肺经300次，清天河水300次；按揉大椎、曲池穴各1分钟；掌擦背、腰、骶部1～3分钟。

（2）胃热炽盛型

症见鼻孔出血，色红量多，伴牙龈出血，口渴引饮，烦躁不安，口臭，大便秘结，小便黄赤，舌质红，苔黄。

常用手法加清大肠100次，清胃经300次，退六腑200次；按揉双侧足三里穴各1～3分钟；推下七节骨300次。

（3）肝火上炎型

症见鼻孔出血，时发时止，伴头晕目眩，心烦易怒，面红目赤，舌质红，苔黄。

常用手法加清心经100次，清肝经200次；以指搓擦涌泉穴1～3分钟；按揉三阴交、太冲穴各1分钟。

（4）气血不足型

症见鼻孔出血，血色淡红，伴身疲乏力，头昏目眩，腰酸腿软，精神不振，纳差，舌质淡，苔薄白。

常用手法加补脾经300次，揉板门300次；摩中脘2～5分钟；按揉脾俞、胃俞各1分钟；捏脊5～7遍。

</td></tr>
</table>

青光眼

青光眼是一种发病迅速、危害性大、随时可以导致失明的常见疑难眼病，有原发性、继发性和先天性三大类。

【按摩部位及取穴】颈项部、头部等，中点、印堂、睛明、承泣、四白、瞳子髎、太阳穴等。

【按摩手法】推、揉、抹等。

第十一章 五官科疾病的自我按摩疗法

青光眼的自我按摩疗法

颈项部按摩疗法	按摩颈项部,尤其是明显感觉到有压痛或颈椎变形时,需要多按揉此处。因为颈部异常会导致眼睛疲劳、视力下降,甚至出现青光眼等症状。 在异常部位多加按揉便会收到意想不到的效果,有时只需3~5分钟就会感到眼睛变得明亮起来了。
头部按摩疗法	多揉耳垂中点、印堂、睛明、承泣、四白、瞳子髎、太阳穴。 分坎宫时,手指从眉毛上由印堂分抹向太阳,然后由目下眶的鼻侧分抹向外眼角处,再沿睛明由眼球上方轻推向外眼角处,反复做36次。 左手拇指、食指尖轻放在两侧睛明穴,右手掌放在后头部,轻轻对按3~5分钟。若头后部位有凉感,最好按至凉感消失,发热为止。
穴位按摩疗法	多推涌泉穴,多揉复溜、养老穴。 快速摩擦双手,感到双掌因摩擦发热时,迅速将手掌根部放在双眼球上,使眼球受到手的热敷能量。 双手摩擦会产生高静电,眼球接触双掌会经受一股电流作用,产生治疗效应。如果每天数次,并持之以恒,可使眼压下降,眼球变软,症状缓解。

脱发、白发

脱发、白发是一种常见的现象。脱发的原因有很多,病理性脱发常与急性传染病、全身疾病、皮肤病有关。生理性脱发可因营养不良、神经功能障碍、内分泌失调引起。

【按摩部位及取穴】颈部、肩部等,风池、率谷、玉枕、百会、上星等穴。

【按摩手法】按、揉、点、叩、搓等。

很多人脱发都与神经、精神因素密切相关,常因精神压力过大,情绪极度不稳,引起交感神

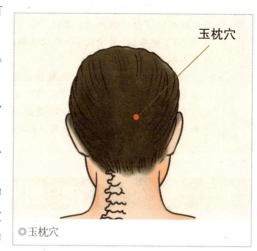

◎玉枕穴

经持续兴奋，毛细血管痉挛收缩，从而使毛囊根部营养不良，造成毛发骤然大量脱落。

通过按摩，可以有效地改善患者的脱发、白发状况。

脱发、白发的自我按摩疗法

一般按摩疗法	具体按摩方法如下： （1）端坐，调整呼吸，平心静气。沿膝下肾经，由下而上做局部轻柔按摩5次。以拇指交替按压两侧三阴交穴5次，在膝下膀胱经由上而下做螺旋式按揉5次。 （2）在脱发处涂生姜牛奶汁，然后以手有规律地抓揉局部至整个头部，再由头部点叩至患病局部，来回共5遍。点按同侧风池、率谷、玉枕、百会、上星穴1～3遍，最后拿捏颈部及肩部15遍，搓颈项5遍。 （3）以手搓热、帖熨眼球1分钟，再以手搓热摩腹1分钟，以兴奋迷走神经。 白发患者也可选用以上按摩疗法治疗。
穴位按摩疗法	预防白发、脱发可以通过头部按摩。头部按摩和穴位按摩能加快血液循环，疏通经络，如持之以恒，可防治白发、脱发。具体操作如下： （1）梳头：两手手心向内，手指分开如爪，从额抓到头后颈部，如用梳子梳头一样，但要抓得头皮沙沙作响。反复抓30～50次，抓后以头发有发热感为度。 （2）取穴按摩：用两手手指取两眉中段骨上小凹陷处的攒竹穴，揉动数十次，再取前额正中发际处的神庭揉动数十次，然后取头项正中及头正中后发际处的百会、脑户穴，各揉动数十次。 （3）擦命门、肾俞穴：命门穴在第二腰椎突出处，肾俞穴在命门穴两侧。用两拳贴紧，摩擦。 油性头发者宜少吃动物脂肪和糖类，注意补充维生素C、B族维生素和优质蛋白质；无论何种原因导致的脱发，均应经常使用温水和柔和洗发剂洗发。在清洁局部的同时，可以增进微循环，解除精神紧张和疲劳。使用硫黄皂和丹黄洗剂对生发有促进效果。此外，还可选用梅花针每晚叩打局部。

花粉症

花粉症主要是由花粉引起的呼吸道变态反应病。当花粉抗原作用于有变态反应体质的人,使其致敏,便会产生相应的花粉抗体。这种抗体属免疫球蛋白,它附着于肥大细胞上,当再次接触同一花粉抗原时,即在肥大细胞上发生抗原抗体反应,通过一系列过程,释放出组胺等多种介质,导致黏膜水肿、血管内液体渗出、分泌物增多、局部刺激和平滑肌收缩等。

【按摩部位及取穴】小腿肚,风池、合谷、迎香及鼻通等。

【按摩手法】按、压等。

中医认为花粉症的发生多内因于脏腑功能失调,外因多为感受风寒、异气之邪侵袭鼻窍所致。首要内因是肺、脾、肾之虚损,其中也涵盖有体质、遗传要素。疾病的表现是辨别疾病及病患实质所不可疏忽的要素,而依据这些证候分辨虚实寒热,再选择用药治疗,便是辨证论治的精神。

临床治疗上,中医常将花粉症分为发作期及缓解期进行治疗。只需透过温补肺脏、健脾益气、温补肾阳或滋养肾阴等方法调理病患体质,加强病人抗病力,就能够改善病情,但也需持续治疗三个月以上,甚至需要半年至一年才能够治愈。

花粉症的自我按摩疗法

小腿按摩疗法	有人将小腿称为人体的第二心脏,确实,这里出现问题就会影响血液循环,引发各种各样的疾病。所以,按摩小腿肚,让其变得柔软,就可以促进血液循环,抵御花粉症。在按摩过程中可能会产生一些疼痛,但对缓解症状非常有效。
穴位按摩疗法	鼻子过敏时,病人可每日指压按摩风池、合谷、迎香及鼻通等穴位: (1)风池穴位于颈项大筋两旁凹陷,与耳垂相平处,按摩时反掌往后,以拇指指腹按压。 (2)合谷穴位于两手手背虎口处,按摩时能以另一手的大拇指尖按压,但须留意因合谷穴的经络是通往对侧鼻翼的,所以左鼻塞要指压右合谷,右鼻塞要按压左合谷,这就是中医所谓的左病治右,右病治左。 (3)迎香穴在鼻孔旁五分,鼻唇沟上,按压时是以食指指腹施行;鼻通穴位于鼻唇沟与鼻翼的交会点。

第十二章

妇科疾病的自我按摩疗法

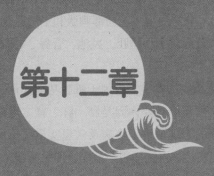

●由于生理上的差异,同男性相比,女性更容易患病。形形色色的妇科疾病让女性遭受着莫大痛苦。当女性遭遇更年期时,面临的痛苦和危险就更大了。如何平稳地度过更年期,解决更年期综合征,关系着女性的健康,也关系着家庭的幸福。通过按摩,学会面对不同的妇科疾病,做好日常保健,是女性拥抱健康的开始。

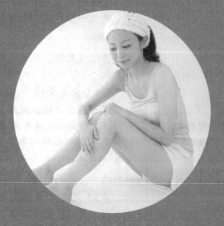

第十二章 妇科疾病的自我按摩疗法

月经不调

月经失调，也称月经不调，是妇女月经病的俗称，指月经的周期、经色、经量、经质的改变，包括月经提前、错后或不定期，月经量过多、过少或闭经等。

【按摩部位及取穴】下腹、脐周、腰骶等，关元、肾俞、足三里等穴。

【按摩手法】按、揉、搓、擦等。

自我按摩对月经不调有一定的辅助治疗作用，可在月经前后几天，于睡觉和起床时各做1次。

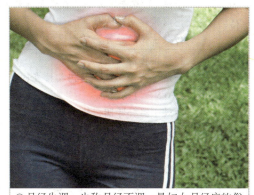
◎月经失调，也称月经不调，是妇女月经病的俗称

月经不调的自我按摩疗法

一般按摩疗法

平卧床上，双目微闭，呼吸调匀，左手掌重叠于右手背上，将右手掌心轻轻放在下腹部，静卧1～3分钟。然后在预备式的基础上，通过团摩下腹、团摩脐周来进行按摩。

（1）团摩下腹：做好预备式之后，左手掌心叠放在右手背上，将右手掌心放在下腹部，适当用力，按顺时针、逆时针做环形摩动1～3分钟，以皮肤发热为佳。

功效：益气壮阳，交通心肾。

（2）团摩脐周：在预备式的基础上，左手掌叠放在右手背上，将右手掌心放在肚脐下，适当用力，按顺时针绕脐团摩腹部1～3分钟，至腹部发热为佳。

功效：温经散寒，调理气血。

225

穴位按摩疗法	1. 揉按关元穴 手法：右手半握拳，拇指伸直，将拇指腹放在关元穴，适当用力揉按0.5～1分钟。 功效：滋养肝肾，调经止痛。
	2. 搓擦腰骶法 手法：将双手掌分别放在腰骶部两侧，自上而下，用力搓擦腰骶部0.5～1分钟，以腰部发热为佳。 功效：强腰壮肾，活血通络。
	3. 揉按肾俞穴法 手法：两手叉腰，将拇指按在同侧肾俞穴，其余四指附在腰部，适当用力揉按0.5～1分钟。 功效：温补肾阳，强腰壮骨。
	4. 按揉足三里穴法 手法：将一手食指与中指重叠，中指指腹放在同侧足三里穴上，适当用力按揉0.5～1分钟。双下肢交替进行。 功效：补脾健胃，调和气血。

闭 经

凡年过18岁月经尚未来潮者，称之为原发性闭经；凡以往已有过正常月经，现月经连续3个月不来者，称为继发性闭经。妊娠、哺乳、绝经期闭经，属正常生理现象。

中医将闭经称为经闭，多由先天不足，体弱多病，或多产房劳，肾气不足，精亏血少；大病、久病、产后失血，或脾虚生化不足，冲任血少；情态失调，精神过度紧张，或受刺激，气血郁滞不行；肥胖之人，多痰多湿，痰湿阻滞冲任等引起。

【按摩部位及取穴】腹部、腰骶、命门、八髎、关元、气海、中极、足三里、三阴交、太冲、调经等穴。

【按摩手法】按、揉、捏等。

中医根据辨证将闭经分为四种不同的类型。第一，气血虚弱型：月经逐渐后延，量少，经色淡而质薄，继而停闭不行，或心悸、气短、乏力，或头晕、眼花、健忘、羸瘦萎黄，脉沉数，舌苔少或舌苔白。第二，气滞血瘀型：月经数月不行，精神抑郁，烦躁易怒，胸胁胀满，少腹胀痛或拒按，舌边紫

第十二章　妇科疾病的自我按摩疗法

暗或有瘀点，脉沉涩或沉弦。第三，肾虚精亏型：月经初潮较迟，经量少，色淡红，渐至经闭，眩晕耳鸣，腰膝酸软，口干，手足心热，或潮热汗出，舌淡红少苔，脉弦细或细涩。第四，痰湿凝滞型：月经后期，渐至经闭，形体肥胖，脘闷，倦怠，食少，呕恶，带下量多色白，舌苔白腻，脉弦滑。

通过按摩，可以有效地理气活血，补肾通经，治疗闭经。

闭经的自我按摩疗法

一般按摩疗法	按以下方法操作，每日1次，每7日为1个疗程： 第一步，嘱患者仰卧，施术者坐其右侧，先用手掌着力，反复推、运、拿、揉腹部（小腹剧痛部位不宜推按）。小腹摩法方向取逆时针方向，腹部取顺时针方向，手法要求深沉缓慢，同时配合按揉关元、气海、中极等穴，捏揉足三里、三阴交、太冲、调经穴等。 第二步，患者翻身为俯卧位，术者用手掌着力，反复按摩腰骶数遍，再用双手拇指和中指着力，重点点按膈俞、脾俞、肾俞、志室等穴，每穴2分钟。 第三步，再用双手拿揉两侧命门、带脉穴。 第四步，用双手掌着力，按摩推运腰骶及命门、八髎等穴约3分钟。
其他按摩疗法	患者仰卧，双腿自然伸直，术者坐于或者立于患者一侧，治左侧坐其右，治右侧坐其左，按以下方法进行按摩： 第一步，首先用双拇指从膝盖关节下开始，沿小腿内侧（胫骨内后侧）下行至踝关节止，反复进行擦揉（以有酸、胀、痛感为宜）。 第二步，然后用手掌擦热小腿内侧，两腿交替进行。按摩2～3分钟左右，患者即可感到经行通畅，疼痛消失。 此法如能经常进行，不但可以有效治疗痛经，而且还有益于闭经的治疗。

不　孕　症

不孕症是指婚后同居，有正常性生活，未避孕达1年以上而未能怀孕者。根据婚后是否受过孕，又可分为原发性不孕和继发性不孕。原发性不孕指从未妊娠过；继发性不孕指曾有过妊娠，以后1年以上未避孕而未再妊娠。

【按摩部位及取穴】关元、气海、中极、肾俞、命门、八髎等穴。

【按摩手法】一指禅推、按、揉、擦法等。

按摩能温肾暖宫、滋肾调中、疏肝理气、化痰调任、祛瘀调冲而调经，最后达到治疗不孕症的目的。

不孕症的自我按摩疗法

肾阳不足的按摩疗法	（1）取仰卧位，用掌按法持续按压关元、气海、中极穴各2分钟，以其下腹部、腰部及会阴部有发热感为度；再用掌揉法揉下腹部2分钟。 （2）取仰卧位，用一指禅推法推双下肢三阴交、然谷穴各1分钟；再用手掌尺侧面擦两足底涌泉穴各1分钟，以有热感为度。 （3）取俯卧位，用掌揉法揉背部膀胱经，并用一指禅推法推两侧肾俞、脾俞、命门穴各1分钟；再用指擦法擦肾俞、命门、八髎穴各2分钟，以皮肤微红微热为度。
肾阴亏虚的按摩疗法	（1）取仰卧位，用掌摩法上下往复摩任脉2分钟，再用掌按法持续按压关元穴2分钟，以其下腹部有热感为度，最后用掌揉法揉下腹部2分钟。 （2）取仰卧位，用一指禅推法推双下肢三阴交、足三里、血海、太溪穴各1分钟，再用拇指指腹端按揉两足底涌泉穴各1分钟。 （3）取俯卧位，用一指禅推法推两侧肝俞、脾俞、命门、白环俞各1分钟；再用掌擦法擦肾俞、命门、白环俞各2分钟。
痰湿阻滞的按摩疗法	（1）取仰卧位，将手掌擦热后紧贴于腹部，进行左右旋转揉动，每次10分钟；再用一指禅推法推膻中、中脘、中极穴、带脉（起于季肋部下缘，横行绕身1周），各1分钟。 （2）取仰卧位，用拇指指端持续按压两侧气冲穴2分钟，以抬手后患者有一股热流直达足部为度，再用拇指指腹端按揉双下肢丰隆穴各1分钟。 （3）取俯卧位，用一指禅推法推两侧膈俞、肝俞、脾俞、三焦俞、肾俞、膀胱俞各1分钟；再用指擦法擦左侧背部及腰骶部，反复进行5分钟，以有热感为度。
肝郁气滞的按摩疗法	（1）取仰卧位，用一指禅推法推揉期门、章门穴各1分钟，再用掌擦法擦两侧肋肋部3分钟。 （2）取仰卧位，用掌按法持续按压关元、气海穴各2分钟，以腹部有热感为度，再用掌揉法揉上腹部3分钟。 （3）取仰卧位，用拇指指腹端按揉双下肢血海、地机、三阴交、足三里、太冲、行间穴各2分钟。 （4）取俯卧位，家人用一指禅推法推两侧肝俞、脾俞、胃俞、三焦俞、肾俞穴各1分钟。

阴 道 炎

阴道炎是阴道黏膜及黏膜下结缔组织的炎症,是妇科门诊常见的疾病。

【按摩部位及取穴】肾俞、小腹、脾俞、血海、肾俞、带脉等穴。

【按摩手法】捏、揉、按等。

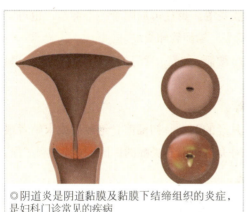

◎阴道炎是阴道黏膜及黏膜下结缔组织的炎症,是妇科门诊常见的疾病

正常健康的女性,由于解剖学及生物化学特点,阴道对病原体的侵入有自然防御功能,当阴道的自然防御功能遭到破坏,则病原体易于侵入,导致阴道炎症,幼女及绝经后妇女由于雌激素缺乏,阴道上皮菲薄,细胞内糖原含量减少,阴道pH高达7左右,故阴道抵抗力低下,比青春期及育龄妇女易受感染。

其中,霉菌性阴道炎最常见的症状就是外阴瘙痒,白带明显增多。患者的瘙痒症状时轻时重,时发时止。按摩疗法在阴道炎的治疗和康复方面具有辅助作用。

阴道炎的自我按摩疗法

捏肾俞	取俯卧位,操作者将两手掌自然伸开,四指并拢,拇指与四指呈钳状,以拇指和四指之指腹捏拿肾俞周围皮肤与肌肉,一捏一拿,使之有沉胀感,操作1~2分钟。每日1次,3~5天为1个疗程。
揉小腹	取仰卧位,以右手大、小鱼际置于脐下气海穴,做轻柔缓和的回旋揉动;或呈环行顺时针揉压移动,将整个下腹部按摩5~10遍。每日1次,7天为1个疗程。

续表

| 按脾俞、血海 | 用拇指或食指指端揉按脾俞、血海,再揉按肾俞、带脉,每穴各按揉1分钟。每日1次,7天为1个疗程。 |

盆 腔 炎

盆腔炎指女性上生殖道及其周围组织的炎症,主要包括子宫内膜炎、输卵管炎、输卵管卵巢脓肿、盆腔腹膜炎等。炎症可局限于一个部位,也可同时累及几个部位,最常见的是输卵管炎、输卵管卵巢炎。

【按摩部位及取穴】脾俞、肾俞、腰骶、关元、章门、小腹、合谷、足三里、三阴交等。

【按摩手法】按、揉、擦、拿等。

盆腔炎多发生在性活跃期、有月经的妇女。初潮前、绝经后或未婚者很少发生盆腔炎,若发生盆腔炎,也往往是邻近器官炎症的扩散。按其发病过程、临床表现,可分为急性与慢性两种。

急性盆腔炎是指女性内生殖器及其周围结缔组织、盆腔腹膜发生的急性炎症,可局限于一个部位,也可几个部位同时发病。常见致病菌为葡萄球菌、链球菌、大肠杆菌、厌氧菌及性传播病原体,如淋菌、支原体、衣原体等。经淋巴、血行或直接蔓延至盆腔而引起。常见急性子宫内膜炎、子宫肌炎、输卵管炎、输卵管积脓、输卵管卵巢脓肿、盆腔结缔组织炎、盆腔腹膜炎,严重者可引起败血症及脓毒血症。如不及时控制,可出现感染性休克甚至死亡。中医学称本病为"妇人腹痛""热入血室""产后发热""带下病""癥瘕"等。

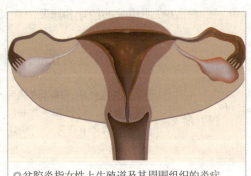
◎盆腔炎指女性上生殖道及其周围组织的炎症

盆腔炎的按摩疗法

简便按摩疗法	按照如下的顺序进行按摩：按揉脾俞，揉擦肾俞，重擦腰骶，揉关元，揉擦章门，斜擦小腹，拿揉合谷，按揉曲池，按揉足三里，按揉三阴交。
一般按摩疗法	（1）患者取俯卧位，按摩者用手掌根部及大鱼际在患者腰椎部上下反复平推数十次，直至患者腰背部温适透热为宜。然后用右手大拇指指腹及食、中两指指腹轻轻用力点压关元俞、肾俞两穴，每穴2分钟。
	（2）让患者取坐位，按摩者用手掌根部在患者两下肢踝上缘轻揉3分钟，然后用右手大拇指推按三阴交3分钟，以患者感觉局部酸、麻、胀、温适为宜。
	（3）取肾俞、关元，用按法、揉法、点法、一指禅推法，施力大小可据病人耐受程度调整，一般是轻重结合为宜，每次15～30分钟，每日12次。
	（4）搓揉腹部、带脉，搓尾间、两肾、涌泉。
	（5）有疼痛症状者，可用两手同时擦腿根部各50次，使血脉通畅。
	（6）发热恶寒甚者，用大拇指加揉大椎、合谷穴1分钟。
	（7）呕吐者，用大拇指加揉内关穴、合谷穴1分钟。
	（8）胸肋胀痛者，加点揉支沟、阳陵泉、太冲。
	（9）病情迁延不愈者，点揉膈俞、肾俞、血海。
穴位按摩疗法	（1）患者仰卧，双膝屈曲。
	（2）按摩者居其右侧，先进行常规腹部按摩数次。
	（3）再点按气海、关元、血海、三阴交各半分钟，然后双手提拿小腹部数次。
	（4）痛点部位多施手法。

性 冷 淡

性冷淡是指育龄夫妇婚后居住在一起，女方3个月以上无主动的性要求，或者对其配偶的性爱行为反应迟钝、淡漠。

【按摩部位及取穴】耳朵、颈部、大腿内侧、腋下等，会阴、会阳、京门等。

【按摩手法】摩、擦等。

自我按摩保健全书

在按摩时,要根据身体感受,随时调整按摩的速度和力度。按摩之前可以试着用一些人工合成润滑剂,最好是水性的润滑剂,油性的润滑剂容易导致感染。

有一些女性,尤其是曾经受到过性侵害的女性,其性冷淡的症状是应该进行性心理治疗的。除了进行心理咨询外,也可以自行做心理调节。当然,如果能找到一个自己愿意信赖的专业人士倾听、安慰,就最好不过了。

目前来说,治疗性欲低下的最有效方法就是性治疗。因为性是人类的本能,性治疗的目的是将女性与生俱来的性本能解放出来,彻底治愈性欲低下。

性冷淡的自我按摩疗法

腰部按摩疗法	取直立位,两足分开与肩同宽,双手拇指紧按同侧肾俞穴,小幅度快速旋转腰部,并向左右弯腰,同时双手掌从上向下往返摩擦,约2~3分钟,以深部自感微热为度,每天2~3次。
神阙按摩疗法	取仰卧位,两腿分开与肩同宽,双手掌按在神阙穴上,左右各旋转200次,以深部自感微热为度,每天2~3次。
阴蒂按摩疗法	女性性冷淡患者可以采用按摩阴蒂的方法进行自我治疗。对于一个发育良好的阴蒂来说,可以用拇指、食指及中指三个手指来一起按摩。
性敏感部位按摩疗法	性敏感部位是指能够激起性欲与性兴奋的体表带或穴位。它包括性敏感带和敏感点。女子的性欲敏感带如耳朵、颈部、大腿内侧、腋下、乳房、乳头等部位最敏感,其敏感点有会阴、会阳、京门等穴。
	按摩性敏感带时,男方宜缓慢轻揉,使之有一种舒坦的感觉;按摩敏感点时,可用指头或掌面按压,以柔济刚,达到激发女方性欲的效果。总之以女方体验到一种快乐、舒适感为原则,每天按摩1次即可。

更年期综合征

大多数妇女45~50岁开始停经,这段时间的前后称为更年期。妇女进入更年期后,卵巢功能下降,雌激素分泌也随之减少,其结果是引起内分泌系统和自主神经功能失调而出现一系列临床症状,这就是更年期综合征。

【按摩部位及取穴】百会、神庭、攒竹、率谷、风池、安眠、印堂、太阳、四神聪、神门、内关、肩井、肝俞、肾俞、章门、三阴交、太冲等。

【按摩手法】推、按、揉、拿、捏等。

治疗更年期综合征,如服用药物治疗者,不要停止用药,可根据症状,在医生的指导下逐渐减少药物剂量。医者要注意对患者的心理疏导,患者应注意生活起居、饮食、环境,并尽量控制好情绪,以便平稳地度过更年期。

更年期综合征的自我按摩疗法

选穴	百会、神庭、攒竹、率谷、风池、安眠、印堂、太阳、四神聪、神门、内关、肩井、肝俞、肾俞、章门、三阴交、太冲等。
方法	(1)用双手拇指桡侧缘交替推印堂至神庭30次。
	(2)用双手拇指螺纹面分推攒竹至两侧太阳穴30次。
	(3)用拇指螺纹面按揉百会、安眠、四神聪各100次。
	(4)用双手大鱼际按揉左右太阳穴各30次。
	(5)用拇指桡侧缘,以率谷穴为中心,扫散头部两侧各30~50次。
	(6)按揉肝俞、肾俞、章门穴各100次。
	(7)拿捏风池、神门、内关、三阴交、太冲各30~50次。
	(8)轻轻转动颈部,左右各转10次。
	(9)由前向后用五指拿头顶,至后头部改为三指拿,顺势从上向下拿捏项肌3~5次。
	(10)用双手大鱼际从前额正中线抹向两侧,在太阳穴处按揉3~5下,再推向耳后,并顺势向下推至颈部,做3次。每天按摩1次,不要间断,直至症状完全消失。

经期综合征

经期综合征是指在经期或行经期前后发生的下腹部疼痛,常伴随有恶心、呕吐、腹泻等,严重的可出现面色苍白、手脚冰冷、冷汗淋漓等症状,并伴随月经周期反复发作。多见于未婚或未孕的女性,往往生育后就会减轻或消失。

【按摩部位及取穴】肝俞、章门、血海、太冲等。

【按摩手法】一指禅推法、按、揉、擦、抚等。

经期综合征的自我按摩疗法

一般按摩疗法	乳胀揉膻中2分钟,擦胸膛前2分钟,按揉肝俞、章门、血海、太冲各2分钟。 从印堂推至神庭穴5分钟,分别按揉太阳穴4分钟,以拇指重复禅推攒竹至太阳10次。
一指禅推疗法	在家自行穴位按摩,有助于改善经前期不适。 利用手法或借助器具,按摩小腹或受影响的部位,促进气血畅行,帮助行经顺利。选择腹部的中极穴,及腿部的三阴交穴,早晚各按摩1次,日久有功。
疏胁固元疗法	1. 梳肋 两手掌向胸前,四指微分开,相应按压于胸骨两边。跟随呼吸节奏,吸气时指腹沿胸壁用力向两侧梳理,由上至下,顺序施行3～5次。 2. 理擦疏肋 两手四指合拢,各扣于两边胁肋下沿,用力内压。由正中胸骨下沿向外向后理擦,重复进行5～10次。 3. 拂阴固元 四指合拢,一手按于外阴,随吸气提肛,并用力压拂外阴部,再沿腹中线向上擦至肚脐下3寸。两手交替拂擦40～60次。完成后,以一手掌按压脐周,边拂边按,同时以另一手的食指、中指回旋揉按耻骨正中上缘处50～100次。

子宫脱垂

子宫脱垂是指支撑子宫的组织受损伤或薄弱,致使子宫从正常位置沿阴道下降,子宫颈外口坐骨棘水平以下甚至子宫全部脱出阴道口外的一种生殖伴邻近器官变位的综合征。

【按摩部位及取穴】腹部、腰骶部,气海、中极、归来、血海、肾俞、命门、秩边、承扶等。

【按摩手法】点、按、揉、擦等。

子宫脱垂根据脱垂程度的大小可分为三度。子宫脱垂患者平时就会有腰酸背痛的感觉,严重时还会拖累膀胱及直肠,从而会有频尿、小便解不干净或大便不顺之感。

在生活中，我们可以通过做到以下几点来预防子宫脱垂的发生。

（1）积极采取预防措施，如实行计划生育、正确处理分娩、保证产后休息等。产后3个月内不宜过重劳累和久蹲，积极治疗引起子宫脱垂的其他疾病。

（2）加强锻炼，增强体质，做好妇女五期保健、节制房事等，也可减少子宫脱垂的发生。

一旦发生子宫脱垂，应该积极治疗，不可忽视。子宫脱垂者应避免重体力劳动，少食辛辣炙烤之物，保持心情舒畅，如有慢性咳嗽要积极治疗，每天可不定期做收腹提肛练习。

子宫脱垂的按摩疗法

穴位按摩疗法	（1）患者取仰卧位，按摩者站其身旁，先用手掌着力反复轻揉腹部，并反复自小腹向上推揉，力量要柔和，可使子宫有上提的感觉。 （2）用中指点揉气海、中极、归来、血海等穴，然后嘱患者翻身俯卧，施术者用手掌按揉腰骶部7～8遍，痛点部位多施手法。 （3）用拇指点揉肾俞、命门、秩边、承扶等穴，各约半分钟。膀胱膨出者弹拨大腿内侧的筋腱3～5次，按压曲骨穴。直肠膨出者按压会阴穴和腰俞穴。 每日1次，每10日为1个疗程，各疗程之间休息3天。
其他按摩疗法	（1）取坐位，按揉头顶百会穴5分钟。 （2）取坐位，用双手掌在病人双腋下胁肋处由上向下擦，用力均匀柔和，以透热为度。再用拇指按揉膻中穴，以有酸胀感为度。 （3）仰卧位，用手掌顺时针摩腹穴60周，重贴在小腹部，再按脐下4寸中极穴、脐下3寸关元穴5分钟。 （4）俯卧位。用手掌横擦腰骶部，以透热为度。再用拇指按肾俞、命门穴约2分钟。 （5）俯卧位。用手掌根沿颈椎向下，直擦背部督脉，以透热为度，然后提拿双肩井穴半分钟。

乳腺增生

乳腺增生是乳腺组织导管和乳小叶在结构上的退行性病变及进行性结缔组织的生长，其发病原因主要是由于内分泌激素失调。乳腺增生是女性最常见的乳房疾病，其发病率占乳腺疾病的首位。

【按摩部位及取穴】患部等。

【按摩手法】推、抚、揉、捏、振荡法等。

乳腺增生疾病的症状主要以乳房周期性疼痛为特征。起初为游漫性胀痛，触痛为乳房外上侧及中上部较明显，每月月经前疼痛加剧，行经后疼痛减退或消失。严重者经前经后均呈持续性疼痛。有时疼痛向腋部、肩背部、上肢等处放射。

乳腺增生症状不明显者，平时可采取自我按摩治疗；若症状较为严重或自我按摩治疗效果不明显，可在医生指导下做其他治疗。

对于女性，乳房的呵护很重要，特别是现在的白领女性，往往因生活、工作压力大，导致心情不畅，而这正是乳腺疾病发生的一个重要因素。

乳腺增生易患易治，精神过于紧张、情绪过于激动等不良精神因素，便可导致乳腺增生的发生。就连饮食不合理，如脂肪摄入过多，即可影响卵巢的内分泌，强化雌激素对乳腺上皮细胞的刺激，从而导致乳腺增生。因此，女性在生活习惯等方面应引起注意，以减少乳腺疾病的发生。

为了能及时发现乳腺疾病，25岁以上的女性一定要每月自查乳房，具体方法是：洗浴后站在镜前检查，双手叉腰，身体做左右旋状，从镜中观察双侧乳房的皮肤有无异常，乳头有无内陷，然后用手指的指腹贴在乳房上按顺时针或逆时针方向慢慢移动，切勿用手挤捏，以免将正常乳腺组织误认为肿块。

乳腺增生的自我按摩疗法

推抚法	取坐位或侧卧位，充分暴露胸部。先在患侧乳房上撒些滑石粉或涂上少许石蜡油，然后双手全掌由乳房四周沿乳腺管轻轻向乳头方向推抚50～100次
揉压法	以手掌上的小鱼际或大鱼际着力于患部，在红肿胀痛处施以轻揉手法，有硬块的地方反复揉压数次，直至肿块柔软为止
揉、捏、拿法	以右手五指着力，抓起患侧乳房部，施以揉捏手法，一抓一松，反复施术10～15次。左手轻轻将乳头揪动数次，以扩张乳头部的输乳管
振荡法	以右手小鱼际部着力，从乳房肿结处，沿乳根向乳头方向做高速振荡推赶，反复3～5遍。局部有微热感时，效果更佳

乳腺炎

乳腺炎是指乳腺的急性化脓性感染，是产褥期的常见病，是引起产后发热的原因之一。乳腺炎最常见于哺乳期妇女，尤其是初产妇。哺乳期的任何时间均可发生，而哺乳的开始阶段最为常见。

【按摩部位及取穴】乳房。

【按摩手法】推抚、揉压、捏拿、振荡法等。

乳腺炎的自我按摩疗法

一般按摩疗法	一手用热毛巾托住乳房，另一手放在乳房的上侧，以顺时针方向转向按摩。如果乳房感到胀痛，或者乳房上有肿块时，手法可以重一些。 在自我按摩的同时，可稍用力挤压乳房，把乳汁从乳头挤出，反复几次后，乳腺管就通畅了。 一般每天按摩1次，每次15～20分钟。
其他按摩疗法	1. 推抚法 取坐位或侧卧位，充分暴露胸部。先在患侧乳房上撒些滑石粉或涂上少许石蜡油，然后双手全掌由乳房四周沿乳腺管轻轻向乳头方向推抚50～100次。 2. 揉压法 以手掌上的小鱼际或大鱼际着力于患部，在红肿胀痛处施以轻揉手法，有硬块的地方反复揉压数次，直到肿块柔软为止。 3. 揉、捏、拿法 以右手五指着力，抓起患侧乳房部，施以揉捏手法，一抓一松，反复揉捏10～15次。左手轻轻将乳头揪动数次，以扩张乳头部的输乳管。 4. 振荡法 以右手小鱼际部着力，从乳头肿结处，沿乳根向乳头方向做高速振荡推赶，反复3～5遍。局部出现微热感时，效果最佳。

第十三章

男科疾病的自我按摩疗法

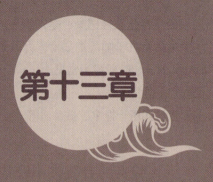

● 阳痿、早泄、遗精等男性疾病常常让男性深受折磨,能从这些男性疾病中解脱出来是很多男性梦寐以求的事。事实上,做一些简单易操作的自我按摩,就可以让男性远离这些疾病。

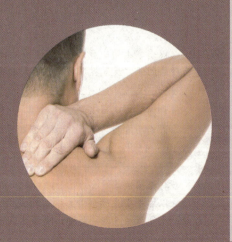

第十三章 男科疾病的自我按摩疗法

阳　痿

阳痿是一个比较复杂的病症，科学地进行自我按摩不仅可以治疗阳痿，而且可以避免去男科看医生的尴尬。

【按摩部位及取穴】关元、气海、三阴交、会阴、肾俞、命门等穴。

【按摩手法】拇指或中指按揉，大拇指指面关节突出处按揉等。

一般于早晨醒来或夜晚临睡前，由患者本人取坐位或半卧位进行，手法柔和，操作方便，通过局部按摩，可促进血液循环，改善局部营养状况，调节局部性神经反射功能，从而促进阴茎勃起功能的改善，进而通过心理调节达到彻底治疗阳痿的目的。但在实践过程中应注意以下几点：手法治疗时需保持阴部皮肤清洁，阴部有炎症或皮肤病者，应治愈后再做。患者应在放松时做，每日进行一次，手法宜轻柔，不宜用力过猛，否则疗效不佳（若有疼痛出现，说明用力过重，须调整手法力量）。

一般进行2～3周，做时多有阴茎勃起，若勃起不坚时，如上法一同牵拉阴茎与阴囊；若勃起坚硬，以致阴茎不能向下牵拉时，则单纯牵拉阴囊。手法先由患者自己做，3周后可酌情由妻子代替，然后再逐渐过渡到同房。本法对功能性阳痿疗效明显，而器质性阳痿则宜与其他疗法配合使用。

早　泄

早泄是指射精发生在阴茎进入阴道之前，或进入阴道中时间较短，在女性尚未达到性高潮，男性提早射精而出现的性交不和谐障碍。早泄的诊断标准在于女方是否满足，类型分为器质性（疾病引起）和非器质性（心理性、习惯性、及因包皮过长等正常原因引发的射精过快现象）。

【按摩部位及取穴】上星、中府、百会、神门、肩井、通天、劳宫、中脘、气海、关元、中极、天枢、足三里、三阴交、涌泉、心俞、肝俞、肾俞、命门、阳关、环跳、昆仑、委中等穴。

【按摩手法】按、拿、揉、振颤、点切等。

有早泄现象的男性,首先应请医生判断自己是否属于真正早泄。有些人误认为自己有早泄,但实际上只是双方在性欲高潮的时间上的不协调,女方尚未达到性欲高潮而男方过早地射精而已。这种情况相当普遍,并不是真正的早泄。

如果你觉得自己有早泄的现象,首先要先确定你是真性早泄,还是一段时期内的假性现象,然后再根据自己的情况进行适当的自我保健按摩。

早泄一般可分为三种程度:

(1)轻度:阴茎插入阴道内时间1～3分钟,能抽动15次以上,但不能控制性高潮;

(2)中度:阴茎插入阴道能抽动1～15次,时间少于1分钟,不能控制射精;

(3)重度:阴茎不能插入阴道,或能插入但不抽动即射精。

早泄的按摩疗法

坐式疗法	病人取坐位,闭目放松,取上星、中府、百会、神门、肩井、通天、劳宫等,手法采用按、拿、揉和振颤等,每次30～40分钟。
仰卧式疗法	病人取仰卧位,闭目,浑身放松。取穴为中脘、气海、关元、中极、天枢、足三里、三阴交、涌泉。采取点按、搓拿、点揉、点切等手法。每次30～40分钟,每周5次,1个月为1个疗程。
俯卧式疗法	病人取俯卧位,腰带松开,闭目,浑身放松。取穴为心俞、肝俞、肾俞、命门、阳关、环跳、昆仑、委中。手法应用振颤、拍打、按和揉搓等。每日治疗30～40分钟,每周5次,坚持治疗1个月。
自我保健疗法	点按两侧三阴交,轮流进行,点按时做收腹提肛动作。每日1～2次,每次30～40分钟。

腰　痛

受腰痛困扰的男性，可以通过一些合适的按摩方法，缓解腰痛的症状。
【按摩部位及取穴】长强穴、命门穴、委中穴、环跳穴、人中穴等。
【按摩手法】搓、捏、扣、抓等。

腰痛的自我按摩疗法

腰部的自我按摩	（1）搓法。患者端坐，两脚开立，与肩同宽。双手对搓10次，待发热后，紧按两侧腰眼处（第三腰椎棘突左右各3~4寸的凹陷处）。稍停片刻（约3~5次呼吸），两手掌顺着腰椎两旁，上下用力搓动，向上搓到两臂后屈尽处，向下搓到尾骨下的长强穴（尾骨尖与肛门之间）。连续搓36次。 （2）捏法。患者姿势同上。双手拇指和食指同时夹住脊柱正中的皮肤，从与脐相对的命门穴（第二腰椎棘突下）开始往下捏，捏一下，松一下，直至尾椎。如此捏脊4次。 （3）摩法。患者姿势同上。双手轻握拳，拳眼向上，以掌指关节突出部分在双侧腰眼处做旋转揉摩。先顺时针方向旋摩，再逆时针方向旋摩，各18圈。两侧可同时进行，也可先患侧后健侧。 （4）抓法。患者姿势同上。两手反叉腰，拇指在前，按于腰侧不动，其余四指从腰椎两侧处，用指腹向外轻柔抓擦皮肤（注意不能留指甲，以免抓破皮肤）。两手同时进行，各抓擦36次。
下肢的自我按摩	（1）揉臀部。患者取站立位，健侧手叉腰，患侧以手掌置于臀部，自上而下以掌根回旋揉动肌肉。揉36次。 （2）捏揉下肢外侧。患者端坐，两脚开立，与肩同宽。双手捏揉同侧大腿外侧，并顺势向前弯腰，一直捏揉到踝外侧。揉捏36次。 （3）捏揉下肢内侧。接上手法，双手绕到大腿内侧，由下而上顺序捏揉，直到大腿根部。揉捏36次。 （4）捏揉小腿。患者取坐位，以"二郎腿"样将患侧小腿架于健侧大腿，双手捏揉小腿内侧、外侧、后侧，由膝至踝。重复36次。患侧、健侧交换，健侧同患侧一样捏揉36次。 （5）搓脚弓。接上手法，捏踝后，顺势搓揉脚弓。重复36次，左右交换。

续表

自我点揉穴位	所谓"腰痛委中求",腰痛患者自我点穴按摩最常用的穴位就是委中穴。委中穴位于腘窝横纹中央处。患者在捏揉小腿、足弓后,用对侧拇指指腹在委中穴上用力点揉片刻,便可缓解腰痛。此外,还可选择环跳穴。环跳穴位于臀部外上部、压痛最明显处,用力点揉片刻,可缓解下肢症状。

腰痛是男性常患的一种疾病,其原因有很多种,比较常见的是腰肌劳损。由于男性往往会有重体力活,或者是经常搬举重物等,容易造成腰部肌肉的劳损,从而引起腰部的疼痛。另外,肾虚也是男性腰痛的一个主要原因,会导致腰膝酸软、不耐疲劳等病症。男性肾虚可能是性生活频繁造成的,也可能是急性热病后引起的。发现自己肾虚后,患者一定要及时进行治疗。

遗 精

中医将男子精液自遗的现象称作遗精或失精,有梦而遗者名为梦遗,清醒时精液自行滑出者为滑精。

【按摩部位及取穴】肾上腺、肾、颈椎、胸椎、腰椎、会阴、三阴交、神门、内关等。

【按摩手法】拇指推法、擦法、拳面叩击法、按揉、点按法等。

遗精的自我按摩疗法

反射区按摩疗法	1. 按摩部位 （1）足底部反射区：头部（大脑）、脑垂体、小脑及脑干、甲状腺、心、肾上腺、肾、输尿管、膀胱、生殖腺。 （2）足内侧反射区：颈椎、胸椎、腰椎、骶骨、尿道、前列腺。 （3）足外侧反射区：生殖腺。 （4）足背部反射区：腹股沟管、胸部淋巴结（胸腺）。
	2. 常用手法 （1）足底部反射区：拇指指端点法、食指指间关节点法、拇指关节刮法、食指关节刮法、拇指推法、擦法、拳面叩击法等。 （2）足内侧反射区：食指外侧缘刮法、拇指推法、叩击法等。 （3）足外侧反射区：食指外侧缘刮法、拇指推法、按法、叩击法等。 （4）足背部反射区：拇指指端点法、食指指间关节点法、食指推法、拇指推法等。

穴位按摩疗法	（1）按揉会阴穴：取仰卧位，以食指或中指按揉会阴穴，肾气不固用补法，湿热下注用泻法，按揉时做吸气提肛收腹动作，一张一弛，每次做20分钟，每日睡前1次，15次为1个疗程。 （2）按揉关元、气海穴：取坐位或仰卧位，选准穴位后，先将两手用力摩擦搓热后，一只手托起阴囊，另一只手用中指按揉穴位，每穴按揉1分钟，边搓手边按揉穴位，交叉进行，每日1次，15次为1个疗程。 （3）取穴：三阴交、足三里、太溪、神门、内关、涌泉。采用点按法、点揉法。每日1次，15日为1个疗程。

前列腺肥大

前列腺肥大是一种老年性疾病，治疗起来较为困难，可通过一些自我按摩的方法来进行循序渐进的治疗。

【按摩部位及取穴】丹田、虎口、中极、阴陵泉、三阴交、会阴、肾俞等。

【按摩手法】按揉、指压、搓、点压法等。

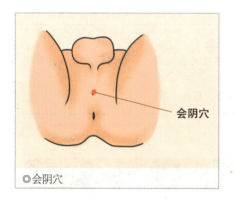

◎会阴穴

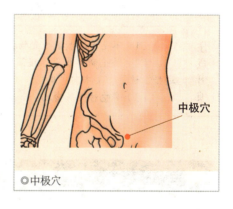

◎中极穴

前列腺肥大的自我按摩疗法

常规按摩疗法	（1）按揉丹田：仰卧，双手重叠按于丹田（丹田位于脐下3寸），左右旋转按揉各30次。用力不可过猛，速度不宜过快。 （2）指压法：取中极穴（脐下2寸）、阴陵泉穴（胫骨内侧踝直下方陷窝中）、三阴交穴（内踝直上3寸，胫骨后缘），各穴用手指掐按几分钟，早晚各1次。

续表

常规按摩疗法	（3）揉按会阴穴：仰卧屈膝取穴，两手掌搓热后，用食指轻轻按摩会阴穴20次，早晚各1次。 （4）搓脚心：两手掌搓热后，以右手掌搓左脚心，再以左手掌搓右脚心各50次。早、中、晚各做1次。 （5）点压法：在脐下、小腹部、耻骨联合上方自左向右轻压，每1~2秒压1次，连续按压20次左右，但要注意不要用力过猛。用于前列腺肥大引起的尿潴留。
腰背按摩疗法	（1）将两手置于身后，用虎口处（第一、二掌骨间）自肩胛骨下方，沿脊柱两侧膀胱经至臀部中央，上下往返略用力推摩36下，以发热为度。 （2）用两手虎口处，以肾俞穴（第二腰椎棘突下旁开1.5寸）为中心，上下往返推摩腰部36下，以发热为度。 （3）左手掌自尾骶沿脊柱向上按摩至胸椎中部，右手同时自胸椎中部沿脊柱向下按摩至尾骶，两手相遇时，上方手掌从下方手掌内穿过。共按摩36遍，以发热为度。 （4）两手掌相并，置于八髎穴（腰下部尾椎上方，第一、二、三、四骶骨孔中），略用力快速推摩36下，以发热、发烫为度。但要注意勿损伤皮肤。 以上手法，可活血化瘀，有利于气血运行，缓解前列腺充血。
注意事项	（1）不吃辛辣刺激性食物，不饮酒。 （2）多吃新鲜水果、蔬菜、粗粮及大豆制品，多食用蜂蜜以保持大便通畅，适量食用牛肉、鸡蛋。 （3）多吃种子类食物，如南瓜子、葵花子等。

前列腺炎

前列腺是男性生殖器官中最大的一个附属性腺，它所分泌的前列腺液是精液的重要组成部分。

前列腺炎是指前列腺特异性和非特异性感染所致的急慢性炎症，从而引起的全身或局部症状。

【按摩部位及取穴】前列腺体、神阙、气海、关元、中极等穴。

【按摩手法】旋转按摩、按压等。

前列腺炎的按摩疗法

方法一	便后,清洁完肛门及直肠下段,即可进行按摩治疗。患者取胸膝卧位或侧卧位,家人用食指顺肛门于直肠前壁触及前列腺后,按从外向上向内向下的顺序规律地轻柔按压前列腺,同时嘱患者做提肛动作,使前列腺液排出尿道口,并立刻小便。
方法二	患者取下蹲位或侧向屈曲卧位,便后清洁肛门及直肠下段后,用自己的中指或食指按压前列腺体,方法同前,每次按摩3~5分钟,以每次均有前列腺液从尿道排出为佳。
方法三	操作:取仰卧位,左脚伸直,左手放在神阙穴(肚脐)上,用中指、食指、无名指三指旋转,同时再用右手三指放在会阴穴部旋转按摩,一共100次。然后换手做同样的动作。肚脐的周围有气海、关元、中极等穴,中医认为是丹田之所,这种按摩有利于膀胱恢复。

需要强调的是,自我按摩治疗只是一种配合治疗手段,不能完全代替其他疗法。每次按摩治疗至少要间隔3天以上。按摩时用力一定要轻柔,按摩前可用肥皂水润滑指套,减少不适。

可在临睡以前做自我按摩,以达到保健的目的。

如果在自我按摩过程中,发现前列腺触痛明显,囊性感增强,要及时到专科门诊就诊,避免在慢性前列腺炎出现急性发作时进行前列腺按摩的情况。